Operationsberichte Plastische Chirurgie

Marios Papadakis · Pavlos Lytsikas-Sarlis

Operationsberichte Plastische Chirurgie

Marios Papadakis
Berlin, Deutschland

Pavlos Lytsikas-Sarlis
Ostfildern, Deutschland

ISBN 978-3-662-71870-4   ISBN 978-3-662-71871-1   (eBook)
https://doi.org/10.1007/978-3-662-71871-1

Die Deutsche Nationalbibliothek verzeichnet diese Publikation in der Deutschen Nationalbibliografie; detaillierte
bibliografische Daten sind im Internet über https://portal.dnb.de abrufbar.

Springer ist ein Imprint der eingetragenen Gesellschaft Springer-Verlag GmbH, DE und ist ein Teil von Springer Nature.
Die Anschrift der Gesellschaft ist: Heidelberger Platz 3, 14197 Berlin, Germany

Wenn Sie dieses Produkt entsorgen, geben Sie das Papier bitte zum Recycling.

Vorwort

Die plastische Chirurgie hat sich in den vergangenen Jahrzehnten zu einem hoch spezialisierten Fachbereich entwickelt, der funktionelle Wiederherstellung und ästhetische Optimierung auf anspruchsvolle Weise miteinander verbindet. In diesem Zusammenhang spielt die präzise und standardisierte Dokumentation chirurgischer Eingriffe eine zentrale Rolle.

Der Operationsbericht ist dabei nicht nur ein juristisch relevantes Dokument, sondern vor allem eine wichtige Grundlage für kontinuierliche Qualitätssicherung und wissenschaftlichen Fortschritt in unserem Fachgebiet. Gleichzeitig zeigen aktuelle Analysen, dass OP-Berichte häufig uneinheitlich und inhaltlich unvollständig verfasst werden – und das unabhängig von der klinischen Erfahrung des Verfassers. Diese Defizite können die Nachvollziehbarkeit operativer Entscheidungen und die Vergleichbarkeit medizinischer Verfahren deutlich einschränken.

Dieses Buch stellt daher standardisierte evidenzbasierte OP-Berichte für das gesamte Spektrum der plastischen, rekonstruktiven, ästhetischen und Handchirurgie vor. Alle Kapitel wurden unter Berücksichtigung robuster wissenschaftlicher Kriterien verfasst, mit dem Ziel, eine möglichst klare, belastbare und praxisnahe Darstellung zu bieten. Der Fokus liegt dabei auf wissenschaftlich hochwertigen Quellen: Multizentrische, randomisierte kontrollierte Studien, systematische Übersichtsarbeiten und Metaanalysen bilden die Grundlage der dargestellten Empfehlungen.

Jedes Kapitel folgt einer einheitlichen Struktur mit klarer Indikationsstellung, relevanten Inhalten der Patientenaufklärung, detaillierte operative Vorgehensweisen sowie evidenzbasierten Konzepten zur Nachbehandlung. Mit dieser systematischen Darstellung möchten wir sowohl erfahrenen Fachärztinnen und Fachärzten als auch Kolleginnen und Kollegen in der Weiterbildung eine fundierte Hilfe zur Optimierung und Vereinheitlichung der OP-Dokumentation bieten. Die umfassenden Literaturverzeichnisse ermöglichen darüber hinaus eine gezielte wissenschaftliche Vertiefung.

Dass chirurgische Forschung besonderen methodischen Herausforderungen unterliegt, ist uns bewusst. Randomisierte Studien lassen sich in der Chirurgie oft schwerer umsetzen, da neben der Technik auch operative Erfahrung und individuelle Faktoren eine große Rolle spielen. Dennoch sehen wir die standardisierte und nachvollziehbare Dokumentation als wichtige Voraussetzung, um auch in unserem Fach Evidenz zu schaffen und weiterzuentwickeln.

Unser Ziel mit diesem Buch ist es, einerseits einen konkreten, im Alltag nutzbaren Leitfaden zu bieten, und andererseits einen fachlichen Impuls zu setzen – für die Diskussion über sinnvolle und notwendige Standards in der chirurgischen Dokumentation. Angesichts des gegenwärtigen Fehlens einer einheitlichen, verbindlichen Definition der obligatorischen Inhalte eines OP-Berichts könnte dieses Werk als Grundlage für die Entwicklung solcher Leitlinien durch die relevanten chirurgischen Fachgesellschaften dienen.

Evidenzbasierte Medizin lebt vom kontinuierlichen, kritischen Austausch. In diesem Sinne sehen wir Ihre Rückmeldungen, Anregungen und konstruktive Kritik mit großem Interesse entgegen.

In kollegialer Verbundenheit,

Univ. Prof. Marios Papadakis (MD, PhD, MBA)   Dr. Pavlos Lytsikas-Sarlis (MD, PhD)

Interessenkonflikt Die Autoren haben keine für den Inhalt dieses Manuskripts relevanten Interessenkonflikte.

Einleitung – Der Operationsbericht (allgemein)

Empfohlene Gliederung für einen Operationsbericht

- Rechtfertigende OP-Indikation (detailliert)
- OP-Diagnose (kurz)
- Therapie/OP-Leistung (kurz)
- Operationsschritte/Operationsvorgehen (detailliert)
- Weiteres Prozedere/postoperative Anordnungen/Nachbehandlung (detailliert)

Faustregeln

- Regel Nr. 1: *__Nicht dokumentiert, nicht passiert!__* (im Zweifel, immer dokumentieren)
- Regel Nr. 2: *__Vergiss niemals Regel Nr. 1__*

Welche Angaben sind zu dokumentieren?
   Basisdaten:

- Demografische Angaben: Patientenname, Geschlecht, Geburtsdatum
- Aufnahmerelevante Angaben: Patientennummer, Fallnummer, behandelnde Abteilung, ggf. Station
- OP-relevante Angaben: OP-Einheit (z. B. OP-Saal), OP-Team (Operateur, Assistenten, Anästhesist, Anästhesiepflegekraft, instrumentierende OP-Pflegekraft, Springer OP-Pflegekraft), Schnitt-Naht-Zeit

Behandlungsrelevante Angaben (mit dem Ziel der Rechtfertigung der OP-Indikation):

- Ausführliche Anamnese (Voroperationen, Voraufnahmen, Medikation, bildgebende Verfahren, Labordiagnostik, Unfallhergang bei Verletzungen, Tumorboardbeschluss bei Tumoren (zur onkologischen Operabilitätsbeurteilung), Verlauf des Lokalbefunds, Prognose
- Anästhesiegespräch (Rechtfertigung der allgemeinen patientenzustandsbedingten Operabilität)
- Chirurgische Aufklärung (ggf. über Therapiealternativen zur Rechtfertigung der technischen Resektabilität/funktionellen Operabilität)

Präoperative Maßnahmen:

- Anzeichnung Resektionsmuster (an welcher Position, womit, was wurde angezeichnet)
- Anzeichnung relevanter anatomischer Leitstrukturen (z. B. Perforatoren bei Perforatorlappen)
- Fotodokumentation
- Messungen und Anwendung von Simulationssystemen

Operationsschritte:

- *Einleitung:*
  - Narkoseart (Allgemein-, Lokal-, Plexus-, Oberstanästhesie, Sonstige)
  - Lagerung (idealerweise mit Dokumentation der Abpolsterung der Druckpunkte)
  - Abwaschen/Abdecken des OP-Gebiets (nach Hausstandard/idealerweise mit Dokumentation des Desinfektionsmittels, z. B. Povidon-Jod, Chlorhexidingluconat)
  - Team-Timeout (nach Hausstandard/spezifischer Checkliste, z. B. WHO-Checkliste)
  - Perioperative Antibiose

- *Prozedur:*

  - Individuelle Merkmale des Lokalbefunds (Tumorlokalisierung, Defektgröße und -form, freiliegende Strukturen, Verletzungsmuster, Fragmentstellung, anatomische Grenzen/Nachbarstrukturen) zur Rechtfertigung der ausgewählten Methode zur Defektdeckung/Rekonstruktion/Reposition
  - Detaillierte Beschreibung des Rekonstruktions-/Repositionsprozesses sowie anschließender Entscheidungen auf erwartete/unerwartete Ereignisse. Bei Abweichungen von Standardverfahren (z. B. auf eine alternative Lappenplastik bei intraoperativer Gefäßinsuffizienz) ist eine gewissenhafte Begründung erforderlich.
  - Intraoperative Lagerungswechsel (z. B. Aufsetzen der Patientin)
  - Intraoperative Teamwechsel (bei längeren Eingriffen, z. B. Replantationen)
  - Spezielle medizinische Geräte (z. B. Lupenbrille, Mikroskop, Bildwandler), ggf. mit deren Einstellungen (z. B. mmHg bei VAC-Systemen)
  - Osteosynthesematerial (Hersteller, Größe, Platzierung, Überprüfung der Korrektlage)
  - Drainageanlagen (Drainagetyp, Insertionsstelle, Austrittsstelle, Fixierungsmaterial)
  - Abstrichentnahmen/Spülungsmaßnahmen
  - Abgabe von Präparaten/Proben zur Begutachtung (histologisch, zytologisch, mikrobiologisch)
  - Dauer kritischer Phasen: Lappenischämiezeit, Blutsperrezeit
  - Nähte: Nahttechnik (Einzelknopfnaht, Matratzennaht, fortlaufende Naht, Klammernaht) und Fadenmaterial idealerweise unter Angabe des generischen Namens ohne Handelsbezeichnung (z. B. Polyglactin statt Vicryl^{TM}, Polydioxanon statt PDS^{TM}, Polyamid 6 statt Ethilon^{TM}, Poliglecapron 25 statt Monocryl^{TM} usw.).
  - Vollzähligkeit/Vollständigkeit des Instrumentariums bei risikobehafteten Operationen mit potenziell unbeabsichtigt verbliebenen Fremdkörpern (z. B. bei großen Flächen/Höhlen)
  - Verlegung in den Aufwachraum

Postoperative Anordnungen/Nachbehandlung:

- *Anordnungen für direkt postoperativ:*
  - Analgesieschema
  - Häufigkeit der Verbandswechsel, Verbandsregime
  - Notwendigkeit einer Antibiose
  - Bestimmung der Lagerung (spezielle Lagerung, Dauer der Bettruhe, Mobilisierungsgrad)
  - Bestimmung der Kost (z. B. bei Lippen-/Gaumenspalten-OP, Facelift)
  - Zeitpunkt der Schienenentfernung, der Drainageentfernung, der Entfernung der Kompressionswäsche, des Fadenzugs, der nächsten Röntgenkontrollen

- *Spätere Nachbehandlung:*

    – Zeitpunkt der Wiedervorstellung (bei ambulanten Fällen)
    – Bestimmung des Zeitpunkts für die nächste OP (bei mehrzeitigen Verfahren)

Welche Informationen sind überflüssig?

- Informationen, die selbstverständlich sind/sein sollten (z. B. Überprüfung der Dichtigkeit der Drainagen, Ausfüllen des Histologiescheins, Festknoten der Fäden, Verwendung eines Röntgenschutzes, störungsfreie Intubation/Extubation)
- Informationen, die für die Behandlung nicht wichtig sind oder nicht zur Korrelation mit der OP stehen.

Inhaltsverzeichnis

Teil IV Verbrennungschirurgie

1.1 Periorbitale ästhetische Chirurgie

1.1.1 Obere Blepharoplastik (Oberlidstraffung)

Indikation Blepharochalasis/Dermatochalasis mit ausgeprägter Deckfaltenbildung, ggf. Fettgewebshernien, ggf. Gesichtsfeldeinschränkung.

Aufklärung Asymmetrie, Augentrockenheit, Überkorrektur (Lagophthalmus), Unterkorrektur mit ggf. Notwendigkeit eines Folgeeingriffes, Ptosis (bei unbeabsichtigter Schwächung des Levatormuskels), Augenbrauensenkung (ca. 0,7 mm), Veränderung des Sulcus, Retrobulbärhämatom mit ggf. Bedrohung des Visus.

Anzeichnung Das Anzeichnen erfolgt im Sitzen vor der Narkoseeinleitung. Der Pinch-Test ergibt einen Hautüberschuss von 15 mm beidseits. Leichtes, passives Hochschieben der Oberlidkante zur Erkennung des Sulcus palpebralis superior. Platzierung des kaudalen Schnittrands in den Sulcus, der etwa 8–10 mm oberhalb der Wimpernreihe verläuft. Medial wird der Schnitt auf Höhe des oberen Tränenpünktchens platziert und lateral entsprechend den Lachfalten bis zur Margo orbitalis lateralis verlängert, ohne Mitnahme der lateralen Haut des Orbitalrands. Raffung der Oberlidhaut mit einer Pinzette zur Bestimmung der kranialen Begrenzung der Resektion, bis die Lidspalte etwa 1–2 mm klafft. Durchführung der Messung sequenziell von medial nach lateral, sodass sich eine S-förmige Resektionslinie ergibt. Gleiches Vorgehen auf der anderen Seite und Überprüfung der Symmetrie. Fotodokumentation.

Operationsschritte

Operation in Allgemeinnarkose/Lokalanästhesie. Rückenlagerung. Steriles Abwaschen und Abdecken des OP-Gebiets. Team-Timeout nach WHO-Checkliste

Infiltration des OP-Situs mit einer 1 % Lidocainlösung, 1:100.000 versetzt mit Adrenalin. Überprüfung der Wirkung nach adäquater Einwirkzeit. Umschneidung der Haut mit dem 15er-Skalpell entlang der Einzeichnung. Vollständige Abpräparation und Entfernung der Haut unter Schonung des darunterliegenden Muskels. Stumpfes Spreizen der Muskelfasern und Eröffnung des Orbitaseptums medial. Durch vorsichtigen, manuellen Druck auf den Bulbus oculi prolabieren zwei Fettkörperchen. Vorsichtige Durchtrennung der interlobulären Septen, bis das Fettgewebe sich mit einer Klemme an der Basis fassen lässt. Anschließend Abtragung des Fettgewebes über die noch liegende Klemme mittels Elektrokoagulation. Subtile Blutstillung, bis Bluttrockenheit gegeben ist. Hautverschluss mittels Polypropylen der Stärke 6-0 als Intrakutannaht. Befestigung der Fadenenden mit Steri-Strips. Radiäre Auflage von Steri-Strip-Streifen entlang der Wunde.

Nachbehandlung

Oberkörperhochlagerung, bedarfsgerechte Analgesie, Fadenzug ab dem fünften Tag postoperativ möglich, lokale Kühltherapie.

Anmerkungen

- Bei der Überprüfung der OP-Indikation ist es wichtig, die Augenbrauenposition zu prüfen, da eine Ptosis der Augenbraue häufig mit einem tatsächlichen Hautüberschuss des Oberlids verwechselt wird.
- Die Einzeichnung erfolgt immer im Sitzen/Stehen. Der Sulcus palpebralis superior ist bei geschlossenem Oberlid häufig nicht sichtbar, tritt jedoch deutlich zutage, wenn die Oberlidkante angehoben oder das Lid leicht geöffnet wird.
- Die Infiltration empfiehlt sich bei der Oberlidstraffung, auch in Vollnarkose, da sie eine Hydrodissektion ermöglicht.
- Die Entfernung des Muskels bei der Blepharoplastik kann in bestimmten Fällen, insbesondere bei Patienten,

die später eine Katarakt- oder refraktive Operation benötigen, nachteilig sein. Hinsichtlich der Augentrockenheit zeigt sich jedoch kein Unterschied, unabhängig davon, ob der Muskel entfernt wird oder nicht.

- Direkt postoperativ ist oft, wegen der Schwellung, kein kompletter Lidverschluss möglich.

Literatur

Doğan L, Özer Ö, Güçlü ES (2024) Effect of upper eyelid blepharoplasty with or without orbicularis oculi muscle removal on anterior segment parameters, keratometry, and ocular biometry. Int Ophthalmol 45(1):3

Hönig JF, Hönig JF (2000) Blepharoplastik. Ästhetische Chirurgie 83–90

Hollander MHJ, Pott JWR, Delli K, Vissink A, Schepers RH, Jansma J (2022) Impact of upper blepharoplasty, with or without orbicularis oculi muscle removal, on tear film dynamics and dry eye symptoms: A randomized controlled trial. Acta Ophthalmol 100(5):564–571

Liu R, Sun Y, Huang J, Long X (2023) Brow Position Change and its Potential Risk Factors Following Upper Blepharoplasty: A Systematic Review and Meta-Analysis. Aesthetic Plast Surg 47(4):1394–1409

1.1.2 Untere Blepharoplastik (Unterlidstraffung)

Varianten Transkonjunktivale Unterlidstraffung (präseptale oder retroseptale Variante), transdermale Unterlidstraffung (Hautlappen- oder Haut-Muskellappen-Variante).

Indikation Ästhetische Indikation, Dermatochalasis, ggf. mit orbitaler Fett(pseudo)herniation, Tränenrinnendeformität *(tear-trough deformity)*.

Aufklärung Asymmetrie, Augentrockenheit, Überkorrektur (Ektropium), Epiphora, Konjunktivitis, Retrobulbärhämatom mit ggf. Bedrohung des Visus, Hollowing, Canthal Tilt, Korrektur-OP, Rezidiv.
Transkutanes Vorgehen: Unterlidretraktion (vertikale Lidkürzung), Scleral Show (28 %), Lidmalposition (20 %), Verletzung Äste N. zygomaticus mit anschließender Atrophie des M. orbicularis, sichtbare Narbe, Verletzung des M. obliquus inferior mit anschließender Diplopie.
Transkonjunktivales Vorgehen: Scleral Show (3 %), Lidmalposition (<1 %), Symblepharon (Zusammenwachsen der Conjunctiva bulbi und Conjunctiva tarsi).

Anzeichnung Die Anzeichnung erfolgt im Sitzen mit leicht geöffneten Augen, vor der Narkoseeinleitung. Zunächst Markierung der Grenzen der Margo orbitalis sowie einer vertikalen Linie auf Höhe der Pupille bis zur Wange. Vorsichtiges Drücken auf den Bulbus *(Retropulsionsmanöver)* und Markierung des prolabierenden zentralen Fettkompartiments sowie des lateralen Fettkompartiments. Anschließend Durchführung eines Pinch-Tests zur Bestimmung und Markierung des zu resezierenden Hautüberschusses unter maximaler Spannung der Infraorbitalregion (Aufforderung an den Patienten, den Mund weit zu öffnen und den Blick nach oben zu richten).
(Zusätzlich bei transdermaler Unterlidstraffung: Markierung eines Subziliarschnitts entlang der natürlichen Lidfalte, die medial 2 mm unterhalb der Wimpernlinie und lateral 5 mm unterhalb der Wimpernlinie liegt. Die Inzision wird auf Höhe des unteren Tränenpünktchens angesetzt, verläuft entlang des Unterlidrands bis zum lateralen Kanthus. Dort biegt sie in Richtung der Rhytiden des M. orbicularis oculi nach kaudal ab, ohne die Margo orbitalis lateralis zu überschreiten.)
Gleiches Vorgehen auf der anderen Seite und Überprüfung der Symmetrie aus verschiedenen Blickwinkeln (seitlich und frontal). Fotodokumentation.

Operationsschritte (transkonjunktivales retroseptales Vorgehen mit Fettentfernung plus Kanthopexie)

Operation in Allgemeinnarkose. Rückenlagerung mit Oberkörperhochlagerung. Steriles Abwaschen und Abdecken des OP-Gebiets. Team-Timeout nach WHO-Checkliste.
Zuwenden zum Unterlid rechts. Anlegen eines Prolene-Haltefadens der Stärke 5-0 in der Mitte der Unterlidkante. Einbringen eines Kunststoffschilds als Augenschutz. Leichtes Ziehen des Unterlids mit dem Haltefaden nach kaudal mit gleichzeitigem Retropulsionsmanöver zur Darstellung der Konjunktiva. Lokale Infiltration mit einer 1 % Lidocainlösung, 1:100.000 versetzt mit Adrenalin. Inzision 4–5 mm unter dem unteren Tarsusrand (8–9 mm vom Lidrand) mit der Nadelelektrode und Eröffnung der Konjunktiva. Anlegen eines kranialen Haltefadens im Sinne eines Spreizers, welcher auf Augenbrauenhöhe mit einem Steri-Strip fixiert wird. Erweiterung der Inzision auf die Länge des Tarsus. Präparation in die Tiefe und punktuelle Inzision der Unterlidretraktoren (Fascia capsulopalpebralis und M. tarsalis inferior) über dem zentralen Kompartiment, wodurch ein Hervorquellen des hernierten Fetts aus der Inzision ermöglicht wird. Zuwenden medial. Hier gleiches Vorgehen und Hervorquellen des fibrotischen, weißen Fetts des medialen Kompartiments. Vorsichtige Abpräparation des Fetts. Darstellen und sichere Schonung des M. obliquus inferior. Fassen des medialen und zentralen Fettpolsters mit der Pinzette. Wiederholter Zug in aufeinanderfolgenden Schritten, sodass das Fett frei unter den Muskel gleitet („umgekehrtes Schuhputzzeichen"). Aufsuchen des lateralen Fettkompartiments, welches sich unauffällig zeigt. Subtile Blutstillung. Entschluss zur Fettresektion. Diese erfolgt schrittweise in kleinen Anteilen mit der Nadelelektrode, bis die Fettpolster nicht mehr beim Druck an Bulbus prolabieren. Entfernung des Haltefadens und des Augenschutzschilds. Gleiches Vorgehen auf der anderen Seite.
Bei nun geringer Lidlaxität Entschluss zur Kanthopexie. Zuwenden zum lateralen Kanthus. Ca. 1 cm langer Schnitt und subkutane Abpräparation der Haut vom präseptalen M. orbicularis oculi. Fixierung des Muskels am Periost des Orbitalrands mittels eines doppelarmierten Polydioxanonfadens der Stärke 5-0. Kanthusverschluss mittels Polypropylen der Stärke 6-0. Zuwenden zur Haut. Durchführung eines Pinch-Tests mit der Pinzette. Entschluss zur Hautentfernung.

Subziliäre Hautinzision ca. 2 mm kaudal der Lidkante, entlang der Lidfalte, am medialen Kanthus beginnend. Verlängerung nach lateral und Vereinigung mit dem Kanthotomieschnitt. Hautresektion mit der Stevens-Schere. Hautverschluss mittels Polypropylen der Stärke 6-0 als Intrakutannaht. Gleiches Vorgehen auf der anderen Seite.

Anschließend Inspektion des Ergebnisses von verschiedenen Blickwinkeln. Es zeigt sich ein möglichst symmetrisches, natürliches Ergebnis, ohne Lidretraktion, Ektropiumtendenz oder Canthal Tilt. Kürzen der Fäden. Anlage von Steri-Strips sowie einer Kühlmaske.

Nachbehandlung

Oberkörperhochlagerung, bedarfsgerechte Analgesie, Fadenzug ab dem fünften Tag postoperativ möglich, lokale Kühltherapie.

Anmerkungen

- Die Einzeichnung erfolgt immer im Sitzen. Die Markierung der Tränenrinne erfolgt, wenn eine Fetttransposition geplant ist.
- Bei kombinierter Ober- und Unterlidplastik wird im lateralen Kanthus eine etwa 5–10 mm breite Hautbrücke zwischen der Ober- und Unterlidinzision belassen, um den Lymphabfluss sicherzustellen.
- *Relevante Anatomie:* Die Lidfalte liegt medial 2 mm unterhalb der Wimpernlinie und lateral 5 mm unterhalb der Wimpernlinie. Die laterale Kanthalfalte befindet sich normalerweise 2 mm oberhalb der medialen Kanthalfalte.
- Die Entfernung von 0,5 cc (etwa erbsengroßes Volumen) orbitalem Fett führt zu einer Verschiebung des Augapfels um 1 mm nach kaudal und 2 mm nach posterior.
- Das transkonjunktivale retroseptale Vorgehen erhält die Septumintegrität und kann drei wesentliche Probleme vermeiden: Ektropium, Unterlidretraktion, Neigung zum Rezidiv. Auch bei Hautüberschuss empfiehlt sich ein bilamelläres Verfahren mit Erhalten des Septums (transkonjunktivaler Zugang plus Hautresektion).
- Der Vorteil des transkutanen Zugangs liegt darin, dass er mit einem Midface-Lifting kombiniert werden kann (z. B. bei Patienten mit Festoons). Zudem ist er bei Patienten mit ausgeprägter prätarsaler Muskelhypertrophie indiziert. Hingegen sollte der transdermale Zugang bei Patienten mit starker Lidlaxität, negativem Vektor und schwachem M. orbicularis vermieden werden.
- Bei einer Fettumverlagerung sollte diese supraperiostal oder suborbikular erfolgen, um einen fließenden Übergang vom Unterlid zur Wange zu schaffen und postoperative Festoons sowie Gewebewülste zu vermeiden.
- Bei minimaler lateraler Kanthuslaxität von 1–2 mm, wird eine laterale Nahtkanthopexie bevorzugt. Bei moderater Laxität (3–6 mm) ist die laterale Retinakularkanthopexie besser geeignet. Bei schwerer Laxität (>6 mm) wird jedoch eine Kanthoplastik mit Kantholysis oder das laterale Tarsalstreifenverfahren empfohlen.

Literatur

Bhattacharjee K, Ghosh S, Ugradar S, Azhdam AM (2020) Lower eyelid blepharoplasty: An overview. Indian J Ophthalmol 68(10):2075–2083

Davison SP, Iorio ML, Oh C (2015) Transconjunctival lower lid blepharoplasty with and without fat repositioning. Clin Plast Surg 42(1):51–56

Jacono AA (2021) Transcutaneous Blepharoplasty with Volume Preservation: Indications, Advantages, Technique, Contraindications, and Alternatives. Facial Plast Surg Clin North Am 29(2):209–228

Massry GG, Nassif PS (2011) Transconjunctival lower blepharoplasty: fat excision or repositioning. Master techniques in blepharoplasty and periorbital rejuvenation 173–184

Massry GG (2011) Managing the lateral canthus in the aesthetic patient. Master techniques in blepharoplasty and periorbital rejuvenation 185–197

Murri M, Hamill EB, Hauck MJ, Marx DP (2017) An Update on Lower Lid Blepharoplasty. Semin Plast Surg 31(1):46–50

Sarhaddi D, Nahai FR, Nahai F (2021) Transconjunctival Lower Lid Blepharoplasty with and Without Fat Preservation and Skin Resurfacing. Facial Plast Surg Clin North Am 29(2):229–241

1.1.3 Brauenlift

Varianten Invasiv/minimalinvasiv/nichtinvasiv (z. B. chemisches Brauenlift mit Botulinumtoxin), offen/endoskopisch, subkutane/subgaleale/subperiostale Präparation, direkt/indirekt, Zugang: lateral, temporal, transpalpebral (Transblepharoplastik), Haaransatzschnitt, koronaler Schnitt, Scheitelschnitt, Midforehead-Lift (horizontale Schnittführung über eine Stirnfalte). Kombination mit Oberlidstraffung, Kombination mit Knochen-Contouring, Gliding-Brauenlift, Glabellarmyoplastik.

Indikation Brauenptosis, Brauenasymmetrie.

Aufklärung *Allgemein:* Alopezie (8 %), Parästhesie (5 %), sichtbare Narben (3 %), Nekrose, Asymmetrie, Hämatom, Infekt, Nervenverletzung mit ggf. motorischem Ausfall, Lagophthalmus, nicht zufriedenstellendes Ergebnis, Rezidiv, Folgeeingriff.

Schnitt am Haaransatz (subkutane Präparation): Alopezie (9 %), Parästhesie, sichtbare Narben, Hautnekrose.

Koronaler Schnitt (subperiostale Präparation): Verletzung N. zygomaticus/R. frontalis N. facialis mit motorischem Ausfall, Hämatom, ungünstige Narbenbildung.

Endoskopische Variante (subperiostale Präparation): Parästhesie, Asymmetrie, Alopezie, Lagophthalmus, Verletzung R. frontalis N. facialis, Folgeeingriffe, Kopfschmerzen.

Transblepharoplastik (subgaleale Präparation): Hämatom, Verletzung R. frontalis N. facialis, Asymmetrie, Folgeeingriffe.

Anzeichnung Markierung des Orbitalrands medial, zentral und lateral in Normalposition und in der gewünschten Position. Der Bereich zwischen den Punkten stellt das gewünschte Ausmaß der Brauenanhebung dar. Diese beträgt seitlich ca. 5–10 mm und medial 2–5 mm. Überprüfung und Bestätigung der angestrebten Brauenanhebung auch vom Patienten. Anschließend Markierung der Glabellafalte, der Korrugatorlinie, der Stirnfalten sowie der beabsichtigen Schnittführung am Haaransatz. Fotodokumentation.

Endoskopisches Vorgehen: Markierung von sechs Inzisionen. Zwei mediale Inzisionen, 2 cm lateral der Mittellinie, jeweils 1,5 cm lang, 5 mm hinter der Haarlinie. Zwei laterale Inzisionen, 1,5 cm lang, entlang des lateralen Kanthus. Zwei temporale Inzisionen, 2 cm lang, 2 cm hinter der temporalen Haarlinie. Für die Brauenanhebung wird die ptotische Position markiert, dann die gewünschte Anhebung und die Differenz für die Streckenlänge notiert. Bestimmung des Verlaufs des R. temporalis, indem zunächst ein Punkt 1 cm vor dem Unterrand des Ohrläppchens markiert wird, gefolgt von einem weiteren Punkt 3 cm vor dem oberen Rand des äußeren Gehörgangs und schließlich einem Punkt 1,5 cm seitlich des lateralen Brauenendes. Die Verbindung dieser Punkte zeigt den ungefähren Verlauf des Nervs. Fotodokumentation.

Operationsschritte (minimalinvasives nichtendoskopisches Vorgehen)

Operation in Allgemeinnarkose/Lokalanästhesie. Rückenlagerung mit leichter Oberkörperhochlagerung. Abpolsterung der Druckpunkte. Steriles Abwaschen und Abdecken des OP-Gebiets. Team-Timeout nach WHO-Checkliste.

Zuwenden zum Haaransatz. Infiltration des OP-Situs mit einer 1 % Lidocainlösung, 1:100.000 versetzt mit Adrenalin. Überprüfung der Wirkung nach adäquater Einwirkzeit. Markierung von fünf ca. 1,5 cm großen Hautinzisionen (drei medial und zwei temporal), ca. 2 cm dorsal der Haaransatzlinie. Schnitt mit dem 10er-Skalpell entlang der Markierung, stets parallel zur Haarachse. Durchtrennung des Subkutangewebes und Darstellung der Galea aponeurotica sowie des Periosts. Stumpfe Präparation auf die subperiostale Ebene mit der Rees-Facelift-Schere bis zum Orbitalrand. An der kranialen Grenze des Orbitalrands Drehung der Schere um 180°. Vorsichtiges, wiederholtes Spreizen der Schere und Durchtrennung der Ligamente des Orbitalrands. Fortsetzung der stumpfen Präparation nach lateral bis zur Sutura frontozygomatica. Mobilisierung der Weichteile nach kranial. Daraus ergibt sich ein Hautüberschuss von ca. 15 mm, welcher reseziert wird. Schichtweiser Wundverschluss mittels Polyglactin-Einzelknopfnähten der Stärke 2-0 im Sinne von tief fixierenden Nähten. Intrakutannaht fortlaufend mittels Poliglecapron 25 der Stärke 3-0. Steriler Verband mit Steri-Strips.

Nachbehandlung

Oberkörperhochlagerung, bedarfsgerechte Analgesie, lokale Kühltherapie.

Anmerkungen

- Ziel der Operation ist nicht nur, die Form und Position der Augenbrauen zu korrigieren, sondern auch die Stirnregion und Glabellafalten (sowohl horizontal als auch vertikal) zu verbessern sowie ggf. eine Dermatochalasis zu behandeln (Kombination mit Oberlidstraffung).
- Die ideale weibliche Augenbraue endet lateral an einer schrägen Linie, die vom lateralen Alarpunkt durch den lateralen Augenwinkel gezogen wird. Das mediale und laterale Augenbrauenende liegen auf etwa demselben horizontalen Niveau. Der ideale Augenbrauenapex reicht je nach Konzept vom lateralen Limbus bis zum lateralen Augenwinkel. Die männliche Augenbraue liegt tiefer auf der Höhe des supraorbitalen Rands, ist weniger gewölbt und zeichnet sich durch eine markante laterale Augenbraue aus.
- Bei subperiostaler Präparation kann die tiefe Fixierung in der neuen Position mittels Mitek-Verankerungssystem erfolgen.
- Endoskopische Verfahren weisen eine höhere Komplikationsrate auf, da sie meistens auf die subperiostale Ebene präpariert werden. Offene Verfahren mit Hautresektion sind besser geeignet, wenn eine Braunanhebung von mehr als 1,5 cm erforderlich ist.
- Die endoskopische Gesichtsstraffung ist eine effektive Technik zur Verbesserung der Symmetrie der Augenbrauen und könnte das Verfahren der Wahl für Patienten mit einem Unterschied von mehr als 1,5 mm in der durchschnittlichen Augenbrauenhöhe sein.
- Eine modifizierte, minimalinvasive Augenbrauenstraffung nutzt die gleiche subperiostale Präparation und Inzisionen (drei bis fünf hinter der Haarlinie) wie das endoskopische Verfahren, jedoch ohne Endoskop. Die neurovaskulären Bündel am oberen orbitalen Rand (N. supratrochlearis und N. supraorbitalis) sollten präoperativ markiert werden, z. B. durch Palpation der Incisura supraorbitalis.

Literatur

Byun S, Mukovozov I, Farrokhyar F, Thoma A (2013) Complications of browlift techniques: a systematic review. Aesthet Surg J 33(2):189–200

Graham DW, Heller J, Kirkjian TJ, Schaub TS, Rohrich RJ (2011) Brow lift in facial rejuvenation: a systematic literature review of open versus endoscopic techniques. Plast Reconstr Surg 128(4):335e–341e

Karimi N, Kashkouli MB, Sianati H, Khademi B (2020) Techniques of Eyebrow Lifting: A Narrative Review. J Ophthalmic Vis Res 15(2):218–235

Ridgway JM, Larrabee WF (2010) Anatomy for blepharoplasty and brow-lift. Facial Plast Surg 26(3):177–185

Sundine MJ, Connell BF (2018) The Open Browlift. Facial Plast Surg 34(2):128–138

Viterbo F, Auersvald A, O'Daniel TG (2019) Gliding Brow Lift (GBL): A New Concept. Aesthetic Plast Surg 43(6):1536–1546

1.2 Otoplastik

Varianten Kartilaginäres Scoring-Anritzen nach Stenström; Mustardé-Prozedur zur Knorpelmodellierung. Furnas-Knorpelmodellierung, Resektion des Conchaknorpels, Reduktionsotoplastik bei Makrotia, Scapharesektion, Korrektur der Lobulusprominenz.

Indikation Otapostasis (abstehende Ohren).

Aufklärung Rezidiv, Asymmetrie, Konturirregularität, Narbenwucherung, Hämatom, Infekt, Chondritis, spät auftretende Deformität, Folgeeingriffe.

Operationsschritte

Operation in Allgemeinnarkose/Lokalanästhesie. Rückenlagerung. Steriles Abwaschen und Abdecken des OP-Gebiets. Team-Timeout nach WHO-Checkliste.

Zuwenden zum rechten Ohr. Leichtgradige Linksseitenlage des Kopfs. Zuerst wird durch leichtes Knicken die Anthelix, die nicht ausreichend angelegt ist, bis kranial markiert. Hier Schwächung des Knorpels mittels mehrerer Perforationen mit einer dünnen 27G-Nadel. Retroaurikuläre Inzision 4 mm lateral des Sulcus postauricularis und Präparation epichondral bis zur Eminentia scaphae sowie kaudal bis in den Bereich des Ohrläppchens. In diesem Bereich Anlegen von Mustardé-Matratzennähten von ventral mit Polypropylenfäden der Stärke 3-0 zur Befestigung der neu angelegten Anthelix. Die Concha ist deutlich hypertroph, sodass ein 2 mm Knorpelstreifen auf einer Länge von 1,5–2 cm länglich exzidiert wird. Hier Einbringen von U-Nähten zur Korrektur der Concha und Feinapproximierung der Knorpelränder mit Optilene der Stärke 4-0. Somit wird eine gute Form der Ohrmuschel erreicht. Ausgiebige Wundspülung. Epifasziale Präparation retroaurikulär. Nun Lösen des vorderen vom hinteren Anteil des Fettgewebes im Bereich des Lobulus auriculae und Fixierung des hinteren Anteils mittels einer subdermalen Naht mit einem Polypropylenfaden der Stärke 4-0 an das Mastoidperiost nach Furnas. Darstellung des Periosts des Mastoids und hier Einbringen von zwei periostalen U-Nähten, welche mit dem lateralen Anteil der Concha fixiert werden. Somit wird das Ohr schön in die neu geformte retroaurikuläre Tasche angelegt. Spülung der Wunde und subtile Blutstillung, bis Bluttrockenheit herrscht. Hautverschluss mit Polypropylen-Einzelknopfnähten der Stärke 5-0. Gleiches Vorgehen auf der Gegenseite. Anlage Paraffinfettgaze retroaurikulär im Wundsitus. Steriler Pflasterverband.

Anmerkungen

- Das Tragen eines Kopfverbands ist nicht evidenzbasiert.
- Multifaktorielle Ätiologie: Unterentwicklung der Antihelixfältelung, Überentwicklung des Conchaknorpels, Scaphaüberschuss.
- Diagnostische Merkmale: schlecht definierte Anthelixfältelung, Conchoscaphalwinkel >90°, conchale Übergröße (kann bestimmt werden, in dem medialer Druck entlang des helikalen Rands ausgeübt wird).
- Korrektur des Otapostasis am oberen Drittel der Ohrmuschel (mangelnde Anthelixverdoppelung).
- Conchareduktion bzw. Verringerung des Conchomastoidwinkels.
- Der ideale Operationszeitpunkt wäre zwischen dem fünften und siebten Lebensjahr, da das menschliche Ohr erst dann vollständig entwickelt ist.

Literatur

Janis JE (2007) Otoplasty. In: Janis JE (Hrsg) Essentials of Plastic Surgery. St. Louis, MO: Quality Medical Publishing, S 415–429

Jones ES, Gibson JAG, Dobbs TD, Whitaker IS (2020) The psychological, social and educational impact of prominent ears: a systematic review. J Plast Reconstr Aesthet Surg 73(12):2111–2120

Orabi AA, Chintamani BH, Timms MS (2009) Is a head bandage useful after otoplasty? A quasi-randomized controlled study of complications and patient satisfaction. Ear Nose Throat J 88(10):E17–E22

Ramkumar S, Narayanan V, Laing JH (2006) Twenty-four hours or 10 days? A prospective randomized controlled trial in children comparing head bandages following pinnaplasty. J Plast Reconstr Aesthet Surg 59(9):969–974

Sadhra SS, Motahariasl S, Hardwicke JT (2017) Complications after prominent ear correction: a systematic review of the literature. J Plast Reconstr Aesthet Surg 70(8):1083–1090

1.3 Rhinoplastik

Varianten Offene Variante, geschlossene Variante, Kombination mit Septumplastik, erhaltende Nasenkorrektur *(preservation rhinoplasty)*.

Indikation Ästhetische Indikation (Unter-/Überprojektion der Nasenspitze, Achsenfehlstellung, schwere Deformierung der Nasenspitze), ggf. mit Beeinträchtigung der Nasenatmung, posttraumatische Deformität, sekundäre Rhinoplastik.

Aufklärung Asymmetrie, Bossae (Hörnchen), Folgeeingriffe, ggf. Notwendigkeit eines Knorpeltransplantats (Septum, Ohr, Rippe). Epistaxis, Hämatom, Schwellung, Nasenatmungsbehinderung (Verengung der inneren Nasenklappe, Vernarbungen der Schleimhaut), Infekt, Resthöcker, Rezidiv der Deformierung, Herausbildung neuer Deformierungen und Asymmetrien (z. B. offenes Dach, umgekehrte V-Deformität, Papageienschnabel, Kollaps der Nasenspitze, Kollaps der Nasenflügel, sichtbare/tastbare Konturdeformität, Nasenflügelhochstand, Warping [Knorpelverformung]).

Operationsschritte (offene Septorhinoplastik)

Operation in Allgemeinnarkose. Rückenlagerung mit leichter Kopfreklination nach Abpolsterung der Druckpunkte. Steriles Abwaschen und Abdecken des OP-Gebiets. Team-Timeout nach WHO-Checkliste.

Zuwenden zur Nase. Zunächst Infiltration von ca. 10 ml 0,5 % Lidocain, 1:100.000 versetzt mit Adrenalin. Die Infiltration erfolgt intranasal in die submukoperichondriale Schicht im Bereich des Septums, des Nasenbodens, der Concha nasalis inferior, der Columella, der Tipregion, des Nasenrückens und der Seitenwände. Anlage zweier Tamponaden in den Nasenlöchern zur Minimierung des Aspirationsrisikos.

Invertierte, V-förmige, transkolumellare Inzision mit der 11er-Klinge auf Höhe der Columellamitte, sodass die Spitze des V einen 90°-Winkel bildet. Verbindung der transkolumellaren Inzision mit den marginalen Inzisionen entlang des kaudalen Rands der medialen Schenkel. Vorsichtige Präparation des Weichteilmantels in der supraperichondrialen Schicht unter sicherer Schonung des Knorpels. Setzen eines feinen Zweizinkers zur kranialen Rückführung des Columellalappens sowie eines weiteren Hakens an der Unterseite des medialen Schenkels zur Rückführung des dominanten inferolateralen Bereichs. Anbringen eines breiten Doppelhakens am marginalen Rand des Nasenflügels zur Freilegung der marginalen Inzision. Eröffnung der Columellainzision mittels Converse-Schere, gefolgt von schrittweisem Spreizen und fortgesetzter Ablösung der Weichteile vom darunterliegenden Knorpel in kranialer Richtung nach vorheriger Verbindung der inzidierten vestibulären Haut mit der kaudalen Begrenzung der lateralen Schenkel. Ausdehnung der Weichteildissektion bis in die seitlichen 25 % der lateralen Schenkel.

Fortsetzung der Präparation nach medial. Im Bereich des knöchernen Nasendrittels wird der Weichteilmantel subperiostal, beginnend am Rhinion, mit einem Periostelevatorium abgehoben. Darstellung des Septums, welches sich hypertroph zeigt. Schrittweise Entfernung des knorpeligen Höckers mit dem 11er-Skalpell unter Sicht, bis ein zufriedenstellender Übergang zur Supratipregion erreicht ist. Begradigung des Septums und Fixierung mittels Polydioxanon der Stärke 4-0 und 5-0 in Einzelknopftechnik, sodass die Fadenknoten lateral platziert werden. Abglätten des Knochenhöckers mit dem Piezotom unter gleichzeitiger Wundspülung, bis ein idealer Knochen-Knorpel-Übergang erreicht wird. Zurücklegen des Weichteilmantels. Inspektion und Abtasten des Septums. Es zeigen sich keine Septumdeviation und kein Höcker mehr, sowohl inspektorisch als auch palpatorisch. Bei stabilen Dreiecksknorpelverhältnissen wird auf Spreader-Grafts verzichtet.

Anschließend erfolgt die Osteotomie. Ansatz eines scharfen 2- bis 3-mm-Osteotoms am kranialen Ende des resezierten Knochenhöckers. Führung des Osteotoms kranial schräg zur beabsichtigten Spitze in einem Winkel von 10–15°. Durchführung einer medial-schrägen Osteotomie in 15–20° zur Mittellinie mit Schnittführung zum späteren Treffpunkt der lateralen Osteotomie. Beginn der schwach gekrümmten lateralen Osteotomie durch transvestibulären Zugang mit Durchtritt durch die Vestibulumhaut bis zur vorderen, knöchernen Apertura piriformis oberhalb der Concha nasalis inferior. Erhalt der knöchernen Seitenwand am Nasenboden zur Vermeidung funktioneller Obstruktion. Weiterführung des Osteotoms in Richtung Maxillabasis mit anschließender Biegung entlang der Sutura nasomaxillaris und Vereinigung mit der medial-schrägen Osteotomie. Erzielung eines vollständigen, kontrollierten und atraumatischen Bruchs der lateralen Nasenwand mit Ermöglichung der gezielten Infrakturierung.

Zuwenden zur Nasenspitze. Es zeigen sich starke mediale Knorpelschenkel. Verkürzung dieser um ca. 2 mm zur Verringerung der Projektion. Anschließend Resektion eines kranialen Anteils der lateralen Schenkel. Abpräparation der medialen Schenkel vom kaudalen Septum. Resektion eines umgekehrten Knorpeldreiecks vom kaudalen Septumrand zur leichten Nasenspitzenrotation. Fixierung der medialen Schenkel an dem kaudalen Septum mit Polydioxanon der Stärke 5-0 im Sinne von horizontalen Matratzennähten. Bei breiter Nasenspitze Entschluss zur Verschmälerung durch transdomale Nähte. Anlage zweier horizontaler Matratzennähte (Polydioxanon der Stärke 5-0) durch beide Dome, die ohne übermäßige Spannung zwischen den Domen befestigt werden.

Inspektion des Befunds. Es zeigt sich ein sehr gutes, symmetrisches Ergebnis. Rückverlagerung des Hautlappens. Schichtweiser Wundverschluss der Columellainzision mittels Polyamid-Einzelknopfnähten der Stärke 6-0. Verschluss der vestibulären Inzisionen durch Polydioxanonnähte der Stärke 6-0 unter besonderer Beachtung der unveränderten Position des Flügelrands zur Vermeidung einer Verziehung der marginalen Inzision. Entfernung der Tamponade. Kontrolle auf Bluttrockenheit, welche gegeben ist. Einbringen von Silikonröhrchen in die Nasenlöcher. Fixierung mit Prolenenähten der Stärke 3-0. Äußere Stabilisierung des Nasenrückens durch Tapeverband und thermoplastische Aquaplast-Gipsschiene.

Verlegung in den Aufwachraum.

Nachbehandlung

Thermoplastische Gipsschiene nach einer Woche entfernen, abschwellende Maßnahmen.

Anmerkungen

- Bei unzureichender präoperativer Projektion der Nasenspitze sollte auf eine übermäßige Reduktion des knorpeligen Nasenrückens oberhalb der Tipregion zur Erzeugung einer Pseudoprojektion verzichtet werden, da dies zu einer sichtbaren Abflachung oder Verbreiterung des mittleren Nasendrittels führen kann.
- Korrekturen von Projektion und Rotation der Nasenspitze erfordern ein fundiertes anatomisches und funktionelles Verständnis, um postoperative Komplikationen wie eine Nasenptosis zuverlässig zu vermeiden.
- Eine Trennung der Dreiecksknorpel vom Septum durch Inzision der mukoperichondrialen Gewebebrücke, die Verbindung zur Nasenklappe schafft, ist – mit Ausnahme bei ausgeprägter Schiefnase – in der Regel nicht notwendig und birgt funktionelle Risiken.
- Zur Stabilisierung der Nasenbasis zählen zu den etablierten Verfahren die Fixierung der medialen Schenkel am kaudalen Septum, die Verwendung kaudaler Extension-Grafts, nahtfixierter Columella-Struts oder verlängerter Columella-Struts.
- Bei Patienten mit moderatem Korrekturbedarf an der Nasenspitze gilt die konservative Reduktion des kranialen Anteils des lateralen Schenkels des Flügelknorpels – unter Erhalt eines durchgehenden, stabilen Knorpelstreifens – als bevorzugte Technik.
- Stark komprimierte Knorpeltransplantate bieten im Vergleich zu anderen Graden der Kompression eine glattere Kontur und geringere Palpierbarkeit, zeigen jedoch eine signifikant höhere Resorptionsrate.
- Es gibt hochgradige Evidenz für den Einsatz von Dexamethason bei Rhinoplastiken zur Reduktion von intraoperativem Blutverlust, postoperativem Ödem und Ekchymosen im Vergleich zur Anwendung von Kochsalzlösung.
- Die Verwendung von Antibiotika zur Vermeidung von Infektionen ist nicht evidenzbasiert.

Literatur

Behrbohm H, Tardy E (2003) Funktionell-ästhetische Chirurgie der Nase: Septorhinoplastik. Georg Thieme Verlag

Benites C, Awan MU, Patel H, Pandit S, Shifchik A, Harmon S, Malisetyan T, Angel S, Goldrich D, Demory ML (2024) An examination of antibiotic administration in septorhinoplasty: A systematic review and meta-analysis. Am J Otolaryngol 45(4):104333

Bian X, Liu H, Sun J, Zhang X, Li N, Chen M (2020) Efficacy of Dexamethasone for Reducing Edema and Ecchymosis After Rhinoplasty: A Systematic Review and Meta-analysis. Aesthetic Plast Surg 44(5):1672–1684

Wells MW, DeLeonibus A, Barzallo D, Chang IA, Swanson M, Guyuron B (2023) Exploring the Resurgence of the Preservation Rhinoplasty: A Systematic Literature Review. Aesthetic Plast Surg 47(4):1488–1493

Wells MW, McCleary SP, Chang IA, Deleonibus A, Kotha VS, Rampazzo A, Delong MR, Roostaeian J (2024) A systematic review and meta-analysis of complications associated with crushed cartilage in rhinoplasty. J Plast Reconstr Aesthet Surg 96:231–241

1.4 Facelift

1.4.1 MACS-Lift *(minimal access cranial suspension lift)*

Varianten Variante mit zwei Suspensionsnähten (S-MACS), Variante mit drei Suspensionsnähten (extendiertes MACS-Lift), Variante mit vier Suspensionsnähten, Kombination mit Eigenfetttransplantation.

Indikation Milde bis moderate Cutis laxa mit geringer zervikaler Lipodystrophie. Rezidiv oder nicht zufriedenstellender Straffungseffekt. Normalgewichtige, junge und nichtpostbariatrische Patienten.

Aufklärung Rezidiv, Notwendigkeit einer Nachstraffung, Faltenbildung *(skin pleating)* mit ggf. retroaurikulären Dog-Ears, Folgeeingriffe, Asymmetrie, Sensibilitätsstörung, temporäre Parese, Infekt, Hämatom, Serom, sichtbare Narben, tastbare Fadenknoten, Ektropium.

Anzeichnung Bei aufrechter Sitzposition des Patienten Markierung des submentalen Bereichs durch Aufforderung zur Halsbeugung zur Darstellung eines Doppelkinns. Einzeichnung dieses Areals zur späteren Fettabsaugung, einschließlich des unteren

Anteils der Hängebacken. Bei geplanter Durchführung eines extendierten MACS-Lifts zusätzliche Markierung eines Punkts ca. 2 cm unterhalb des lateralen Lidwinkels zur Einbeziehung in die spätere Hautpräparation.

Operationsschritte

Operation in Allgemeinnarkose/Lokalanästhesie. Rückenlagerung mit Abpolsterung der Druckpunkte. Intramuskuläre Injektion 2,5–5 mg Midazolam. Steriles Abwaschen und Abdecken des OP-Gebiets. Team-Timeout nach WHO-Checkliste.

Beginn der Markierung am unteren Rand des Ohrläppchens. Aufwärtsführung in die präaurikuläre Falte. Auf Höhe der Incisura intertragica rechtwinkliges Abwinkeln der Linie nach hinten zur Schonung dieser anatomischen Struktur. Weiterführung entlang des hinteren Tragusrands. An der oberen Ohrgrenze Verlauf der Markierung entlang der kleinen, haarlosen Vertiefung zwischen Kotelettenansatz und Ohrmuschel, anschließend Abwärtsführung entlang der unteren Haargrenze der Koteletten. Fortführung der Markierung nach vorne in einem Zickzackmuster, etwa 2 mm innerhalb der unteren und vorderen Haarlinie der Koteletten. Ausdehnung der Inzision bis auf Höhe des lateralen Lidwinkels. Palpation des Mandibulawinkels mit dem Zeigefinger, Markierung dieses Punkts als tiefster Punkt der Präparation. Darstellung des Umfangs der Präparation, beginnend am tiefsten Punkt der Inzision am Ohrläppchen, gerichtet auf die Markierung des Mandibulawinkels, anschließend bogenförmige Fortführung nach vorne, etwa 5–6 cm präaurikulär. Infiltration des OP-Gebiets mit 1 % Lidocainlösung, 1:100.000 versetzt mit Adrenalin. Es werden ca. 40 ml submental und ca. 50 ml in die Wange infiltriert.

Hautinzision entlang der Markierung. An der Haarlinie Schnittführung mit fast tangentialem Messerwinkel zur Haut, um die Haarwurzeln senkrecht zu durchtrennen. Subkutane Präparation und Anhebung des Lappens oberhalb des SMAS bis zum markierten Ausmaß. Fensterung des Subkutangewebes mit einer Iris-Schere etwa 1 cm oberhalb des Jochbogens und 1 cm anterior des Helixrands, um die Fascia temporalis profunda freizulegen. Anlage der ersten Tabaksbeutelnaht (vertikaler Loop) mittels Polydioxanon der Stärke 2-0.

Der erste Einstich erfolgt an der Stelle des Faszienfensters und wird bis auf das Os temporale geführt mit Ausrichtung der Nadel in Richtung des Tragus. Anlegen kräftiger SMAS-Stiche, ca. 1–1,5 cm lang und 0,5 cm tief. Überprüfung der Erfassung eines substanziellen Anteils des SMAS bei jedem Stich. Fortführung der Nahtführung bis zur kaudalen Grenze der Präparation. Platzierung von zwei bis drei stabilen Stichen am kranialen Rand des Platysmas. Anschließende Umkehr der Nahtführung in U-Form zurück zum Ausgangspunkt, sodass eine schmale, U-förmige Purse-String-Schlinge mit einer Breite von ca. 1 cm entsteht. Anziehen und Knoten des Fadens unter maximaler Spannung. Anlage der zweiten Tabaksbeutelnaht, an derselben Stelle der Fascia temporalis profunda beginnend. Bildung einer breiteren O-förmigen Schlinge, die entlang der Präparationsgrenzen in einem Winkel von ca. 30° zur Vertikalen in Richtung der Jowl-Region verläuft. Setzung kurzer Einstiche (maximal 1 cm) in die Fascia parotidea sowie in das SMAS-Gewebe. Anziehen und Knoten des Fadens unter maximaler Spannung. Nun Anlage der dritten Tabaksbeutelnaht. Hierzu Fensterung des M. orbicularis oculi, lateral des lateralen Orbitalrands bis zur Darstellung der Fascia temporalis profunda. Zunächst Fixierung der Naht an der Fascia. Ausrichtung der Naht schräg nach kaudal und medial in Richtung des malaren Fettkörpers, der sich durch eine festere, fibröse Konsistenz vom umgebenden subkutanen Fettgewebe abgrenzt. Umkehr der Nahtführung nach kraniolateral, etwa 2 cm unterhalb des lateralen Lidwinkels. Anziehen und Knoten des Fadens unter maximaler Spannung. Verschluss der Fenster mittels Polyglactin-Einzelknopfnähten der Stärke 4-0. Vorschieben des Hautlappens in nahezu vertikaler Richtung, Inzision und Insertion im oberen Ohr. Markierung und Exzision des Hautüberschusses. Anlage und Fixierung einer Redondrainage. Schichtweiser Wundverschluss mittels Polyglactin-Einzelknopfnähten der Stärke 4-0 sowie Poliglecapron 25 der Stärke 6-0, intrakutan fortlaufend. Überprüfung der Dichtigkeit der Drainage. Steriler Kompressionsverband.

Verlegung in den Aufwachraum.

Nachbehandlung

Abschwellende Maßnahmen, Drainageentfernung nach einem Tag.

Anmerkungen

- Erstbeschreibung durch Tonnard & Verpaele (2007), die folgende Infiltrationslösung empfehlen: *100 ml NaCl 0,9 %, 20 ml Lidocaine 2 %, 10 ml Ropivacaine 10 mg/ml, 2 ml Sodiumbicarbonate 8,4 %, 0,2 ml Epinephrine 1 mg/ml, 10 mg Triamcinolone.*
- Eine ausgeprägte Cutis laxa mit schwerer zervikaler Lipodystrophie stellt eine Kontraindikation für ein MACS-Lift dar.
- Die dritte Naht wirkt auf die Nasolabialfalte, die infraorbitale Vertiefung, das malare Gewebepolster, den Übergang zwischen Unterlid und Wange sowie die vertikale Höhe des Unterlids ein.

- Bei extendiertem MACS-Lift wird
  - die malare Eminenz in den Präparationsbereich miteinbezogen,
  - der Schnitt bis auf Höhe des äußeren Endes der Augenbraue verlängert.
- Vorteile der Methode:
  - Kurze, nahezu unsichtbare Narben.
  - Durch die begrenzte Hautunterminierung werden Risiken wie Durchblutungsstörungen und Nekrosen, insbesondere bei Patienten mit Risikofaktoren wie Rauchen, minimiert.
  - Im Vergleich zu anderen Techniken ist das Verfahren weniger invasiv, was das Risiko von Nervenverletzungen verringert und zu einer schnelleren Heilung sowie reduzierter Schwellung nach der Operation führt.
  - Kann auch in Lokalanästhesie durchgeführt werden.
- Nachteile der Methode:
  - Die Methode ist bei ausgeprägtem Hautüberschuss im medialen Halsbereich und submandibulär unzureichend, was zu vertikalen Falten *(pleats)* unterhalb des Ohrläppchens führt, da sich die Haut nicht ausreichend in die präaurikuläre Narbe umverteilen lässt.
  - Stark ausgeprägte Platysmabänder werden nicht adäquat korrigiert, da der kraniale Zug der SMAS-Plikationsnähte nicht über die Mandibula hinaus fortgeführt werden kann.
  - Der kraniale Zug der SMAS-Plikationsnähte reduziert die Definition des Kieferwinkels und des submandibulären Winkels, da die Platysmafasern und das darunterliegende, submandibuläre Fett angehoben werden, was zu einer Verwischung des Kieferwinkels *(tenting)* führt.
- Die SMAS-Plikatur führt zu einer signifikant größeren Gewebeanhebung im Vergleich zum MACS-Lift.

Literatur

Chopan M, Buchanan PJ, Mast BA (2019) The Minimal Access Cranial Suspension Lift. Clin Plast Surg 46(4):547–557
Hijkoop LF, Stevens HPJD, van der Lei B (2022) The minimal access cranial suspension (MACS) lift: A systematic review of literature 18 years after its introduction. J Plast Reconstr Aesthet Surg 75(3):1187–1196
Kaye KO (2012) Die vierte Naht im MACS-Lift. J Ästhet Chir 5(1):16–23
Mohammadi S, Ahmadi A, Salem MM, Safdarian M, Ilkhani S (2015) A Comparison Between Two Methods of Face-Lift Surgery in Nine Cadavers: SMAS (Superficial Musculo-Aponeurotic System) Versus MACS (Minimal Access Cranial Suspension). Aesthetic Plast Surg 39(5):680–685
Tonnard P, Verpaele A (2007) The MACS-lift short scar rhytidectomy. Aesthet Surg J 27(2):188–198
Verpaele A, Tonnard P, Gaia S, Guerao FP, Pirayesh A (2007) The third suture in MACS-lifting: making midface-lifting simple and safe. J Plast Reconstr Aesthet Surg 60(12):1287–1295

1.4.2 Transunterlidstraffung

Varianten Transkonjunktivaler/transkutaner Zugang, Kombination mit Unterlidstraffung (Abschn. 1.1.2), Kombination mit endoskopischem Stirnlift, subperiostale Variante.

Indikation Laterale kanthale Dystopie nach Blepharoplastik, Unterlidlaxität zur Behandlung sowohl der ausgeprägten Tränenfurche als auch des Absinkens des Malarfettpolsters: 1) gravitatives Absinken, 2) insuffiziente vordere Lamelle mit Lidfehlstellung meistens nach Blepharoplastik und 3) erworbener Weichteildefekt.

Aufklärung Asymmetrie, Chemosis conjunctiva, Ektropium, Scleral Show, Neuroapraxie N. infraorbitalis (Sensibilitätsstörung Oberlippe, 25 %), Nervenverletzung N. zygomaticofacialis, (motorischer Ausfall), Hämatom, Augentrockenheit, Lidmalposition, kanthale Dystopie, laterales Kanthus-Webbing, Infekt (Staphylococcus sp.).

Operationsschritte (Kombination mit Unterlidstraffung)
Operation in Allgemeinnarkose. Rückenlagerung mit Abpolsterung der Druckpunkte. Steriles Abwaschen und Abdecken des OP-Gebiets. Team-Timeout nach WHO-Checkliste. Die zu operierende Seite ist markiert.

Zuwenden zum Unterlid rechts. Anlegen eines Prolene-Haltefadens der Stärke 5-0 in die Mitte der Unterlidkante. Einbringen eines Kunststoffschilds als Augenschutz. Leichtes Ziehen des Unterlids mit dem Haltefaden nach kaudal mit gleichzeitigem Retropulsionsmanöver zur Darstellung der Konjunktiva. Lokale Infiltration mit einer 1 % Lidocainlösung, 1:100.000 versetzt mit Adrenalin. Inzision 4–5 mm unter dem unteren Tarsusrand (8–9 mm vom Lidrand) mit der Nadelelektrode und Eröffnung der Konjunktiva. Anlegen eines kranialen Haltefadens im Sinne eines Spreizers, welcher auf Augenbrauenhöhe mit einem Steri-Strip fixiert wird. Erweiterung der Inzision auf die Länge des Tarsus. Präparation in die Tiefe und punktuelle Inzision der Unterlidretraktoren (Fascia capsulopalpebralis und M. tarsalis inferior) über dem zentralen Kompartiment, wodurch ein Hervorquellen des hernierten Fetts aus der Inzision ermöglicht wird. Zuwenden medial. Hier gleiches Vorgehen und Hervorquellen des fibrotischen, weißen Fetts des medialen Kompartiments. Vorsichtige Abpräparation des Fetts. Darstellen und sichere Schonung des M. obliquus inferior. Fassen des medialen und zentralen Fettpolsters mit der Pinzette. Wiederholter Zug in aufeinanderfolgenden Schritten, sodass das Fett frei unter den Muskel gleitet („umgekehrtes Schuhputzzeichen"). Aufsuchen des lateralen Fettkompartiments, welches sich unauffällig zeigt. Subtile Blutstillung. Entschluss zur Fettresektion. Diese erfolgt schrittweise in kleinen Anteilen mit der Nadelelektrode, bis die Fettpolster nicht mehr beim Druck an Bulbus prolabieren. Entfernung des Haltefadens und des Augenschutzschilds. Gleiches Vorgehen auf der anderen Seite.

Stumpfe präseptale Präparation bis zum Orbitalrand mittels Wattestäbchen. Durchtrennung des Ligamentum zygomaticocutaneum und Abtrennung des superfiziellen Orbicularis-oculi-Fetts zur Bildung eines Composite-Lappens, der die mimischen Muskeln einschließt. Fortführung der Präparation nach kaudal auf die präperiostale Ebene hin zum Mittelgesicht unter Freilegung des Rückhaltebands des M. orbicularis oculi. Hierbei sichere Schonung des N. infraorbitalis und N. zygomaticus. Anhebung des Lappens vertikal bis zum Periost des Orbitalrands bzw. zum Arcus marginalis. Fixierung des Composite-Lappens in superolateraler Richtung an der Fascia temporalis profunda mit Poliglecapron 25 der Stärke 4-0 in horizontaler Matratzennahttechnik. Anschließend Reduktion des Hautüberschusses im Bereich des Unterlids. Hautverschluss mittels Prolene der Stärke 6-0. Steriler Verband.

Verlegung in den Aufwachraum.

Nachbehandlung
Abschwellende Maßnahmen.

Anmerkungen
- *Relevante Anatomie:*
  - Das Foramen zygomaticofaciale liegt ungefähr 6 mm unterhalb des unteren Orbitalrands.
  - Die Rr. zygomatici und Rr. buccales des Nervus facialis treten aus der Parotisdrüse tief in der Fascia facialis etwa 34 mm anterior zum Tragus hervor. Die temporalen Äste kreuzen den Arcus zygomaticus 32–37 mm lateral zum Orbitalrand.
- Die anatomischen Grenzen des Mittelgesichts erstrecken sich von den unteren Augenlidern (palpebrale Grenze) superior bis zur Mundwinkelregion (commissura oris) inferior und zur Nase (nasomedial) medial.
- Eine vollständige Durchtrennung des Ligamentum zygomaticocutaneum und des Rückhaltebands des M. orbicularis oculi (*orbicularis-retaining ligament*) ist erforderlich, um das Mittelgesicht anzuheben.

Literatur
Edelstein C, Balch K, Shorr N, Goldberg RA (1998) The transeyelid subperiosteal midface-lift in the unhappy postblepharoplasty patient. Semin Ophthalmol 13(3):107–114

Liu Y, Xiao M, Zhao Y, Qiu W, Xiao H (2019) Safety and Efficacy of a Trans-Eyelid Facial Rejuvenation Surgery Combining Partial Repositioning of Orbital Fat and Midface Lift in Chinese Patients: A Prospective Case Series. Ann Otol Rhinol Laryngol 128(10):970–977

Shorr N, Fallor MK (1985) "Madame Butterfly" procedure: combined cheek and lateral canthal suspension procedure for post-blepharoplasty, "round eye", and lower eyelid retraction. Ophthal Plast Reconstr Surg 1:229–235

Yin VT, Chou E, Nakra T (2015) The transeyelid midface lift. Clin Plast Surg 42(1):95–101

1.4.3   SMAS-Lift (Lift des superfiziellen muskuloaponeurotischen Systems)

Varianten SMAS-Plikatur, SMAS-Ektomie, extendierter SMAS-Lappen, Composite-Lappen, Short-Scar-Facelift, High-lateral-SMAS-Variante, Deep-Plane-Variante, Kombination mit Unterlidstraffung (Abschn. 1.1.2).

Indikation Ästhetische Indikation.

Aufklärung Rezidiv, Notwendigkeit einer Nachstraffung, Faltenbildung mit ggf. retroaurikulären Dog-Ears, Folgeeingriffe, Asymmetrie, Sensibilitätsstörung, temporäre/permanente Parese (Verletzung R. marginalis N. facialis), Infekt, Hämatom, Serom, ungünstige Narbenbildung, tastbare Fadenknoten, Ektropium.

Operationsschritte (Variante in Lokalanästhesie)

Operation in Lokalanästhesie. Rückenlagerung mit Reklination des Kopfs und Abpolsterung der Druckpunkte. Steriles Abwaschen und Abdecken des OP-Gebiets. Team-Timeout nach WHO-Checkliste.

Zuwenden rechts. Schräg verlaufender Hautschnitt entlang des temporalen Haaransatzes mit dem Skalpell. Inferiore Abschrägung im Bereich der Schläfe. Fortsetzung der Inzision zwischen den Haarfollikeln, anterior entlang der Helixwurzel. Posttragale Inzision, Fortsetzung präaurikulär. Umschneiden des Lobulus, Fortsetzung ca. 1–2 cm in den postaurikulären Sulcus. Subkutane Präparation mit scharfer Schere. Fortsetzung der Dissektion mit Faceliftscheren bis ca. 2 cm lateral des lateralen Augenwinkels und nach kaudal über Mittelgesicht, Mandibulawinkel und Hals. Anhebung des Hautlappens. Darstellung des SMAS. Markierung des mobilsten Punkts im Jowl-Bereich sowie des resezierbaren Anteils über dem Jochbogen. Mobilisierung des SMAS von der Parotis, laterale SMA-Sektomie mit Faceliftschere und Deep-Plane-Präparation unter dem SMAS bis zur Nasolabialfalte. Überlagerung des inferioren SMAS-Rands mit Polydioxanonnähten der Stärke 2-0 nach posterokranial. Fixierung mit Polydioxanonnähten der Stärke 2-0 unter Beachtung der Jowl-Markierung. Kontrolle auf Unregelmäßigkeiten. Fassung des temporalen Lappenrands mit der Klemme. Spannungsfreie Ausrichtung zur präaurikulären Haarlinie. Inzision des Hautlappens mit dem Skalpell. Resektion der überschüssigen Haut. Blutstillung, bis Bluttrockenheit herrscht. Lappenfixierung mit Polydioxanonnähten der Stärke 3-0. Hautverschluss mit Poliglecapron 25 der Stärke 5-0 intrakutan fortlaufend. Gleiches Vorgehen auf die Gegenseite. Überprüfung der Symmetrie, welche gegeben ist. Anlage eines Faceliftverbands.

Verlegung in den Aufwachraum.

Nachbehandlung

Abschwellende Maßnahmen, weiche Kost eine Woche.

Anmerkungen

- Alle SMAS-Techniken erzielen zufriedenstellende Ergebnisse bei vergleichsweise niedrigen Komplikationsraten, wobei die SMAS-Lappentechnik die höchste und die SMAS-Plikatur die niedrigste Komplikationsrate aufweisen.
- Die High-lateral-SMAS- und die Composite-Variante weisen die höchste Rate temporärer Nervenläsionen auf.
- *Lokalanästhesie:*
  - Die Short-Scar-Technik ist aufgrund der minimalen Deep-Plane-Dissektion und kurzen Dauer ideal für Lokalanästhesie geeignet.
  - *Lidocain:* Die maximale Dosis beträgt 4,5 mg/kg. Mit Adrenalin kann die Dosis auf 7 mg/kg erhöht werden, wobei die Höchstdosis bei 500 mg liegt. Lidocain hat einen schnellen Wirkungseintritt (2–5 min) und eine Wirkdauer von 120 min. Durch die Zugabe von Adrenalin verlängert sich die Wirkdauer auf 240 min.
  - *Bupivacain:* Die maximale Dosis beträgt 2,5 mg/kg, mit Adrenalin bis zu 3 mg/kg, jedoch maximal 90 mg. Bupivacain hat einen langsameren Wirkungseintritt (5–10 min) und eine Wirkdauer von 4 h. Mit Adrenalin verlängert sich die Wirkdauer auf 8 h.

Literatur

DeJoseph LM, Pou JD (2020) Local Anesthetic Facelift. Facial Plast Surg Clin North Am 28(3):409–418

Derby BM, Codner MA (2017) Evidence-Based Medicine: Face Lift. Plast Reconstr Surg 139(1):151e–167e

Jacono AA, Alemi AS, Russell JL (2019) A Meta-Analysis of Complication Rates Among Different SMAS Facelift Techniques. Aesthet Surg J 39(9):927–942

Mortada H, Alkilani N, Halawani IR, Zaid WA, Alkahtani RS, Saqr H, Neel OF (2023) Evolution of Superficial Muscular Aponeurotic System Facelift Techniques: A Comprehensive Systematic Review of Complications and Outcomes. JPRAS Open 39:166–180

Quatela V, Montague A, Manning JP, Antunes M (2020) Extended Superficial Musculoaponeurotic System Flap Rhytidectomy. Facial Plast Surg Clin North Am 28(3):303–310

Waltzman JT, Zins JE, Couto RA (2019) Face and Neck Lifting After Weight Loss. Clin Plast Surg 46(1):105–114

1.5   Bich(at)ektomie (bukkale Lipektomie)

Varianten Intraoraler Zugang, extraoraler Zugang im Rahmen der Rhytidektomie (Faceliftzugang).

Indikation Ästhetische Indikation (Patienten mit ausgeprägten Jochbeinen, deren Erscheinung durch prominente Wangen verdeckt wird), oroantrale Kommunikation/Fistel.

Aufklärung Schwellung (40 %), Trismus (30 %), Schmerzen (20 %), Asymmetrie (10 %), Fazialisparese (1 %), Infekt (0,5 %), Hämatom (0,5 %), Verletzung Parotisgang.

Operationsschritte (intraorales Vorgehen)

Operation in Allgemeinnarkose/Lokalanästhesie. Rückenlagerung mit leicht überstrecktem Kopf. Steriles Abwaschen und Abdecken des OP-Gebiets. Team-Timeout nach WHO-Checkliste.

Intraoraler Zugang über eine 1,5–2 cm lange Schleimhautinzision im Bereich der Wangenmukosa, auf Höhe des oberen zweiten Molars, leicht kranial und lateral des Ductus parotideus. Der Schnitt erfolgt entlang der natürlichen Schleimhautfalten, um eine optimale Narbenheilung zu gewährleisten. Zum Zeitpunkt der Inzision wird die entgegengesetzte Hand extraoral angewendet, um Druck auf den Inhalt des bukkalen Fettkörpers auszuüben und so eine bessere Exposition zu ermöglichen. Präparation in die Tiefe durch die Submukosa bis auf der Faszie des M. buccinator. Vorsichtige Faszieninzision, um Zugang zur Kapsel des Corpus adiposus buccae zu erhalten. Nach Eröffnung der Kapsel tritt der gelbliche Fettkörper unter leichtem Druck hervor. Eröffnung der Kapsel des Corpus adiposus buccae. Vorwölbung des Fettkörpers unter leichtem Druck. Stumpfe Präparation und Entfernung des Anteils des Fettkörpers, der passiv in die Mundhöhle vorwölbt, mit kreisenden Bewegungen, ohne dabei Zugbelastung auszuüben. Schonung der tiefen Anteile (temporaler und pterygoidaler Fortsatz), um eine Überresektion zu vermeiden. Die Präparation erfolgt unter Sicht und mit wiederholter Blutstillung. Spannungsfreier Wundverschluss mit Polyglactin-910-Einzelknopfnähten der Stärke 4-0. Gleiches Vorgehen auf der Gegenseite. Überprüfung der Symmetrie, welche gegeben ist.

Verlegung in den Aufwachraum.

Nachbehandlung

Abschwellende Maßnahmen. Mundspülungen mit antiseptischer Lösung, weiche Kost für eine Woche zur Vermeidung mechanischer Reizung.

Anmerkungen

- Der Begriff „Bichektomie" suggeriert eine vollständige Entfernung des Bichat'schen Fettkörpers, während „Reduktion des bukkalen Fetts" das tatsächliche Vorgehen präziser beschreibt. In der Praxis werden vor allem der Corpus und die bukkale Extension entfernt – Anteile, die etwa 55–70 % des Gesamtvolumens ausmachen.
- Der Ductus parotideus (Stenson-Gang) stellt die zentrale Struktur dar, die vor der Inzision präzise lokalisiert werden muss, da dieser den Ausführungsgang der Glandula parotis in die Mundhöhle öffnet. Der Schnitt kann entweder supralingual im Bereich des maxillären Vestibulums oder infralingual in etwa auf Höhe der Okklusion, unterhalb des Ductus parotideus, gesetzt werden.
- Die Vorverlagerung des bukkalen Fettkörpers stellt eine Methode dar, um eine oroantrale Kommunikation/Fistel zu verschließen.
- Die bukkale Lipektomie stellt keinen Ersatz für eine zygomatische Augmentation dar und ist daher bei Malarhypoplasie nicht indiziert.

Literatur

Albuquerque MC, Arruda KAR, Xavier Junior GF, Cerqueira ACDSG, Massignan C, Rocha FS (2025) Prevalence of complications of buccal fat removal: A systematic review and meta-analysis. J Craniomaxillofac Surg 53(4):363–369

Espinosa Reyes JA, Camacho Triana JG (2022) Buccal Fat Reduction: Indications, Surgical Techniques, Complications. Facial Plast Surg Clin North Am 30(4):481–488

Grillo R, de la Puente Dongo JL, de Moura Moreira L, Dos Santos Queiroz AG, Teixeira RG (2022) Effectiveness of bandage in the incidence of major complications on bichectomy: literature review and case series of 643 bichectomies. Oral Maxillofac Surg 26(3):511–517

Horibe EK, Horibe K (2024) Bichektomie – Eine Alternative zur Gesichtsharmonisierung. In: Avelar JM (Hrsg) Ästhetische Gesichtschirurgie. Springer, Cham

Rohrich RJ, Jalalabadi F (2023) The Five Ds for Safe and Effective Buccal Fat Removal. Plast Reconstr Surg 151(3):546–548

Traboulsi-Garet B, Camps-Font O, Traboulsi-Garet M, Gay-Escoda C (2021) Buccal fat pad excision for cheek refinement: A systematic review. Med Oral Patol Oral Cir Bucal 26(4):e474–e481

1.6 Halskonturierung/Necklift

Varianten Zervikofaziale Rhytidektomie mit Platysmasuspension, Platysmakorsett, Digastricuskorsett, Liposuktion, Platysmaresektion, transverse Platysmamyotomie, Teilresektion Glandula submandibularis, Teilresektion M. Digastricus, subplatysmale Lipektomie, Kombination mit Gesichtsstraffung.

Indikation Ekzessives submentales Fett (Doppelkinn), Cutis laxa, Verlust der Definition des zervikalen Winkels, Verbreiterung des zervikomentalen Winkels, verstärkter Platysmamuskel ggf. betonte platysmale Bänder.

Aufklärung Wundheilungsstörung, Wunddehiszenz, Nervenverletzung (R. marginalis mandibulae nervi facialis), Rezidiv, Hämatom, Nachblutung, Konturdeformität, Asymmetrie.

Operationsschritte (submentales Vorgehen)

Operation in Allgemeinnarkose. Rückenlagerung mit Abpolsterung der Druckpunkte. Steriles Abwaschen und Abdecken des OP-Gebiets. Team-Timeout nach WHO-Checkliste.

Zuwenden submental. Markierung der beabsichtigten Schnittführung als eine 3,5 cm lange, gerade Linie, 1,5 cm dorsal der Submentalfalte. Durchtrennung des Subkutangewebes und Präparation in die Tiefe, sodass das subkutane Fett auf der Platysmaseite bleibt. Subkutane Unterminierung nach kaudal unterhalb der Cartilago cricoidea und lateral bis zur vorderen Grenze des M. sternocleidomastoideus. Anschließend erfolgt die retrograde subkutane Präparation mit Durchtrennung der submentalen Bänder. Freilegung der submentalen Furche. Inzision der Faszie zwischen den medialen Rändern des Platysmamuskels mit der Metzenbaum-Schere und Eröffnung des subplatysmalen Raums. Abpräparation der Muskelkante, die mit einem Zweizinker beiseitegehalten wird. Erweiterung der Präparation lateral über den vorderen Muskelbauch des Digastricusmuskels, wobei die Unterseite des Platysmas verfolgt wird. Das subplatysmale Fett sollte an der tiefen Oberfläche des Halses belassen und nicht mit dem Platysma-Flap mobilisiert werden. Hierbei Darstellung der Glandula submandibularis, die sich unauffällig zeigt. Lokalisierung des vorderen Muskelbauchs des Digastricusmuskels in der Nähe seiner Insertion am Kinn. Fortsetzung der Präparation nach lateral bis zu seinem Ansatz. Gleiches Vorgehen auf die Gegenseite. Die anteriore Oberfläche jedes Digastricusmuskels stellt die laterale Grenze des subplatysmalen Fettpolsters dar. Nach Freilegung der lateralen und kaudalen Ränder des Fettpolsters wird die Ebene, die tangential zu jedem vorderen Bauch des Digastricusmuskels verläuft, festgelegt. Entfernung des Fetts, das sich oberflächlich zu dieser Ebene befindet, unter sicherer Schonung des interdigastrischen Fetts. Entschluss zur Digastricusteilresektion. Fassen des anterioren Muskelbauchs mit einer DeBakey. Longitudinale Resektion einer Muskelstreife mit Elektrokauter, wobei der größte Teil des Muskels in der Nähe des Os hyoideum und der geringste Teil in der Nähe des Kinns entfernt wird. Erneute Beurteilung der Kontur und Wiederholung der Muskelresektion, bis die optimale Kontur erreicht ist. Einlegen und Fixieren einer Redondrainage. Zurücklegen des Platysmas. Durchführen einer Platysmaplastik mit Polyglactin-Einzelknopfnähten der Stärke 2-0 kaudal bis zur Cartilago cricoidea. Inspektion des Befunds. Es zeigt sich eine sehr harmonische Kontur, sodass auf die Resektion

des subkutanen Fetts verzichtet werden kann. Schichtweiser Wundverschluss mittels Poliglecapron-25-Einzelknopfnähten der Stärke 4-0 und der Stärke 5-0 intrakutan fortlaufend. Steriler Verband. Anlegen der Kompressionswäsche.
Verlegung in den Aufwachraum.

Nachbehandlung
Abschwellende Maßnahmen, Drainage drei bis fünf Tage belassen.

Anmerkungen
- *Relevante Anatomie:*
  - Es handelt sich um drei anatomische Ebenen. Die oberflächliche Ebene umfasst das subkutane Fett zwischen Haut und Platysma. Die mittlere Ebene enthält das Platysma und das Fett zwischen den beiden Muskeln in der Medianebene. Die tiefe Ebene umfasst das subplatysmale Fett, die digastrischen Muskeln und die submandibulären Drüsen, wobei das subplatysmale Fett tief zum Platysma und oberflächlich zu den digastrischen Muskeln und submandibulären Drüsen liegt.
  - Merkmale eines jugendlich wirkenden Halses sind ein zervikomentaler Winkel von 105–120°, eine klar definierte untere Mandibularkante und eine sichtbare vordere Grenze des M. sternocleidomastoideus.
- Das submentale Fett muss zwischen den Fingern erfasst werden, während der Patient gebeten wird, den Platysmamuskel zu kontrahieren; rutscht das Fett aus den Fingern, weist dies auf eine subplatysmale Lokalisierung hin.
- Die verbesserte Kontur des Halses muss durch eine Veränderung der tiefen anatomischen Schichten erreicht werden und nicht durch das Straffen der Haut oder des Platysmas.
- Die rein subkutane Liposuktion ist obsolet, berücksichtigt nicht die tiefen Schichten und sollte vermieden werden. Die Lipektomie des tief sitzenden Fetts zwischen den Digastricusmuskeln führt zur Konturdeformitäten *(dug-out neck deformity)* und sollte ebenso vermieden werden. Die Entscheidung, ob eine Lipektomie des subkutanen Fetts erforderlich ist, wird erst nach der Behandlung der tiefen Gewebeschichten getroffen.
- Die submentale Hautinzision sollte als gerade Linie, ca. 1–1,5 cm dorsal der Submentalfalte platziert werden. Dies verhindert sie die Betonung der „Doppelkinn"- und „Hexenkinndeformitäten" und ermöglicht eine einfachere Präparation und Naht im vorderen Halsbereich. In der Regel beträgt die Länge ca. 3,5 cm.
- Die Platysmaplastik sollte nicht mit einer fortlaufenden Naht durchgeführt werden, da es zu einer Faltenbildung, z. B. Bowstringing, Midline-Band, kommen kann.

Literatur
Feldman JJ (1990) Corset platysmaplasty. Plast Reconstr Surg 85(3):333–343
Khan MAA, Ma Y, Dargan D, Kelemen N, Bhatti D, Riaz A, Riaz M (2024) Open Neck Lift: Surgical Technique and A Clinical Classification for Cervical Rejuvenation. Facial Plast Surg
Labbé D, Giot JP (2014) Open neck contouring. Clin Plast Surg 41(1):57–63
Marten T, Elyassnia D (2018) Management of the Platysma in Neck Lift. Clin Plast Surg 45(4):555–570
Marten T, Elyassnia D (2018) Neck Lift: Defining Anatomic Problems and Choosing Appropriate Treatment Strategies. Clin Plast Surg 45(4):455–484
Marten T, Elyassnia D (2018) Short Scar Neck Lift: Neck Lift Using a Submental Incision Only. Clin Plast Surg 45(4):585–600

2.1 Brustchirurgie

2.1.1 Mammaaugmentation mit Silikonimplantaten

Varianten Inframammärer Zugang, periareolärer Zugang, transaxillärer Zugang, endoskopisch assistiert.

Indikation Ästhetische Indikation, Mammahypoplasie.

Aufklärung Asymmetrie, Hämatom, Serom, Wundheilungsstörung, Implantat sichtbar/tastbar, Rippling (Faltenbildung), Wundinfekt, Hängen der Brust mit Notwendigkeit einer Mastopexie, Waterfall-Deformität, Verbreiterung der Areola, Bottoming-out, Double-Bubble-Deformität, Implantatinfekt mit Implantatentfernung und anschließendem Wiederaufbau, Mamillensensibilitätsstörung, Kapselfibrose, Implantatmalposition, Rotation, Ruptur, Silikonom, Breast-Implant-Illness, BIA-ALCL, BIA-SCC, Folgeeingriffe.

Anzeichnung Die Anzeichnung erfolgt im Stehen vor der Narkoseeinleitung: Zuerst werden das Jugulum, die Mittellinie und die Unterbrustfalten angezeichnet. Anschließend erfolgt die Meridiananzeichnung kaudal der Unterbrustfalte an die Thoraxwand reichend. Anschließend Anzeichnung der kranialen Brustgrenzen sowie der beabsichtigten Schnittführung, ca. 5 mm über der Inframammärfalte (Supra-IMF-Vorgehen) zur Schonung der Ligamente und der Faszienstrukturen. Zusammenbringen der Brüste zur Überprüfung der Symmetrie. Fotodokumentation.

Operationsschritte

Operation in Vollnarkose und Rückenlagerung. Armauslagerung beidseits mit Abpolsterung der Druckpunkte und Probeaufsetzen der Patientin. Single-Shot-Antibiose. Steriles Abwaschen und Abdecken des OP-Gebiets. Team-Timeout. Anfrischen der Anzeichnung und Überprüfung der Symmetrie auch im Liegen.

Zuwenden zur rechten Brust. Schnittführung nach der Anzeichnung. Durchtrennung des Subkutangewebes und Präparation bis zur Faszie. Es zeigen sich stabile Faszienverhältnisse. Durchtrennung der Faszie, sodass eine Faszienmanschette (*cuff*) zur Erleichterung des Verschlusses gebildet wird. Oblique Präparation in die Tiefe mit der monopolaren Nadelelektrode. Auffinden des M. pectoralis major. Durchtrennung des Muskels über die darunterliegende Rippe. Stumpfe Abpräparation des Gewebes zur submukulären Taschenbildung. Zuwenden sternal und Absetzen des medialen Muskelansatzes. Digitale Überprüfung der Taschenbreite und Entschluss zur Augmentation mittels 450er nanotexturierter Silikonimplantate. Kontrolle auf Bluttrockenheit, welche gegeben ist. Mechanische Irrigation der Tasche mittels Kochsalzlösung und problemloses Einbringen des Implantats nach vorherigem Handschuhwechsel. Überprüfung der korrekten Lage des Implantats mit Abtasten des dorsalen Stempels. Faszienverschluss mittels Polydioxanon-Einzelknopfnähten der Stärke 2-0. Tiefe, intradermale Einzelknopfnähte mittels Poliglecapron-25 der Stärke 3-0 und oberflächige, fortlaufende Intrakutannaht mittels Poliglecapron-25 der Stärke 4-0. Anschließend Zuwendung links. Hier gleiches Vorgehen mit Taschenpräparation, Irrigation, sorgfältiger Blutstillung, Kontrolle auf Bluttrockenheit und Einbringen eines identischen Rundimplantats.

Aufsetzen der Patientin. Es zeigt sich ein schönes Ergebnis, wobei die vorhandene Asymmetrie nicht zu 100 % ausgeglichen werden konnte. Zurücksetzen des Tischs. Anlage eines sterilen Verbands aus Steri-Strips und eines Stütz-BHs.

Verlegung in den Aufwachraum.

Nachbehandlung

Kompressionswäsche für sechs Wochen, Vermeidung körperlicher Belastung für zwölf Wochen.

Anmerkungen

- *Faustregel:* Immer rund, immer glatt *(always round, always smooth).*
  - Nanotexturierte Implantate werden als glatt klassifiziert.
- Es gibt keine hochgradige Evidenz (Stufen I und II) für
  - anatomische Implantate (zudem Rotationsrisiko 2–4 % in den ersten vier Jahren),
  - texturierte Implantate (zudem ALCL-Risiko),
  - subglanduläre Implantatlage (zudem Risiko für Rippling und Kapselfibrose),
  - die No-Touch-Technik,
  - die Irrigation mit Povidon/antibiotischer Lösung,
  - die Anlage von Drainagen.
- *Kapselfibrose:* Die Ursache bleibt unbekannt. Die Infektionstheorie ist nicht bewiesen. Die glatte Oberfläche stellt nur bei subglandulärer Implantatlage einen Risikofaktor für Kapselfibrose dar. Langfristig zeigt sich, dass die niedrigste Rate an Kapselfibrose bei glatten Implantaten besteht, die submuskulär implantiert werden (10 % in zehn Jahren).
- *Zugang:* Der inframammäre Zugang ist der am häufigsten genutzte und mit den wenigsten Komplikationen verbunden. Der transaxilläre Zugang ist dem periareolären Zugang vorzuziehen. Auch bei geplanter periareolärer Mastopexie sollte die periareoläre Implantation vermieden werden.
  - Das supra-IMF Vorgehen schützt die Ligamente und dient der Bottoming-out-Prophylaxe.
- *Dual-Plane-Präparation:* Eine zu 100 % submuskuläre Implantatlage erfordert auch das Heben des M. serratus und ist nicht indiziert. Die Vorteile einer Dual-Plane-Präparation (II oder III) sind umstritten.
- Bevorzugte Methode der Autoren (evidenzbasiertes Vorgehen): Single-Shot-Antibiose, IMF-Zugang, Supra-IMF-Schnitt (10 mm), kein Mamillenschutz, keine Sizers, immer Rundimplantate, immer glatte/nanotexturierte Implantate, submuskuläre Lage ohne Dual-Plane, Irrigation der Tasche mit Kochsalzlösung, keine Drainagen, IMF-Fixierung nur bei IMF-Versenkung (z. B. schwere tubuläre Deformität mit sehr kurzem Steg).
- Implantate sind Einmalprodukte! Eine Freilegung der Implantate schließt deren Wiederverwendung aus.

Literatur

Cheng F, Cen Y, Liu C, Liu R, Pan C, Dai S (2019) Round versus Anatomical Implants in Primary Cosmetic Breast Augmentation: A Meta-Analysis and Systematic Review. Plast Reconstr Surg 143(3):711–721

Hidalgo DA, Weinstein AL (2017) Intraoperative Comparison of Anatomical versus Round Implants in Breast Augmentation: A Randomized Controlled Trial. Plast Reconstr Surg 139(3):587–596

Spear SL, Murphy DK (2014) Allergan Silicone Breast Implant U.S. Core Clinical Study Group. Natrelle round silicone breast implants: Core Study results at 10 years. Plast Reconstr Surg 133(6):1354–1361

Swanson E (2016) Dual Plane versus Subpectoral Breast Augmentation: Is There a Difference? Plast Reconstr Surg Glob Open 4(12):e1173

Swanson E (2019) The Questionable Role of Antibiotic Irrigation in Breast Augmentation. Plast Reconstr Surg 144(1):249–252

Swanson E (2017) The Supra-Inframammary Fold Approach to Breast Augmentation: Avoiding a Double Bubble. Plast Reconstr Surg Glob Open 5(7):e1411

Swanson E, Swanson E (2017) Breast augmentation. Evidence-Based Cosmetic Breast Surgery 33–74

Torresetti M, Zavalloni Y, Peltristo B, Di Benedetto G (2022) A Shakespearean Dilemma in Breast Augmentation: to Use Drains or not? a Systematic Review: Drains in Breast Augmentation. Aesthetic Plast Surg 46(4):1553–1566

2.1.2 Implantatwechsel

Varianten Ggf. Logenwechsel, ggf. Kapsulotomie/Kapsulektomie (partiell/total), Kombination mit Mastopexie (einzeitiges Vorgehen).

Indikation Ästhetische Indikation (Rippling, Bottoming-out, Double-Bubble), funktionelle Störung, Kapselfibrose (Stadium III und IV nach Baker), Spätserom (V.a. BIA-ALCL, BIA-SCC), V.a. Ruptur/Silikonom.

Aufklärung S. Mammaaugmentation (Abschn. 2.1.1). Zusätzlich: Logenwechsel, Kapsulotomie, partielle/totale Kapsulektomie, Pneumothorax.

Anzeichnung Die Anzeichnung erfolgt im Stehen vor der Narkoseeinleitung: Markierung des Jugulums, der Mittellinie, der Unterbrustfalten, der alten Narben sowie der Meridiane bis zur Thoraxwand kaudal der Unterbrustfalte reichend. Dokumentieren von Asymmetrien. Zusammenbringen der Brüste zur Überprüfung der Symmetrie. Fotodokumentation.

Operationsschritte (Kapselverkalkung mit Spätserom im Z.n. subglandulärer Mammaaugmentation vor acht bis zehn Jahren)

Operation in Vollnarkose und Rückenlagerung. Armauslagerung beidseits mit Abpolsterung der Druckpunkte und Probeaufsetzen der Patientin. Single-Shot-Antibiose. Steriles Abwaschen und Abdecken des OP-Gebiets. Team-Timeout. Anfrischen der Anzeichnung und Überprüfung der Symmetrie auch im Liegen.

Zuwenden zur rechten Brust. Schnittführung über der alten Narbe nach der Anzeichnung. Durchtrennung des Subkutangewebes und Präparation in die Tiefe. Darstellung des gekapselten Implantats. Eröffnung der Faszie. Es zeigt sich ein Serom. Gewinnung von ca. 60 ml Flüssigkeit zur zytologischen Begutachtung. Entfernung des alten Implantats, welches sich intakt zeigt. Fotodokumentation. Die Kapsel zeigt sich verkalkt. Entschluss zur totalen Kapsulektomie. Ventrale Abpräparation der Kapsel mit der monopolaren Nadelelektrode nach Schnitterweiterung. Zuwenden dorsal. Hier Fortführung der Präparation auf die präpektorale Ebene und Entfernung der Kapsel in toto ohne Verletzung der darunterliegenden Strukturen. Fotodokumentation des Resektats und Abgabe zur histologischen Begutachtung. Inspektion des Befunds und Überprüfung der Vollständigkeit der Resektion. Entschluss zum Logenwechsel. Präparation in die Tiefe mit der monopolaren Nadelelektrode und Auffinden des M. pectoralis major. Durchtrennung des Muskels medial über die darunterliegende Rippe. Stumpfe Abpräparation des Gewebes zur submuskulären Taschenbildung. Zuwenden sternal und Absetzen des medialen Muskelansatzes. Digitale Überprüfung der Taschenbreite und Entschluss zur Augmentation mittels 450er nanotexturierter Silikonimplantate. Inspektion der Tasche. Subtile Blutstillung, bis Bluttrockenheit herrscht. Mechanische Irrigation der Tasche mittels Kochsalzlösung und problemloses Einbringen des Implantats nach vorherigem Handschuhwechsel. Überprüfung der korrekten Lage des Implantats mit Abtasten des dorsalen Stempels. Faszienverschluss mittels Polydioxanon-Einzelknopfnähten der Stärke 2-0. Tiefe, intradermale Einzelknopfnähte mittels Poliglecapron-25 der Stärke 3-0 und oberflächige, fortlaufende Intrakutannaht mittels Poliglecapron-25 der Stärke 4-0. Anschließend Zuwendung links. Hier gleiches Vorgehen mit Hautinzision über der alten Narbe, Entfernung des alten Implantats, vollständige Kapsulektomie, Logenwechsel und Einbringen eines identischen Rundimplantats.

Aufsetzen der Patientin. Es zeigt sich ein ästhetisch ansprechendes Ergebnis, wobei die bestehende Asymmetrie nicht vollständig ausgeglichen werden konnte. Zurücksetzen des Tischs. Anlage eines sterilen Verbands aus Steri-Strips und eines Stütz-BHs.

Verlegung in den Aufwachraum.

Nachbehandlung

Kompressionswäsche für sechs Wochen, Vermeidung körperlicher Belastung für zwölf Wochen.

Zytologie, Durchflusszytometrie, Histologie nachfragen.

Anmerkungen

- Faustregeln:
  - Zugang: Bei sekundären Eingriffen immer über die Inframammärfalte.
  - Bei unauffälliger Kapsel: Kapsel erhalten.

- Bei submuskulärer Implantatlage: Submuskulär bleiben.
- Bei auffälliger Kapsel und subglandulärer Implantatlage: Loge wechseln.
- Re-Implantation: Immer rund, immer glatt *(always round, always smooth)*.
- Kapselfibrose:
  - Eine totale Kapsulektomie erhöht das Komplikationsrisiko, bietet jedoch keine Vorteile gegenüber einer Kapsulotomie oder partiellen Kapsulektomie.
  - Indikationen zur totalen Kapsulektomie: Kalzifikation der Kapsel, V.a. Malignität (BIA-ALCL, BIA-SCC).
- Bei V.a. BIA-ALCL: Aspiration von ca. 50 ml Flüssigkeit für Durchflusszytometrie/Zytologie/Immunhistochemie (CD30, CD3, CD4, CD8, ALK) plus Gewebebiopsie, ggf. Bildgebung (Ultraschall/PET-CT).

Literatur

Brody GS Deapen D Taylor CR, et al (2015) Anaplastic large cell lymphoma occurring in women with breast implants: analysis of 173 cases. Plast Reconstr Surg 135:695–705

Santanelli di Pompeo F, Clemens MW, Atlan M, Botti G, Cordeiro PG, De Jong D, Di Napoli A, Hammond D, Haymaker CL, Horwitz SM, Hunt K, Lennox P, Mallucci P, Miranda RN, Munhoz AM, Swanson E, Turner SD, Firmani G, Sorotos M (2022 Oct 13) Practice Recommendation Updates From the World Consensus Conference on BIA-ALCL. Aesthet Surg J 42(11):1262–1278

Swanson E (2017) Complications of Breast Augmentation. In: Evidence-Based Cosmetic Breast Surgery 79–85

Swanson E (2021) Open Capsulotomy for Capsular Contracture after Breast Augmentation: An Alternative Treatment Algorithm. Plast Reconstr Surg 148(4):663e–665e

2.1.3 Augmentationsmastopexie

2.1.3.1 Periareoläre Augmentationsmastopexie

Varianten Kombination mit Brustdrüsentransposition bei tubulärer Brustdeformität.

Indikation Ästhetische Indikation, Mammahypoplasie mit isolierter Mamillen-Areolen-Komplex-(MAK-)Ptosis (also keine glanduläre Ptosis) und ohne ausgeprägten vertikalen Überschuss, tubuläre Brustdeformität.

Aufklärung S. Mammaaugmentation (Abschn. 2.1.1). Zusätzlich: Misserfolg (Re-Ptosis), Revisionseingriff, Brustabflachung, Mamillennekrose.

Anzeichnung Die Anzeichnung erfolgt im Stehen vor der Narkoseeinleitung: Markierung des Jugulums, der Mittelinie, der Inframammärfalten, des Supra-IMF-Schnitts (ca. 10 mm über der IMF) und der Meridiane bis zur Thoraxwand kaudal der Unterbrustfalte reichend. Markierung der erwünschten Neuposition des MAK-Komplexes nach dem 50–50-Prinzip bei einem Jugulum-Mamillen-Abstand von etwa 20 cm auf dem Brustmeridian. Dokumentieren von Asymmetrien. Zusammenbringen der Brüste zur Überprüfung der Symmetrie. Fotodokumentation.

Operationsschritte (Augmentation mit anschließender periareolärer Mastopexie)

Operation in Vollnarkose und Rückenlagerung. Armanlagerung beidseits mit Abpolsterung der Druckpunkte und Probeaufsetzen der Patientin. Single-Shot-Antibiose. Steriles Abwaschen und Abdecken des OP-Gebiets. Team-Timeout. Anfrischen der Anzeichnung und Überprüfung der Symmetrie auch im Liegen.

Zuwenden zur rechten Brust. Schnittführung nach der Anzeichnung. Durchtrennung des Subkutangewebes und Präparation bis zur Faszie. Es zeigen sich stabile Faszienverhältnisse. Durchtrennung der Faszie, sodass eine Faszienmanschette *(cuff)* zur Erleichterung des Verschlusses gebildet wird. Oblique Präparation in die Tiefe mit der monopolaren Nadelelektrode. Auffinden des M. pectoralis major. Durchtrennung des Muskels über die darunterliegende Rippe. Stumpfe Abpräparation des Gewebes zur submuskulären Taschenbildung. Zuwenden sternal und Absetzen des medialen Muskelansatzes. Digitale Überprüfung der Taschenbreite und Entschluss zur Augmentation mittels 450er nanotexturierter Silikonimplantate. Kontrolle auf Bluttrockenheit, welche gegeben ist. Mechanische Irrigation der Tasche mittels Kochsalzlösung und problemloses Einbringen des Implantats nach vorherigem Handschuhwechsel. Überprüfung der korrekten Lage des Implantats mit Abtasten des dorsalen Stempels. Faszienverschluss mittels Polydioxanon-Einzelknopfnähten der Stärke 2-0.

Anschließend Zuwendung links. Hier gleiches Vorgehen mit Taschenpräparation, Irrigation, sorgfältiger Blutstillung, Kontrolle auf Bluttrockenheit, Einbringen eines identischen Rundimplantats und Faszienverschluss.

Aufsetzen der Patientin. Bei ausgeprägter MAK-Ptosis Entschluss zur periareolären Mastopexie mit einer Tabaksbeutelnaht nach Hammond (Interlockingmethode).

Zuwenden zur rechten Areola. Bestimmung der neuen Position der Mamille nach dem 50–50-Prinzip im Sinne eines patientenspezifischen Tailor-Tacking-Vorgehens. Die neue Position liegt am Brustmeridian und entspricht der Position der ursprünglichen Anzeichnung. Markierung und Setzung der inneren Areolainzision unter maximaler Spannung mithilfe eines 38er-Mamillenrings. Bestimmung der äußeren Areolainzision durch Fassen des Hautüberschusses mit einer Pinzette. Provisorische zirkuläre Fixierung dieses Überschusses mittels Klammernähten, sodass in allen Richtungen eine gleichmäßige Straffung ohne Dellen entsteht.

Markierung um die Klammernähte herum und Anzeichnung von acht gleichmäßig verteilten Linien, welche die innere und äußere Areolainzision kreuzen. Entfernung der Klammernähte und Ergänzung des Inzisionsmusters, das die äußere periareoläre Markierung definiert. Hautinzision und Deepithelisierung der dazwischenliegenden Haut. Zirkuläre Durchtrennung der Dermis etwa 5 mm proximal der äußeren periareolären Inzision zur Schaffung einer stabilen dermalen Basis für die Platzierung einer Gore-Tex-Naht. Unterminierung des Brustlappens zirkulär bis zu 1–2 cm unter der Dermis zur gleichmäßigen Straffung durch die Tabaksbeutelnaht ohne Gewebebündelung. Führung einer CV3-Gore-Tex-Naht ab dem medialen Punkt des Defekts (3 Uhr). Wechselnde Führung des Fadens (tief-oberflächlich) durch die dermale Basis und oberflächlich durch die Areola. Straffung der Naht auf einen MAK-Durchmesser von ca. 38 mm zur gleichmäßigen Zusammenziehung der inneren und äußeren Inzisionen. Versenken des Knotens bei 3 Uhr unter dem medialen Hautlappen zur Vermeidung von postoperativen Erosionen. Anschließend schichtweiser Wundverschluss sowohl periareolär als auch horizontal (Augmentationsschnitt). Tiefe, intradermale Einzelknopfnähte mittels Poliglecapron-25 der Stärke 3-0 und oberflächige, fortlaufende Intrakutannaht mittels Poliglecapron-25 der Stärke 4-0. Zuwenden links. Hier gleiches Vorgehen mit Bestimmung der Neuposition der Brustwarze, provisorischer Fixierung mit Klammernähten, Markierung der überschüssigen Haut, Deepithelisierung, Tabaksbeutelnaht mit Versenken des Knotens bei 9 Uhr und schichtweisem Wundverschluss.

Erneutes Aufsetzen der Patientin. Es zeigt sich ein ästhetisch ansprechendes Ergebnis mit einem sehr gutem MAK-Straffungseffekt. Zurücksetzen des Tischs. Anlage eines sterilen Verbands aus Steri-Strips und eines Stütz-BHs.

Verlegung in den Aufwachraum.

Nachbehandlung
Augmentationsschema: Kompressionswäsche für sechs Wochen, Vermeidung körperlicher Belastung für zwölf Wochen.

Anmerkungen
- *Augmentation:* Faustregeln beachten (Abschn. 2.1.1).
- *Indikation:*
  - Die periareoläre Mastopexie ist eine Areolaplastik und sollte nicht bei Fällen mit glandulärer Ptosis angewendet werden.
  - Eine MAK-Ptosis erfordert eine Mastopexie. Der Ansatz, eine Ptosis durch größere Implantate, Dual-Plane-Präparation oder eine Versenkung der Inframammärfalte zu korrigieren, ist inkorrekt.
- *Zugang:* Das Konzept der periareolären Single-Inzision für Augmentation und Mastopexie ist mit einem erhöhten Risiko für Komplikationen verbunden. Eine periareoläre Implantatlage führt zu einer höheren Rate an Infektionen und Mamillensensibilitätsstörungen (20 % im Vergleich zu 3 % beim IMF-Zugang).
- *Durchführung:*
  - Mit der Tabaksbeutelnaht können bis zu 6 cm MAK-Ptosis korrigiert werden. Bei großen Korrekturen kann jedoch eine Abflachung der Brust auftreten.
  - Bei präoperativ nach innen gezogenen Brustwarzen wird die Positionierung der Mamille nach dem 50–50-Prinzip und nicht anhand des Meridians vorgenommen.
  - Die Blutversorgung des Mamillen-Areolen-Komplexes wird durch eine vollschichtige periareoläre Hautresektion nicht beeinträchtigt.

Literatur
Hammond DC, Khuthaila DK, Kim J (2007) The interlocking Gore-Tex suture for control of areolar diameter and shape. Plast Reconstr Surg 119(3):804–809

Mu D, Luan J, Xin M, Guo X (2016) Full-thickness periareolar skin resection in mastopexy. J Plast Reconstr Aesthet Surg 69(5):725–727

Swanson E (2019) Periareolar Augmentation/Mastopexy: How Does it Measure Up? Aesthet Surg J 39(11):NP452-NP454

Swanson E (2022) The Limitations of Periareolar Mammaplasty. Plast Reconstr Surg Glob Open 10(1):e4068

2.1.3.2 Invertierte T-Schnitt-Skin-only-Augmentationsmastopexie

Indikation Ästhetische Indikation, Mammahypoplasie mit Deflation des Hautmantels, Mamillen-Areolen-Komplex-Ptosis und ausgeprägtem vertikalen Überschuss.

Aufklärung S. Mammaaugmentation (Abschn. 2.1.1), s. periareoläre Augmentationsmastopexie (Abschn. 2.1.3.1). Zusätzlich: Misserfolg (Re-Ptosis mit Notwendigkeit einer Re-Straffung, ca. 10 %), Wundheilungsstörung (v. a. bei Nikotinabusus).

Anzeichnung Die Anzeichnung erfolgt im Stehen vor der Narkoseeinleitung: Messung des Jugulum-Mamillen-Abstands mit dem Maßband sowie der Haut-Unterhaut-Dicke mittels Pinch-Test. Markierung des Jugulums, der Mittelinie, der Inframammärfalten, des Supra-IMF-Schnitts (ca. 10 mm über der IMF) und der Meridiane bis zur Thoraxwand kaudal der Unterbrustfalte reichend. Bestimmung der neuen Mamillenstelle auf dem Brustmeridian bei JMA = 21 cm, beidseits. Die Areolaaussparung wird wie eine Kuppel angezeichnet. Verschiebung der hängenden Brust nach lateral und medial zur Bestimmung der vertikalen Resektionsgrenzen des überschüssigen Gewebes (Pinch-Manöver), sodass sich beide Schenkel ca. 2 cm über die aktuelle Unterbrustfalte vereinigen. Zusammenbringen der Brüste zur Überprüfung der Symmetrie. Fotodokumentation.

Operationsschritte (Augmentation mit anschließender periareolärer Mastopexie)

Operation in Vollnarkose und Rückenlagerung. Armanlagerung beidseits mit Abpolsterung der Druckpunkte und Probeaufsetzen der Patientin. Single-Shot-Antibiose. Steriles Abwaschen und Abdecken des OP-Gebiets. Team-Timeout. Anfrischen der Anzeichnung und Überprüfung der Symmetrie auch im Liegen.

Zuwenden zur rechten Brust. Schnittführung nach der Anzeichnung. Durchtrennung des Subkutangewebes und Präparation bis zur Faszie. Es zeigen sich stabile Faszienverhältnisse. Durchtrennung der Faszie, sodass eine Faszienmanschette (*cuff*) zur Erleichterung des Verschlusses gebildet wird. Oblique Präparation in die Tiefe mit der monopolaren Nadelelektrode. Auffinden des M. pectoralis major. Durchtrennung des Muskels über die darunterliegende Rippe. Stumpfe Abpräparation des Gewebes zur submuskulären Taschenbildung. Zuwenden sternal und Absetzen des medialen Muskelansatzes. Digitale Überprüfung der Taschenbreite und Entschluss zur Augmentation mittels 450er nanotexturierter Silikonimplantate. Kontrolle auf Bluttrockenheit, welche gegeben ist. Mechanische Irrigation der Tasche mittels Kochsalzlösung und problemloses Einbringen des Implantats nach vorherigem Handschuhwechsel. Überprüfung der korrekten Lage des Implantats mit Abtasten des dorsalen Stempels. Faszienverschluss mittels Polydioxanon-Einzelknopfnähten der Stärke 2-0. Anschließend Zuwendung links. Hier gleiches Vorgehen mit Taschenpräparation, Irrigation, sorgfältiger Blutstillung, Kontrolle auf Bluttrockenheit, Einbringen eines identischen Rundimplantats und Faszienverschluss.

Aufsetzen der Patientin und Zuwenden rechts. Im Sitzen wird das vorher angezeichnete Resektionsmuster überprüft und genauer bestimmt. Dies erfolgt mittels Backhausklemmen und Klammernähten in der vertikalen und horizontalen Richtung zur Vermeidung von Dog-Ears. Entfernung der Klammernähte und Nachzeichnen des Resektionsmusters mit dem Stift. Hautinzision über der Anzeichnung. Durchtrennung der Dermis. Anlage von vier subkutanen Polydioxanonnähten der Stärke 3-0. Zuwenden links. Hier gleiches Vorgehen.

Aufsetzen der Patientin. Bei ausgeprägter MAK-Ptosis Entschluss zur periareolären Mastopexie mit einer Tabaksbeutelnaht nach Hammond (Interlockingmethode). Zuwenden zur rechten Areola. Bestimmung der neuen Position der Mamille nach dem 50–50-Prinzip im Sinne eines patientenspezifischen Tailor-Tacking-Vorgehens. Die neue Position liegt am Brustmeridian und entspricht der Position der ursprünglichen Anzeichnung. Markierung und Setzung der inneren Areolainzision unter maximaler Spannung mithilfe eines 38er-Mamillenrings. Bestimmung der äußeren Areolainzision durch Fassen des Hautüberschusses mit einer Pinzette. Provisorische zirkuläre Fixierung dieses Überschusses mittels Klammernähten, sodass in allen Richtungen eine gleichmäßige Straffung ohne Dellen entsteht.

Markierung um die Klammernähte herum und Anzeichnung von acht gleichmäßig verteilten Linien, welche die innere und äußere Areolainzision kreuzen. Entfernung der Klammernähte und Ergänzung des Inzisionsmusters, das die äußere periareoläre Markierung definiert. Hautinzision und Deepithelisierung der dazwischenliegenden Haut. Zirkuläre

Durchtrennung der Dermis etwa 5 mm proximal der äußeren periareolären Inzision zur Schaffung einer stabilen dermalen Basis für die Platzierung einer Gore-Tex-Naht. Unterminierung des Brustlappens zirkulär bis zu 1–2 cm unter der Dermis zur gleichmäßigen Straffung durch die Tabaksbeutelnaht ohne Gewebebündelung. Führung einer CV3-Gore-Tex-Naht ab dem medialen Punkt des Defekts (3 Uhr). Wechselnde Führung des Fadens (tief-oberflächlich) durch die dermale Basis und oberflächlich durch die Areola. Straffung der Naht auf einen MAK-Durchmesser von ca. 38 mm zur gleichmäßigen Zusammenziehung der inneren und äußeren Inzisionen. Versenken des Knotens bei 3 Uhr unter dem medialen Hautlappen zur Vermeidung von postoperativen Erosionen. Anschließend schichtweiser Wundverschluss periareolär vertikal und horizontal (Augmentationsschnitt). Tiefe, intradermale Einzelknopfnähte mittels Poliglecapron-25 der Stärke 3-0 und oberflächige, fortlaufende Intrakutannaht mittels Poliglecapron-25 der Stärke 4-0. Zuwenden links. Hier gleiches Vorgehen mit Bestimmung der Neuposition der Brustwarze, provisorischer Fixierung mit Klammernähten, Markierung der überschüssigen Haut, Deepithelisierung, Tabaksbeutelnaht mit Versenken des Knotens bei 9 Uhr und schichtweisem Wundverschluss.

Erneutes Aufsetzen der Patientin. Es zeigt sich ein ästhetisch ansprechendes Ergebnis mit sehr gutem Straffungseffekt. Zurücksetzen des Tischs. Anlage eines sterilen Verbands aus Steri-Strips und eines Stütz-BHs.

Verlegung in den Aufwachraum.

Nachbehandlung
Augmentationsschema: Kompressionswäsche für sechs Wochen, Vermeidung körperlicher Belastung für zwölf Wochen.

Anmerkungen
- *Augmentation:* Faustregeln beachten (Abschn. 1.2.1.1).
- *Indikation:* Die Skin-only-Mastopexie ist eine Hautplastik und sollte nicht bei großen Brüsten mit glandulärer Ptosis angewendet werden.
- *Durchführung:*
  - Ein bestimmter Stiel besteht nicht. Alle mamillenversorgenden Gefäße werden erhalten.
  - Die Areola kann auch direkt vor der Festlegung des vertikalen Resektionsmusters bei der aufgesetzten Patientin umschnitten werden.

Literatur
Artz JD, Tessler O, Clark S, Patel S, Torabi R, Moses M (2019) Can It Be Safe and Aesthetic? An Eight-year Retrospective Review of Mastopexy with Concurrent Breast Augmentation. Plast Reconstr Surg Glob Open 7(6):e2272
Castello MF, Silvestri A, Nicoli F, Dashti T, Han S, Grassetti L, Torresetti M, Perdanasari AT, Zhang YX, Di Benedetto G, Lazzeri D (2014) Augmentation mammoplasty/mastopexy: lessons learned from 107 aesthetic cases. Aesthetic Plast Surg 38(5):896–907
Eisenberg T (2012) Simultaneous augmentation mastopexy: a technique for maximum en bloc skin resection using the inverted-T pattern regardless of implant size, asymmetry, or ptosis. Aesthetic Plast Surg 36(2):349–354

2.1.3.3 Vertikale (invertierte T-Schnitt-)Augmentationsmastopexie
Varianten Zweizeitiges Verfahren, Plus-Minus-Variante (Brustverkleinerung und gleichzeitige Mammaaugmentation mit Silikonimplantaten).

Indikation Ästhetische Indikation (Patientenwunsch: mehr Fülle im oberen Brustpol), Mammahypoplasie mit (glandulärer) Ptosis.

Aufklärung S. Mammaaugmentation (Abschn. 2.1.1), s. periareoläre Augmentationsmastopexie (Abschn. 2.1.3.1), s. Mastopexie (Abschn. 2.1.4.1). Zusätzlich: Misserfolg (Re-Ptosis mit Notwendigkeit einer Re-Straffung, ca. 5 %), Wundheilungsstörung (v. a. bei Nikotinabusus).

Anzeichnung Die Anzeichnung erfolgt im Stehen vor der Narkoseeinleitung: Messung des Jugulum-Mamillen-Abstands mit dem Maßband sowie der Haut-Unterhaut-Dicke mittels Pinch-Test. Markierung des Jugulums, der Mittelinie, der Inframammärfalten, des Supra-IMF-Schnitts (ca. 10 mm über der IMF) und der Meridiane bis zur Thoraxwand kaudal der Unterbrustfalte reichend. Bestimmung der neuen Mamillenstelle auf dem Brustmeridian bei JMA = 21 cm, beidseits. Die

Areolaaussparung wird wie eine Kuppel angezeichnet. Anschließend Anzeichnung des Verlaufs des dominanten Gefäßes des superomedialen Stiels. Markierung eines etwa 12 cm breiten Lappens mit einem Längen-Breiten-Verhältnis von 1,5:1, der auf das Gefäß zentriert wird. Verschiebung der hängenden Brust nach lateral und medial zur Bestimmung der vertikalen Resektionsgrenzen des überschüssigen Gewebes, sodass sich beide Schenkel etwa 5 cm oberhalb der aktuellen Inframammärfalte vereinigen. Zusammenbringen der Brüste zur Überprüfung der Symmetrie. Fotodokumentation.

Operationsschritte (Augmentation, T-Schnitt-Mastopexie, superomedialer Stiel)
Operation in Vollnarkose und Rückenlagerung. Armanlagerung beidseits mit Abpolsterung der Druckpunkte und Probeaufsetzen der Patientin. Single-Shot-Antibiose. Steriles Abwaschen und Abdecken des OP-Gebiets. Team-Timeout. Anfrischen der Anzeichnung und Überprüfung der Symmetrie auch im Liegen.

Zuwenden zur rechten Brust. Schnittführung nach der Anzeichnung. Durchtrennung des Subkutangewebes und Präparation bis zur Faszie. Es zeigen sich stabile Faszienverhältnisse. Durchtrennung der Faszie, sodass eine Faszienmanschette (*cuff*) zur Erleichterung des Verschlusses gebildet wird. Schräge Präparation in die Tiefe mit der monopolaren Nadelelektrode. Auffinden des M. pectoralis major. Durchtrennung des Muskels über die darunterliegende Rippe. Stumpfe Abpräparation des Gewebes zur submuskulären Taschenbildung. Zuwenden sternal und Absetzen des medialen Muskelansatzes. Digitale Überprüfung der Taschenbreite und Entschluss zur Augmentation mittels 450er nanotexturierter Silikonimplantate. Kontrolle auf Bluttrockenheit, welche gegeben ist. Mechanische Irrigation der Tasche mittels Kochsalzlösung und problemloses Einbringen des Implantats nach vorherigem Handschuhwechsel. Überprüfung der korrekten Lage des Implantats mit Abtasten des dorsalen Stempels. Faszienverschluss mittels Polydioxanon-Einzelknopfnähten der Stärke 2-0. Anschließend Zuwendung links. Hier gleiches Vorgehen mit Taschenpräparation, Irrigation, sorgfältiger Blutstillung, Kontrolle auf Bluttrockenheit, Einbringen eines identischen Rundimplantats und Faszienverschluss.

Anschließend erfolgt die Mastopexie. Zuwenden zur rechten Brust. Nachzeichnen des Resektionsmusters und des superomedialen Stiels. Der Stiel hat eine Breite von ca. 12 cm und ist auf den dritten superfiziellen Ast der A. mammaria interna zentriert, welche das dominante Gefäß darstellt. Die laterale Grenze des Stiels liegt direkt lateral des Brustmeridians, sodass der zweite superfizielle Ast der A. mammaria interna auch miteingeschlossen wird. Umschneiden der Mamille mit dem 38er-Mamillenring unter Schonung des subdermalen Gefäßplexus. Einschneiden und Deepithelisierung des Stiels mit dem Skalpell gemäß der Anzeichnung. Anschließend erfolgt die C-förmige Haut-, Unterhaut- und Brustdrüsen-en-bloc-Resektion: Von kranial beginnend, wird die Präparation lateral und anschließend kaudal fortgesetzt, bis die Faszie des Musculus pectoralis major durchscheint, jedoch nicht gänzlich frei liegt. Es wird darauf geachtet, dass retromammillär nicht präpariert wird, um die Durchblutung und die Sensibilität des Mamillen-Areola-Komplexes zu sichern. Fortsetzung der Resektion laterokaudal, sodass ein ca. 2 cm dicker Hautlappen verbleibt. Wägung des Resektats und Abgabe zur histologischen Begutachtung. Zuwenden zur linken Brust. Hier gleiches Vorgehen mit Mamillenumschneidung, Deepithelisierung und Geweberesektion in der gleichen Art und Weise.

Aufklappen des OP-Tischs auf die Sitzposition. Überprüfung der Symmetrie sowohl inspektorisch als auch palpatorisch. Spülung beider Seiten mittels Kochsalzlösung. Subtile Blutstillung bis Bluttrockenheit herrscht. Erneutes Zuwenden rechts. Die angezeichnete Areolaaussparung wird an ihrem untersten Punkt zusammengenäht. Der Stiel wird um 90° nach oben gedreht und so positioniert, dass der MAK in der Aussparung zu liegen kommt. Spannungsfreier Verschluss des Subkutangewebes des medialen und lateralen Kissens mittels tiefgreifenden Polydioxanon-Einzelknopfnähten der Stärke 3-0. Es zeigt sich eine symmetrische Brustform im Liegen mit vertikalem Gewebeüberschuss kranial und kaudal, im Sinne von Dog-Ears, die sich nicht regulieren lassen. Entschluss zur Dog-Ear-Resektion kaudal. Hierzu wird ein horizontaler ca. 5 cm langer Schnitt verwendet. Zuwenden zur Areola. Schichtweises Annähen der Mamille nach vorheriger Überprüfung der neuen Position nach dem 50–50-Prinzip, sodass die Brustwarze ohne Kompromittierung der Durchblutung am Brustmeridian bei JMA = 21 cm positioniert wird. Gleiches Vorgehen auf der Gegenseite.

Zurücksetzen des Tischs und Komplettierung des schichtweisen Wundverschlusses vertikal, horizontal und periareolär, mit tiefen, intradermalen Poliglecapron-25-Einzelknopfnähten der Stärke 3-0 und oberflächiger, fortlaufenden Poliglecaprone-25-Intrakutannaht der Stärke 4-0. Erneutes Aufsetzen der Patientin. Es zeigt sich ein ästhetisch ansprechendes Ergebnis mit sehr gutem Straffungseffekt, wobei die bestehende Asymmetrie nicht vollständig ausgeglichen werden konnte. Zurücksetzen des Tischs. Anlage eines sterilen Verbands aus Steri-Strips und eines Stütz-BHs.

Verlegung in den Aufwachraum.

Nachbehandlung
Augmentationsschema: Kompressionswäsche für sechs Wochen, Vermeidung körperlicher Belastung für zwölf Wochen.

Anmerkungen

- *Augmentation:* Faustregeln beachten (Abschn. 2.1.1).
- *Mastopexie:* Faustregeln beachte (Abschn. 2.1.4.1).
- Der Kombinationseingriff weist eine vergleichbare Komplikationsrate wie das zweizeitige Verfahren auf, bietet jedoch wichtige Vorteile für die Patientin wie reduzierte Kosten und geringeren Ausfall.
- Es ist nicht erforderlich, eine separate Inzision zur Platzierung des Implantats während des Kombinationseingriffs vorzunehmen oder das Implantat so zu positionieren, dass kein direkter Kontakt mit dem Brustdrüsengewebe besteht.

Literatur

Khavanin N, Jordan SW, Rambachan A, Kim JYS (2014) A systematic review of single-stage augmentation-mastopexy. Plast Reconstr Surg 134(5):922–931

Layt CWL (2021) Augmentation Mastopexy: Planning and Performance for Predictability: Management of Complications. Clin Plast Surg 48(1):45–57

Swanson E. (2020) A Comparison of 28 Published Augmentation/Mastopexy Techniques Using Photographic Measurements. Plast Reconstr Surg Glob Open 8(9):e3092

Swanson E (2016) All Seasons Vertical Augmentation Mastopexy: A Simple Algorithm, Clinical Experience, and Patient-reported Outcomes. Plast Reconstr Surg Glob Open 4(12):e1170

Swanson E (2023) Incision and Capsular Contracture Risk: Is There a Relationship in Breast Augmentation and Augmentation/Mastopexy? Ann Plast Surg 90(4):389–391

2.1.4 Mastopexie/Mammareduktion

2.1.4.1 Mastopexie/Mammareduktion mit Stielung

Varianten *Nach Stiel:* medial, superomedial, lateral, kranial, kaudal. *Nach Drüsenresektionsmuster:* vertikal/nichtvertikal (z. B. Wise-Pattern). *Nach Hautresektionsmuster:* zirkumvertikal, zirkumvertikal mit kurzem horizontalem Schnitt (*short horizontal scar method*), Ankerschnitt (zirkumvertikal mit Wise-Pattern-Hautschnitt).

Indikation Sowohl ästhetische als auch funktionelle (z. B. Rückenschmerzen) Indikation, Mammahyperplasie mit (glandulärer) Ptosis, Gigantomastie.

Aufklärung Asymmetrie, Hämatom, Serom, Wundheilungsstörung (v. a. bei Nikotinabusus), Nachlassen des Straffungseffekts mit Notwendigkeit einer Re-OP, Bottoming-out, fehlende Fülle am Oberpol, Sensibilitätsstörung, Mamillensensibilitätsverlust (ca. 10 %), Mamillennekrose, Beeinträchtigung der Stillfähigkeit, Folgeeingriffe, Persistenz der Rückenbeschwerden.

Anzeichnung Die Anzeichnung erfolgt im Stehen vor der Narkoseeinleitung: Messung des Jugulum-Mamillen-Abstands mit dem Maßband. Markierung des Jugulums, der Mittelinie, der Inframammärfalten und der Meridiane bis zur Thoraxwand kaudal der Unterbrustfalte reichend. Bestimmung der neuen Mamillenstelle auf dem Brustmeridian bei JMA = 21 cm, beidseits. Die Areolaaussparung wird wie eine Kuppel angezeichnet. Anschließend Anzeichnung des Verlaufs des dominanten Gefäßes des superomedialen Stiels. Markierung eines etwa 12 cm breiten Lappens mit einem Längen-Breiten-Verhältnis von 1,5:1, der auf das Gefäß zentriert wird. Verschiebung der hängenden Brust nach lateral und medial zur Bestimmung der vertikalen Resektionsgrenzen des überschüssigen Gewebes, sodass sich beide Schenkel etwa 7 cm oberhalb der aktuellen Inframammärfalte vereinigen. Zusammenbringen der Brüste zur Überprüfung der Symmetrie. Fotodokumentation.

Operationsschritte (vertikale Drüsenresektion mit Dog-Ear-Resektion [kurzer horizontaler Schnitt], superomedialer Stiel)

Operation in Vollnarkose und Rückenlagerung. Armanlagerung beidseits mit Abpolsterung der Druckpunkte und Probeaufsetzen der Patientin. Single-Shot-Antibiose. Steriles Abwaschen und Abdecken des OP-Gebiets. Team-Timeout. Anfrischen der Anzeichnung und Überprüfung der Symmetrie auch im Liegen.

Zuwenden zur rechten Brust. Nachzeichnen des Resektionsmusters und des superomedialen Stiels. Der Stiel hat eine Breite von ca. 12 cm und ist auf den dritten superfiziellen Ast der A. mammaria interna zentriert, welche das dominante Gefäß darstellt. Die laterale Grenze des Stiels liegt direkt lateral des Brustmeridians, sodass der zweite superfizielle Ast der A. mammaria interna auch miteingeschlossen wird. Umschneiden der Mamille mit dem 38er-Mamillenring unter Schonung des subdermalen Gefäßplexus. Einschneiden und Deepithelisierung des Stiels mit dem Skalpell gemäß der Anzeichnung. Anschließend erfolgt die C-förmige Haut-, Unterhaut- und Brustdrüsen-en-bloc-Resektion: Von kranial beginnend, wird die Präparation lateral und anschließend kaudal fortgesetzt, bis die Faszie des Musculus pectoralis major durchscheint, jedoch nicht gänzlich frei liegt. Es wird darauf geachtet, dass retromamillär nicht präpariert wird, um die Durchblutung und die Sensibilität des Mamillen-Areola-Komplexes zu sichern. Fortsetzung der Resektion laterokaudal, sodass ein ca. 2 cm dicker Hautlappen verbleibt. Wägung des Resektats und Abgabe zur histologischen Begutachtung. Zuwenden zur linken Brust. Hier gleiches Vorgehen mit Mamillenumschneidung, Deepithelisierung und Gewebersektion in der gleichen Art und Weise.

Aufklappen des OP-Tischs auf die Sitzposition. Überprüfung der Symmetrie sowohl inspektorisch als auch palpatorisch. Spülung beider Seiten mittels Kochsalzlösung. Subtile Blutstillung bis Bluttrockenheit herrscht. Erneutes Zuwenden rechts. Die angezeichnete Areolaaussparung wird an ihrem untersten Punkt zusammengenäht. Der Stiel wird um 90° nach oben gedreht und so positioniert, dass der MAK in der Aussparung zu liegen kommt. Spanungsfreier Verschluss des Subkutangewebes des medialen und lateralen Kissens mittels tiefgreifenden Polydioxanon-Einzelknopfnähten der Stärke 3-0. Die neue Unterbrustfalte liegt 3 cm kranial der alten. Es zeigt sich eine symmetrische Brustform im Liegen mit vertikalem Gewebeüberschuss kranial und kaudal im Sinne von Dog-Ears, die sich nicht regulieren lassen. Entschluss zur Dog-Ear-Resektion kaudal. Hierzu wird ein horizontaler, ca. 4 cm langer Schnitt verwendet. Zuwenden zur Areola. Schichtweises Annähen der Mamille nach vorheriger Überprüfung der neuen Position nach dem 50–50-Prinzip, sodass die Brustwarze ohne Kompromittierung der Durchblutung am Brustmeridian bei JMA = 21 cm positioniert wird. Gleiches Vorgehen auf der Gegenseite.

Zurücksetzen des Tischs und Komplettierung des schichtweisen Wundverschlusses vertikal, horizontal und periareolär, mit tiefen, intradermalen Poliglecapron-25-Einzelknopfnähten der Stärke 3-0 und oberflächiger, fortlaufender Poliglecapron-25-Intrakutannaht der Stärke 4-0. Erneutes Aufsetzen der Patientin. Es zeigt sich ein ästhetisch ansprechendes Ergebnis mit sehr gutem Straffungseffekt, wobei die bestehende Asymmetrie nicht vollständig ausgeglichen werden konnte. Zurücksetzen des Tischs. Anlage eines sterilen Verbands aus Steri-Strips und eines Stütz-BHs.

Verlegung in den Aufwachraum.

Nachbehandlung
Tragen eines Sport-BHs für vier Wochen.

Anmerkungen
- *Faustregeln:*
  - Mastopexie und Mammareduktion sind technisch genau das gleiche Verfahren, doch die Begriffe werden in der Literatur oft missverständlich oder austauschbar verwendet. Eine klare Unterscheidung besteht jedoch: Ein Resektionsgewicht von 300 g oder mehr aus mindestens einer Brust definiert eine Reduktion, während bei geringeren Resektionsmengen von einer Mastopexie gesprochen wird.
  - Die Bezeichnung „vertikal" bezieht sich auf das Resektionsmuster der Drüse, nicht auf das der Haut. Eine vertikale (Augmentations-)Mastopexie kann jedoch häufig einen kleinen, horizontalen Schnitt zur Entfernung von Dog-Ears (invertierter T-Schnitt) erfordern.
  - Die vertikalen Methoden sind den nichtvertikalen überlegen. Das Wise-Pattern-Vorgehen ist obsolet.
- Der Mythos, dass ein „innerer BH" die Brustprojektion und Fülle im oberen Brustpol steigert, ist nicht evidenzbasiert und rechtfertigt seinen Einsatz nicht. Für „oben voller" MUSS ein Implantat verwendet werden.
- Die Wirksamkeit aller Straffungsmethoden sollte durch objektive Messungen und nach einem Zeitraum von mindestens zwölf Monaten bewertet werden.
- Die Mammareduktion ist mit einer 3,5-fach höheren Wahrscheinlichkeit für eine eingeschränkte Stillfähigkeit verbunden, wobei die Stillrate insgesamt bei 62 % liegt.
- Die Verwendung von Drainagen ist nicht durch ausreichende Evidenz gestützt.

Literatur

Dušková A, Měšťák O, Molitor M (2024) No drains in reduction mammaplasty – a systematic review. Acta Chir Plast 66(1):6–9

Koussayer B, Taylor J, Warner J, Alkaelani MT, Blount T, Wainwright D, Threet A, Le NK, Whalen K, Coughlin E, Mhaskar R, Kuykendall L (2024) Breastfeeding Ability After Breast Reductions: What does the Literature Tell us in 2023? Aesthetic Plast Surg 48(6):1142–1155

Li Z, Qian B, Wang Z, Liu J, Wang B, Guo K, Sun J (2021) Vertical Scar Versus Inverted-T Scar Reduction Mammaplasty: A Meta-Analysis and Systematic Review. Aesthetic Plast Surg 45(4):1385–1396

Rodgers A, Berry H, O'Brien R, Davis JM (2022) A Comparison of Complication Rates in Wise Pattern Versus Vertical Breast Reduction. Ann Plast Surg 88(5 Suppl 5):S. 498–S. 500

Swanson E (2011) A retrospective photometric study of 82 published reports of mastopexy and breast reduction. Plast Reconstr Surg 128(6):1282–1301

2.1.4.2 Mammareduktion mit freier Mamillentransplantation

Varianten *Nach Stiel:* medial, superomedial, lateral, kranial, kaudal, kombiniert. *Nach Drüsenresektionsmuster:* vertikal/nichtvertikal (z. B. Wise-Pattern). *Nach Hautresektionsmuster:* No-vertical-Scar (z. B. nach Thorek, Modifikation mit dermoglandulärem kaudalen Lappen), T-Schnitt, Ankerschnitt.

Indikation Sowohl ästhetische als auch funktionelle (z. B. Rückenschmerzen) Indikation, Gigantomastie mit JMA >40 cm/Resektat >1000 g. CAVE: Die Indikation sollte sehr vorsichtig gestellt werden. Die Studienlage zeigt, dass auch Fälle mit JMA >40 cm/Resektat >1200 g mit einer vertikalen Reduktion (superomedialer Stiel) besser und sicherer versorgt sind.

Aufklärung Abschn. 2.1.4.1, Nicht-Anheilung des Transplantats, Hypopigmentierung, Beeinträchtigung der Mamillenprojektion, Verbreiterung der Brustkontur (flache, viereckige Brustform).

Anzeichnung (No-vertical-Scar) Die Anzeichnung erfolgt im Stehen vor der Narkoseeinleitung: Messung des Jugulum-Mamillen-Abstands mit dem Maßband. Markierung des Jugulums, der Mittellinie. Anzeichnung eines halbmondförmigen Resektionsmusters: Markierung eines 8–10 cm breiten, kaudalen Lappens von der Unterbrustfalte bis zur Basis der Areola sowie eines kranialen Lappens durch eine Inzision, die sich lateral und medial mit dem IMF-Schnitt vereinigt und kranial bis zur oberen Kante der Areola reicht. Zusammenbringen der Brüste zur Überprüfung der Symmetrie. Fotodokumentation.

Operationsschritte (No-vertical-Scar)
Operation in Vollnarkose und Rückenlagerung. Armanlagerung beidseits mit Abpolsterung der Druckpunkte und Probeaufsetzen der Patientin. Single-Shot-Antibiose. Steriles Abwaschen und Abdecken des OP-Gebiets. Team-Timeout. Anfrischen der Anzeichnung und Überprüfung der Symmetrie auch im Liegen.

Zuwenden zur rechten Brust. Zunächst Deepithelisierung und Entfernung des MAK-Komplexes. Aufbewahrung in einer kochsalzgetränkten Kompresse. Inzision des oberen Lappens nach der Anzeichnung und Präparation eines ca. 2 cm dicken Hautmantels bis zum M. pectoralis major. Zuwenden kaudal. Hautinzision entlang der Inframammärfalte. Deepithelisierung eines vollschichtigen, kaudal gestielten, dermoglandulären Lappens bis zum M. pectoralis major. Wägung des Resektats und Abgabe zur histologischen Begutachtung. Subtile Blutstillung, bis Bluttrockenheit herrscht. Fixierung des deepithelisierten dermoglandulären Lappens am Pektoralismuskel mit Polyglactin-Einzelknopfnähten der Stärke 2-0. Einbringen und Fixierung eines langfristig resorbierbaren Netzes (z. B. aus Polyglykolsäure) zur zusätzlichen Lappenstabilisierung. Transposition des oberen Lappens nach kaudal und Fixierung am unteren Lappen mit Polyglactin-Einzelknopfnähten der Stärke 2-0. Schichtweiser Wundverschluss mit tiefen, intradermalen Poliglecapron-25-Einzelknopfnähten der Stärke 3-0 und oberflächiger, fortlaufender Poliglecapron-25-Intrakutannaht der Stärke 4-0. Gleiches Vorgehen auf der Gegenseite.

Aufklappen des OP-Tischs in die Sitzposition. Überprüfung der Symmetrie und Bestimmung der neuen MAK-Position nach dem 50–50-Prinzip. Zurücksetzen des Tischs. Deepithelisierung der Haut an der MAK-Position. Zuwenden zu den Transplantaten. Komplettes Entfetten mit der Schere, hierbei wird ein Teil der Dermis auch entfernt. Fixierung der Mamille in der neuen Position mit resorbierbarem Poliglecapron 25 der Stärke 4-0 fortlaufend. Anschließend Vorlegen von mehreren Polyglactin-Einzelknopfnähten der Stärke 3-0 zur Anlage eines Überknüpfverbands. Auflegen von Fettgaze und Kompressen. Einknüpfung zur Kompression des Hauttransplantats.

Erneutes Aufsetzen der Patientin. Es zeigt sich ein ästhetisch ansprechendes Ergebnis, wobei die bestehende Asymmetrie nicht vollständig ausgeglichen werden konnte. Zurücksetzen des Tischs. Anlage eines sterilen Verbands aus Steri-Strips und eines Stütz-BHs.

Verlegung in den Aufwachraum.

Nachbehandlung
Tragen eines Sport-BHs für vier Wochen, Entfernung des Überknüpfverbands am fünften bis siebten postoperativen Tag.

Anmerkungen
- Die Wirksamkeit dieser von Thorek im Jahr 1922 beschriebenen Methode ist umstritten. Ein evidenzbasierter Vorteil der freien Mamillentransplantation gegenüber einer vertikalen Reduktion mit superomedialem Stiel ist nicht nachgewiesen.
- Traditionell haben plastische Chirurgen versucht, bestimmte Volumenrichtlinien und maximale Stiellängen als Indikationen für die Technik der freien Mamillentransplantation festzulegen. Allerdings existieren keine allgemein anerkannten Werte. Eine klassische Indikation für den freien Mamillentransfer ist eine zu resezierende Menge von über 2000 g pro Seite.

Literatur
Amini P, Stasch T, Theodorou P, Altintas AA, Phan V, Spilker G (2010) Vertical reduction mammaplasty combined with a superomedial pedicle in gigantomastia. Ann Plast Surg 64(3):279–285

Basaran K, Saydam FA, Ersin I, Yazar M, Aygit AC (2014) The free-nipple breast-reduction technique performed with transfer of the nipple-areola complex over the superior or superomedial pedicles. Aesthetic Plast Surg 38(4):718–726

Bonomi F, Harder Y, Treglia G, De Monti M, Parodi C (2024) Is free nipple grafting necessary in patients undergoing reduction mammoplasty for gigantomastia? A systematic review and meta-analysis. J Plast Reconstr Aesthet Surg 89:144–153

Swanson E (2022) Revisiting the No-vertical-scar, Free Nipple Graft Breast Reduction. Plast Reconstr Surg Glob Open 10(9):e4508

Thorek M (1922) Possibilities in the reconstruction of the human form. NY Med J 116:572–575

Vazquez OA, Yerke Hansen P, Komberg J, et al (2022) Free nipple graft breast reduction without a vertical incision. Plast Reconstr Surg Glob Open 10:e4167

2.1.5 Operative Versorgung einer tubulären Brustdeformität

Varianten Transposition der Brustdrüse plus Mammaaugmentation (73 % der Fälle), Eigenfetttransplantation (9 % der Fälle), periareolärer Zugang, Inframammärfaltenversenkung, Faszien-Scoring, zweizeitiges Vorgehen (mit Expander).

Indikation Tubuläre Brustdeformität, ggf. in Kombination mit Augmentation.

Aufklärung S. Mammaaugmentation (Abschn. 2.1.1), Beeinträchtigung der Stillfähigkeit.

Anzeichnung Erfolgt im Stehen. Anzeichnung der Mittellinie, der vorhandenen sowie der neuen Inframammärfalte.

Operationsschritte (Transposition der Brustdrüse mit Inframammärfaltenversenkung)
Operation in Vollnarkose und Rückenlagerung. Armanlagerung beidseits mit Abpolsterung der Druckpunkte. Single-Shot-Antibiose. Steriles Abwaschen und Abdecken des OP-Gebiets. Team-Timeout.

Zuwenden zur rechten Brust. Markierung der gewünschten Areolagröße mit einem 38er-Mamillenring. Infiltration einer lokalen 2 % Lidocainlösung, 1:200.000 versetzt mit Adrenalin. Donutförmige, periareoläre Deepithelisierung, sodass der Durchmesser der Areola auf die Mamillenringgröße reduziert wird. Scharfe Präparation und Mobilisierung der Haut der unteren Brusthälfte bis zur Pektoralisfaszie dorsal und bis zur neuen Inframammärfalte kaudal. Anschließend Ablösung der unteren Hälfte der Brustdrüse mit teils stumpfer, teils scharfer Präparation zwischen der tiefen Schicht der superfiziellen Faszie und der tiefen Faszie. Vertikale Inzision des mobilisierten Brustanteils, welche die Verbreiterung und Abflachung des Brustgewebes erlaubt. Lockere, schichtweise Approximierung der vertikalen Lappen mittels Polydioxanon-Einzelknopfnähten der Stärke 3-0. Zuwenden periareolär. Entschluss zum Wundverschluss mit Tabaksbeutelnaht (Interlockingmethode). Führung einer CV3-Gore-Tex-Naht ab dem medialen Punkt (3 Uhr). Wechselnde Führung des Fadens (tief-oberflächlich) durch die dermale Basis und oberflächlich durch die Areola. Straffung der Naht auf einen MAK-Durchmesser von ca. 38 mm zur gleichmäßigen Zusammenziehung der inneren und äußeren Inzisionen. Versenken des Knotens bei 3 Uhr unter dem medialen Hautlappen zur Vermeidung von postoperativen Erosionen. Tiefe, intradermale Einzelknopfnähte mittels Poliglecapron-25 der Stärke 3-0 und oberfläche, fortlaufende Intrakutannaht mittels Poliglecapron-25 der Stärke 4-0. Zuwenden links. Hier gleiches Vorgehen mit Markierung der überschüssigen Haut, Deepithelisierung, Abpräparation der Haut, Ablösung der Brustdrüse zwischen den Faszien, vertikale Inzision und Approximierung der kaudalen Brustanteile, Tabaksbeutelnaht mit Versenken des Knotens bei 9 Uhr und schichtweisem Wundverschluss. Aufsetzen der Patientin und Überprüfung der Symmetrie, welche gegeben ist. Anlage eines sterilen Verbands aus Steri-Strips.

Verlegung in den Aufwachraum.

Nachbehandlung
Bei Augmentation: Tragen eines Stütz-BHs für sechs Wochen.

Anmerkungen
- Die Stillfähigkeit bleibt bei einer vertikalen Drüsenablösung erhalten, bei einer horizontalen jedoch nicht.
- Ein sternförmiges Scoring (Faszieneinschnitte) ist wirkungslos, wenn der Konstriktionsring nicht vollständig durchtrennt wird.

Literatur
Alvaro AI, Willet JW, Dounas GD, Jeeves A, Lodge M, Javed MU (2023) A Systematic Review of Outcomes and Complications of Tuberous Breast Surgery. Aesthet Surg J 43(12):NP1001–NP1009

El Israwi D, Makdessi JP, Bassilios Habre S (2023) The Surgical Treatment of Tuberous Breast Deformity: A Review Article. Ann Plast Surg 91(3):395–399

Lozito A, Vinci V, Talerico E, Asselta R, Di Tommaso L, Agnelli B, Klinger M, Klinger F (2022) Review of Tuberous Breast Deformity: Developments over the Last 20 Years. Plast Reconstr Surg Glob Open 10(5):e4355

Mandrekas AD, Zambacos GJ (2010) Aesthetic reconstruction of the tuberous breast deformity: a 10-year experience. Aesthet Surg J 30(5):680–692

van Durme J, Cooreman A, Paternoster J, Vranckx JJ (2024) The Different Surgical Strategies for Treating Tuberous Breast Deformity: A Scoping Review. JPRAS Open 42:315–328

2.1.6 Mamillenreduktion

Varianten Zirkumzision plus Keilexzision, Zimtschneckentechnik (*cinnamon roll technique*), Windmühlenlappenplastik (*windmill flap*).

Indikation Mamillenhypertrophie, ggf. in Kombination mit (Augmentations-)Mastopexie.

Aufklärung Wundheilungsstörung, Infekt, Sensibilitätsstörung, Asymmetrie, hypertrophe Narbenbildung, sichtbare Narben, Beeinträchtigung der Stillfähigkeit.

Operationsschritte (Zirkumzision plus Keilexzision)
Operation in Vollnarkose/Lokalanästhesie. Rückenlagerung. Armanlagerung beidseits mit Abpolsterung der Druckpunkte. Single-Shot-Antibiose. Steriles Abwaschen und Abdecken des OP-Gebiets. Team-Timeout.

Injektion einer Lokalanästhesielösung (2 % Lidocain, 1:200.000 versetzt mit Adrenalin) in die Basis der Mamille. Kreisförmige Markierung proximal und distal, sodass das zwischenliegende Gewebe reseziert wird. Hautinzision über der distalen Markierung, die die Unterseite der neuen Mamille darstellt. Weitere kreisförmige Inzision an der Basis der bestehenden Mamille.

Beide Inzisionen reichen bis zur Dermis. Abpräparation und Entfernung der Haut zwischen den beiden Inzisionen. Zuwenden zu 6 Uhr. Hier erfolgt die Entfernung eines Keils, nach vorheriger Messung und Anpassung des Reduktionsumfangs. Die Spitze des Keils endet in der peripheren Parenchymregion der Mamille, um die Milchgänge sowie die Zirkulation und die sensorischen Nerven zu erhalten. Bei inadäquater Reduktion erfolgt eine Keilentfernung auch bei 12 Uhr. Anlage von temporären Polyamidnähten der Stärke 6-0 zur Überprüfung der Mamillensymmetrie, welche gegeben ist. Schichtweiser Wundverschluss mit einem tiefen, intradermalen Polyglactinfaden im Sinne einer Tabaksbeutelnaht zur gleichmäßigen Verteilung des Areolargewebes. Knoten an der Basis der neuen Mamille. Hautverschluss mittels extrakutanen Polyamid-Einzelknopfnähten der Stärke 6-0.

Gleiches Vorgehen auf der Gegenseite. Letzte Kontrolle auf Symmetrie, welche gegeben ist. Anlage eines sterilen Verbands aus Steri-Strips.

Verlegung in den Aufwachraum.

Nachbehandlung
Kein Druckverband.

Anmerkungen
- Die ideale Mamille ist zylindrisch mit gewölbter Spitze und das Areola-Mamillen-Verhältnis variiert individuell. Der Durchmesser der Mamille liegt in der Regel zwischen 6 und 10 mm, mit einer Höhe von weniger als 10 mm.
- Chirurgische Verfahren lassen sich in stillfähigkeitserhaltende und nichtstillfähigkeitserhaltende Techniken unterteilen. Eine gute Technik schont Nerven und Milchgänge und reduziert Höhe, Breite und Basis bei Bedarf.
- Ziel der Mamillenreduktion ist die Funktionserhaltung bei minimalen Narben. Sie erzielt durchschnittlich eine Verringerung des Durchmessers um etwa 4–5 mm und der Höhe um 3–3,5 mm.

Literatur

Jin US, Lee HK (2013) Nipple reduction using circumcision and wedge excision technique. Ann Plast Surg 70(2):154–157
Sun JY, Hu CH (2024) Cinnamon Roll Technique with WALANT for Nipple Reduction. Aesthetic Plast Surg 48(7):1339–1346
Trøstrup H, Saltvig I, Matzen SH (2019) Current surgical techniques for nipple reduction: A literature review. JPRAS Open 21:48–55
Yu Y, Wei L, Shen Y, Xiao W, Huang J, Xu J (2017) Windmill Flap Nipple Reduction: A New Method of Nipple Plasty. Aesthetic Plast Surg 41(4):788–792

2.2   Labienplastik (Labienreduktion)

Varianten *Methode relevant:* laserassistierte Labienplastik, Spindelresektion, Keilresektion, Z-Plastik, W-Plastik, radiofrequenzassistierte Variante.

Anatomie relevant: Labienreduktion über die gesamte Länge, ggf. mit Klitoriskorrektur, Labienreduktion distal der Klitoris, Labienreduktion im Bereich der posterioren Kommissur.

Indikation Hypertrophie der L. minora.

Aufklärung Wunddehiszenz, Hämatom, lokale Schwellung, Infekt, Asymmetrie, Lymphödem, Folgeeingriffe.

Operationsschritte
Operation in Allgemeinnarkose. Rückenlagerung mit abgespreizten Beinen. Abpolsterung der Druckpunkte zur Prophylaxe des N. peroneus. Steriles Abwaschen und Abdecken des OP-Gebiets. Team-Timeout nach WHO-Checkliste.

Zuwenden perineal. Markierung der Mittellinie entlang des Klitorisschafts und der Interlabialfalten zur Orientierung. Fassen des zu resezierenden Überschusses mittels einer anatomischen Pinzette und Markierung der Resektionsgrenzen unter Schonung einer Sicherheitszone von 1–1,5 cm lateral und kaudal des Frenulums. Die Inzision reicht medial bis zum Vulvavestibulum hinab und lässt dabei die Hart-Linie als interne Sicherheitszone bestehen, um eine übermäßige Resektion des Labiengewebes und Narbenkontraktionen sowie eine Amputation der Labia minora zu vermeiden. Lateral verläuft die Inzision kreisförmig vom Apex der Labie bis zur unteren Einmündung, wobei auch hier ein Abstand von etwa 1,5 cm zur Interlabialfalte gewahrt bleibt. Infiltration des OP-Gebiets mit ca. 10 ml einer 1 % Lidocainlösung, 1:100.000 versetzt mit Adrenalin. Hautinzision entlang der Markierung. Senkrechte Präparation in die Tiefe. Entfernung des überschüssigen Gewebes mit der Monopolaren. Subtile Blutstillung, bis Bluttrockenheit herrscht. Schichtweiser Wundverschluss mit subkutanen und transkutanen Polyglactin-910-Einzelknopfnähten der Stärke 4-0. Steriler Sprühverband.

Verlegung in den Aufwachraum.

Anmerkungen

- Eine einheitliche Definition der Labienhypertrophie fehlt. Häufig wird sie als Labienbreite über 5, 4 oder 3 cm beschrieben. Es wird auch vorgeschlagen, 2 cm als Grenze zu verwenden, da ab dieser Breite die inneren Schamlippen in der Regel außerhalb der Labia majora sichtbar werden.
- Der Begriff „Labienplastik" bezieht sich primär auf die Reduktion der Labia minora, obwohl auch die Reduktion der Labia majora beschrieben ist.
- Ziel der Labienplastik ist es, die Labia minora so zu verkleinern, dass sie bündig mit den Labia majora abschließen oder vollständig von diesen verdeckt werden.
- Die Inzision mit dem Skalpell ist mit einer signifikant höheren Komplikationsrate verbunden als die Laserbehandlung, insbesondere hinsichtlich Blutungen, Schwellungen und Hämatomen.

Literatur

Géczi AM, Varga T, Vajna R, Pataki G, Meznerics FA, Ács N, Hegyi P, Nyirády L, Pál P, Farkas N, Fazekas A, Várbíró S, Sára L (2024) Comprehensive Assessment of Labiaplasty Techniques and Tools, Satisfaction Rates, and Risk Factors: A Systematic Review and Meta-analysis. Aesthet Surg J 44(11):NP798–NP808

Gress S (2017) Labia minora. In: Aesthetic and functional labiaplasty. Springer International Publishing, Cham, S 25–94

Hayes JA, Temple-Smith MJ (2021) What is the anatomical basis of labiaplasty? A review of normative datasets for female genital anatomy. Aust N Z J Obstet Gynaecol 61(3):331–338

Tórtola JJ, Gaspar GR (2023) Labia Minora Labiaplasty: Surgical Techniques. In: Topographic Labiaplasty: From Theory to Clinical Practice. Springer International Publishing, Cham, S 33–46.

3.1 Gynäkomastie-OP

Varianten *Resektion:* Offen, endoskopisch assistiert, vakuumassistiert, transaxillärer Zugang. *Liposuktion:* vibrationsassistiert, ultraschallassistiert, wasserstrahlassistiert, Laserlipolyse.

Indikation Ästhetische Indikation, Versagen der konservativen Therapie.

Aufklärung Hämatom (20 %), Serom, Infekt, Asymmetrie, Überkorrektur, Unterkorrektur, Konturdeformität, Rezidiv, Mamilleninversion, Mamillennekrose, Sensibilitätsstörung, Folgeeingriffe.

Operationsschritte (subkutane Mastektomie plus Liposuktion)

Operation in Allgemeinnarkose. Rückenlagerung mit Abpolsterung der Druckpunkte. Steriles Abwaschen und Abdecken des OP-Gebiets. Team-Timeout nach WHO-Checkliste.

Zuwenden zur rechten Thoraxwand. Planung eines kaudalen, semilunären Areolarandschnitts. Hautinzision über der Markierung und teils scharfe, teils stumpfe Präparation durch das Subkutangewebe bis auf das Drüsengewebe. Abpräparation des ca. 1 cm dicken Lappens des Drüsengebildes submamillär. Teilresektion des Drüsenkörpers und des umgebenden Fettgewebes. Wägung des Resektats und Abgabe zur histologischen Begutachtung. Subtile Blutstillung, bis Bluttrockenheit herrscht. Zuwenden zur linken Seite, hier gleiches Vorgehen.

Aufsetzen des Patienten zur Überprüfung der Symmetrie. Eine Dellenbildung ist nicht sichtbar. Hautverschluss periareolär mittels Poliglecapron 25 der Stärke 4-0 als fortlaufende Intrakutannaht. Anlage eines sterilen Verbands sowie eines Thoraxgurts.

Nachbehandlung

Kompressionswäsche für sechs bis acht Wochen.

Anmerkungen

- Therapiemodalitäten bei Gynäkomastie: Aspirationstechniken (12 %), chirurgische Exzisionstechniken (38 %) und kombinierte Techniken (50 % der Behandlungen).

Literatur

Innocenti A, Melita D, Dreassi E (2022) Incidence of Complications for Different Approaches in Gynecomastia Correction: A Systematic Review of the Literature. Aesthetic Plast Surg 46(3):1025–1041

Prasetyono TOH, Andromeda I, Budhipramono AG (2022) Approach to gynecomastia and pseudogynecomastia surgical techniques and its outcome: a systematic review. J Plast Reconstr Aesthet Surg 75(5):1704–1728

Prasetyono TOH, Budhipramono AG, Andromeda I (2022) Liposuction Assisted Gynecomastia Surgery With Minimal Periareolar Incision: a Systematic Review. Aesthetic Plast Surg 46(1):123–131

Waltho D, Hatchell A, Thoma A (2017) Gynecomastia Classification for Surgical Management: A Systematic Review and Novel Classification System. Plast Reconstr Surg 139(3):638e-648e

3.2 Pektoralis-Silikonimplantate

Indikation Ästhetische Indikation, fehlende Projektion bei angeborener (z. B. Poland-Syndrom) oder posttraumatischer Deformität des M. pectoralis major.

Aufklärung Asymmetrie, Serom, Hämatom, Implantatinfekt, Malposition, Rotation, Ruptur, Animationsdeformität, BIA-ALCL, Sensibilitätsstörung.

Anzeichnung Das Anzeichnen erfolgt im Stehen mit herunterhängenden Armen. Markierung der Mittellinie und der Grenzen des M. pectoralis major zur Bestimmung des Ausmaßes der subpektoralen Präparation. Markierung einer 4–5 cm langen, bogenförmigen Inzision in der Achselfalte.

Operationsschritte

Operation in Allgemeinnarkose. Rückenlagerung mit Armauslagerung und Abpolsterung der Druckpunkte. Steriles Abwaschen und Abdecken des OP-Gebiets. Team-Timeout nach WHO-Checkliste.

Zuwenden zur Axilla rechts. Hautinzision über der Markierung. Durchtrennung des Subkutangewebes. Teils scharfe, teils stumpfe Präparation in die Tiefe bis zum lateralen Sehnenansatz des M. pectoralis major. Einsetzen des Lichthakens. Fortführung der Präparation auf der submuskulären Ebene unter Verwendung eines Brustdissektors, bis die Grenzen der zuvor angefertigten externen Markierungen erreicht werden und unter Schonung des sternalen Muskelansatzes. Digitale Überprüfung der Tasche. Subtile Blutstillung, bis Bluttrockenheit herrscht. Einbringen eines 230-cc-Pektoralis-Silikonimplantats nach vorheriger Irrigation der Tasche mit isotonischer Kochsalzlösung. Zuwenden links. Hier gleiches Vorgehen und Einbringen eines Implantats der gleichen Größe. Aufsetzen des Patienten zur Überprüfung der Symmetrie. Schichtweiser Wundverschluss mittels Polyglactin-Einzelknopfnähten der Stärke 3-0 und Poliglecapron 25 der Stärke 4-0 intrakutan fortlaufend. Anlage eines sterilen Verbands sowie einer Kompressionswäsche.

Verlegung in den Aufwachraum.

Nachbehandlung

Tragen der Kompressionswäsche und körperliche Schonung für sechs Wochen.

Anmerkungen

- Es sind sowohl glatte als auch texturierte Implantate erhältlich. Die übliche Größe beträgt 190–300 cc pro Seite, größere Implantate sind nur auf Bestellung verfügbar. Die Implantate für die linke Seite unterscheiden sich von denen für die rechte Seite und sind daher mit einem L oder R gekennzeichnet.
- Eine Präparation mehr als 1–2 cm unterhalb der Areola und mit Beeinträchtigung des sternalen Muskelansatzes kann zu einem femininen Erscheinungsbild der Brust führen.
- Die Seriennummern der Implantate sind zu dokumentieren.

Literatur

Benito-Ruiz J, Raigosa JM, Manzano-Surroca M, Salvador L (2008) Male chest enhancement: pectoral implants. Aesthetic Plast Surg 32(1):101–104

Horn G (2002) A new concept in male chest reshaping: anatomical pectoral implants and liposculpture. Aesthetic Plast Surg 26(1):23–25

Pereira LH, Sabatovich O, Santana KP, Picanço R (2006) Pectoral muscle implant: approach and procedure. Aesthetic Plast Surg 30(4):412–416

3.3 Skrotoplastik (Skrotumreduktion)

Indikation Ästhetische Indikation bei hängendem Hodensack (Hängen >1–2 cm unter die Spitze des schlaffen Penis), angeboren oder erworben (z. B. postbariatrisch).

Aufklärung Asymmetrie, Hämatom, Serom, Infekt, Sensibilitätsstörung, Folgeeingriffe.

Anzeichnung Das Anzeichnen erfolgt im Stehen mit schlaffem Penis. Durchführung eines Pinch-Tests zur Bestimmung der zu resezierenden Skrotalhaut und Dartos-Faszie und Markierung des Überschusses (vertikal orientiert). Markierung einer 60°-Z-Plastik mit 2 cm langem Schenkel am penoskrotalen Übergang.

Operationsschritte
Operation in Allgemeinnarkose. Rückenlagerung. Steriles Abwaschen und Abdecken des OP-Gebiets. Team-Timeout nach WHO-Checkliste.

Zuwenden zum Skrotum. Hautinzision entlang der Markierung und Resektion der Skrotalhaut sowie der Dartos-Faszie unter sicherer Schonung der darunterliegenden Strukturen. Inzision der Z-Plastik-Schenkel. Präparation und Transposition der Z-Plastik-Lappen. Subtile Blutstillung, bis Bluttrockenheit herrscht. Fixierung der Dartos-Faszie auf Höhe des Skrotalseptums mit Poliglecapron-25-Einzelknopfnähten der Stärke 4-0. Tiefgreifende Hautnähte mit dem gleichen Fadenmaterial zur anatomischen Wiederherstellung der medialen Raphe. Das Skrotum zeigt sich gut gestrafft. Steriler Verband.

Anmerkungen
- Alternativen: ventrale Inzision mit Dissektion von skrotalen Adhäsionen bis zur tiefen Faszie, multiple Z-Plastiken am penoskrotalen Übergang, V-Y-Verschluss der ventralen Haut, Jumping-Man-Technik (Abschn. 17.1.1).
- *Skrotoplastik nach Lorenzo:* Markierung zweier paralleler, horizontaler Linien: eine entlang der Perineumgrenze des Skrotums und eine an der tiefsten Stelle des Skrotums, basierend auf einer präoperativen Beurteilung im Stehen des Patienten. Inzision der medialen Raphe und Präparation zweier lateraler Lappen (*trapdoor*). Nach ausreichender Präparation werden zwei rechteckige Hautlappen umschnitten und reseziert. Plikatur der Dartos-Faszie und Hautnaht, sodass die Narbe an der Basis zu liegen kommt.

Literatur

Lorenzo AJ, Sowerby RJ, Kanaroglou N (2015) Preliminary report on a new surgical technique for the management of bothersome scrotomegaly in selected adolescent males. J Pediatr Urol 11(5):295–298.
Thomas C, Navia A (2021) Aesthetic Scrotoplasty: Systematic Review and a Proposed Treatment Algorithm for the Management of Bothersome Scrotum in Adults. Aesthetic Plast Surg 45(2):769–776.

3.4 Penisaugmentation

Varianten Kombination mit Lipektomie bzw. Liposuktion; Skrotalplastik mittels serieller Z-Plastiken, W-Plastiken. Ergänzende Zirkumzision; Penisumfangvergrößerungsmaßnahmen im Sinne des autologen Fettzelltransfers zwischen der Tunica dartos und der Buck´schen Faszie am Penisschaft (Entnahmestelle: unteres Abdomen), Kombination mit Füllsubstanzen, Implantation eines Silikonhodenspacers als Platzhalter präsymphysär.

Indikation Mikropenis, hypotropher Penis, penile Dysmorphophobie, Burried-Penis-Syndrom.

Aufklärung Hämatom, Infekt, Misserfolg, Wundheilungsstörung, Hämatom, Folgeeingriffe, ungünstige Narbenbildung, Ölzystenbildung (bei Eigenfetttransfer), Konturdeformität, Peniskrümmung, ggf. erektile Instabilität. Narbenretraktion, Fettzellresorption, Misserfolg, Asymmetrie, Sensibilitätsstörung, Abnahme der Steilheit der Erektion, Hautnekrose, Folgeeingriffe.

Operationsschritte (Durchtrennung Lig. suspensorium penis)
Operation in Allgemeinnarkose. Rückenlagerung. Steriles Abwaschen und Abdecken des OP-Gebiets. Team-Timeout nach WHO-Checkliste.

Zuwenden zum Penis. Invertierte, V-förmige, ca. 4 cm lange, infrapubische Hautinzision. Abpräparation des Subkutangewebes und der Scarpa-Faszie von den Corpora cavernosa. Stumpfe Fingerpräparation zur Skelettierung des Ligamentum suspensorium penis sowie eines Anteils des Ligamentum fundiforme penis. Partielle Durchtrennung des L. suspensorium penis sowie des L. fundiforme penis unterhalb der Symphyse. Fettinterposition zur Vermeidung einer narbigen Readaptation bzw. Retraktion des penilen Haltebandapparats. Fixierung der proximalen Schwellkörper am Unterrand der

Symphyse mit einer Polyester-Naht (Ethibond-Tunica) der Stärke 3-0. Schichtweiser Wundverschluss mittels Polyglactin-Einzelknopfnähten der Stärke 3-0. Hautnaht mit Poliglecapron 25 im Sinne einer invertierten V-Y-Plastik. Steriler Verband.

Nachbehandlung
Streckung des Penis manuell und mit einem Penisstrecker für mindestens acht bis zwölf Wochen.

Anmerkungen
- *Peniverlängerung:*
  - Methoden: Durchtrennung Lig. suspensorium penis (Ligamentolyse), invertierte V-Y-Plastik, Z-Plastik, peniles Disassembly.
  - Die Durchtrennung des Ligamentums ermöglicht eine Verlängerung von etwa 1,3 cm. In Kombination mit einer suprapubischen Liposuktion und der Einlage einer azellulären, dermalen Matrix zwischen den Corpora cavernosa und der Symphyse kann eine Penisverlängerung von ungefähr 2,5 cm erzielt werden.
  - Die unvollständige Durchtrennung des L. fundiforme ermöglicht eine Verlängerung des extrakorporalen Teils des Penis.
- *Penisverdickung:*
  - Methoden: Eigenfettransplantation, Füllung mit Hyaluronsäure, subkutanes Penisimplantat aus Silikon, biologisch abbaubares Scaffold (*polylactic-co-glycolic acid*, PLGA) kombiniert mit Eigenfibroblastentransfer.
- Unabhängig von der gewählten Methode, handelt es sich um eine Operation, die mit einer hohen Unzufriedenheitsrate einhergeht.

Literatur

Chung WS, Kim JY (2016) Penile Lengthening with Ligament Release and V–Y Advancement Flap. In: Park NC, Kim SW, Moon DG (Hrsg). Penile augmentation. Springer Berlin Heidelberg, Berlin/Heidelberg, S 133–140
Falagario UG, Piramide F, Pang KH, Durukan E, Tzelves L, Ricapito A, Baekelandt L, Checcucci E, Carrion DM, Bettocchi C, Esperto F (2024)   Techniques for Penile Augmentation Surgery: A Systematic Review of Surgical Outcomes, Complications, and Quality of Life. Medicina (Kaunas) 60(5):758
Vyas KS, Abu-Ghname A, Banuelos J, Morrison SD, Manrique O (2020)   Aesthetic Augmentation Phalloplasty: A Systematic Review of Techniques and Outcomes. Plast Reconstr Surg 146(5):995–1006
Xing MH, Hou SW, Raheem OA (2022) Aesthetic Penile Augmentation Procedures: A Comprehensive and Current Perspective. Curr Urol Rep 23(12):355–361

4.1 Liposuktion

Varianten Traditionelle Liposuktion (manuell), vibrations-assistierte Liposuktion, wasserstrahlassistierte Liposuktion, ultraschallassistierte Liposuktion, radiofrequenzassistierte Liposuktion, laserassistierte Liposuktion, High-Definition-Liposuktion, SAFELipo.

Indikation Adipositas localisata, Lipödem.

Aufklärung Ekchymose, Schwellung (Ödem), post-operative Schmerzen, Asymmetrie, Konturdeformität (Vertiefungen/Dellen), Serom, Hämatom, Nachblutung, Infekt, Fibrose, Induration, Sensibilitätsstörung, Hautnekrose, Folgeeingriffe (Korrekturen, hautstraffende Verfahren), sichtbare Narben, Pigmentstörungen, kompressions-induzierter Dekubitus, systemische Komplikationen (transfusionsbedürftiger Blutverlust, Anämie, nekrotisierende Fasziitis, Thrombose, Embolie, Fettembolie). Ausführliche Aufklärung, dass es sich um keine Methode zur Gewichtsreduktion handelt.

Anmerkungen

- Als „echte" Tumeszenzanästhesie gilt ein Verhältnis von 3:1 zwischen Infiltrationslösung und abgesaugtem Volumen – und zwar unter reiner Lokalanästhesie.
- *Lidocain:*
  - Die maximale Liposuktionsdosis beträgt 35 mg/kg Körpergewicht gemäß den Richtlinien der American Society of Plastic Surgeons.
  - Hat eine bakteriostatische Wirkung.
  - Bei Liposuktion mit der Superwet-Technik kann auf Lidocain verzichtet werden, ohne dass postoperativ vermehrt Schmerzen auftreten.
- *Adrenalin:*
  - Empfohlene Dosierung ist 0,07 mg/kg Körpergewicht, obwohl in Studien Dosen bis zu 10 mg/kg Körpergewicht sicher angewendet wurden.
  - Die höchsten Adrenalinspiegel im Blut treten typischerweise 2–4 h nach der Infusion auf.
  - Nach subkutaner Injektion von 1 % Lidocain mit Adrenalin im Verhältnis 1:100.000 tritt der niedrigste kutane Hämoglobinwert durchschnittlich nach 26 min auf.
- *Methodenvergleich:*
  - *Ultraschallassistierte (UAL) vs. vibrationsassistierte Liposuktion:* Einige Studien sprechen für UAL, insbesondere im Hinblick auf stärkere Hautkontraktion, geringeren Blutverlust und Vorteile bei der Behandlung von Gynäkomastie, während andere Studien keinen signifikanten Unterschied oder sogar höhere Komplikationsraten bei UAL feststellen (z. B. Serom). Insgesamt bleibt der Nutzen von UAL situationsabhängig und wird nicht einheitlich als überlegen bewertet.
  - *Laserassistierte (LAL) vs. vibrationsassistierte Liposuktion:* Einige Studien zeigen teils Vorteile von LAL, insbesondere bei Hautstraffung, Hautkontraktion und reduziertem Blutverlust. Andere Studien konnten jedoch keine signifikanten Vorteile feststellen oder berichteten sogar von höheren Komplikationsraten bei LAL, wie Verbrennungen und systemischen Nebenwirkungen, insbesondere bei unsachgemäßer Anwendung. Insgesamt bleibt der Nutzen von LAL umstritten und hängt stark von der Technik und Erfahrung des Anwenders ab.

Literatur

Aljerian A, Abi-Rafeh J, Hemmerling T, Gilardino MS (2024) Complications of Aesthetic Liposuction Performed in Isolation: A Systematic Literature Review and Meta-Analysis. Plast Surg (Oakv) 32(1):19–32

Chia CT, Neinstein RM, Theodorou SJ (2017) Evidence-Based Medicine: Liposuction. Plast Reconstr Surg 139(1):267e-274e

Collins PS, Moyer KE (2018) Evidence-Based Practice in Liposuction. Ann Plast Surg 80(6 S Suppl 6):403–405

Kanapathy M, Pacifico M, Yassin AM, Bollen E, Mosahebi A (2021) Safety of Large-Volume Liposuction in Aesthetic Surgery: A Systematic Review and Meta-Analysis. Aesthet Surg J 41(9):1040–1053

Pereira-Netto D, Montano-Pedroso JC, Aidar ALES, Marson WL, Ferreira LM (2018) Laser-Assisted Liposuction (LAL) Versus Traditional Liposuction: Systematic Review. Aesthetic Plast Surg 42(2):376–383

4.1.1 Liposuktion mit medizinischer Indikation (Lipödem)

Indikation Disproportionale Fettgewebsvermehrung der Extremitäten mit therapierefraktären Beschwerden (Druckschmerz, Spontanschmerz, Schweregefühl) nach Versagen der konservativen Maßnahmen, ggf. Vorliegen von Komplikationen (z. B. Mobilitätseinschränkung, Achsenfehlstellung) oder Folgeerkrankungen. Abgrenzung gegenüber Lymphödem erforderlich.

Aufklärung s. Liposuktion (Abschn. 4.1). Zusätzlich: persistierende Schwellung (>6 Wochen), ggf. relevante Lymphgefäßverletzung, mehrzeitiges Verfahren (eine bis vier Sitzungen für die Beide, eine bis zwei Sitzungen für die Arme). Ausführliche Aufklärung, dass es sich um keine Methode zur Gewichtsreduktion der Extremitäten oder zur Therapie des Lipödems handelt, sondern um eine OP mit den Zielen der dauerhaften Beschwerdeminderung und dadurch der verbesserten Lebensqualität.

Operationsschritte

Markierung der betroffenen Areale im Stehen vor OP-Beginn. Operation in Tumeszenzlokalanästhesie. Kontrollierte Bauchlagerung mit Abpolsterung der Druckpunkte. Steriles Abwaschen und Abdecken des OP-Gebiets. Team-Timeout nach WHO-Checkliste.

Kleine Hautinzisionen an den distalen Oberschenkeln (medial und lateral) sowie an den distalen Unterschenkeln (medial und lateral). Infiltration von Tumeszenzlösung (1 l NaCl 0,9 %, 50 ml Lidocain 1 % und 1 ml Adrenalin 1:1000), ca. 2 l pro Seite. Abwarten der Einwirkzeit von ca. 90 min, um optimale Analgesie und Gefäßverengung zu erzielen. Einführung der Infiltrationskanülen (3 und 4 mm) und Durchführung der Liposuktion suprafaszial im subkutanen Fettgewebe in mehreren Ebenen und in Längs- sowie Querzügen auf beiden Seiten. Die Liposuktion erfolgt unter ständiger Kontrolle der Hautspannung und Gleichmäßigkeit, um Asymmetrien zu vermeiden. Insgesamt wurden ca. 1000 ml reines Fettgewebe pro Seite aspiriert. Hautverschluss mittels Prolene-Einzelknopfnähten der Stärke 5-0. Steriler Verband. Anziehen der Kompressionshose.

Aufhebung der Lagerung. Verlegung in den Aufwachraum.

Nachbehandlung

Kompressionstherapie für vier Wochen, sofortige Mobilisierung, Fortführung der konservativen Therapie.

Anmerkungen

- *Indikation:*
  - Die Entscheidung für eine Liposuktion sollte nicht mehr auf der traditionellen Stadieneinteilung basieren, da kein Zusammenhang zwischen dem Ausmaß der Beschwerden und dem jeweiligen Stadium besteht.
  - Kritische Indikationsstellung bei Waist-Height-Ratio (WHtR) über 0,55 und bei einem BMI über 40 kg/m^2.
  - Bei klinischem Ödemnachweis sollte eine Entstauungstherapie der Liposuktion vorgezogen werden.
- *Operative Durchführung:*
  - Der Eingriff erfolgt in Tumeszenzanästhesie/Allgemeinanästhesie mittels vibrations-/wasserstrahlassistierten Systemen sowohl ambulant als auch stationär.
  - Eine Einwirkzeit von mindestens 1–2 h nach der Infiltration soll abgewartet werden, um eine gewebeschonende Aspiration zu ermöglichen.
  - Das maximale Aspirationsvolumen beträgt 10 % des Körpergewichts.
  - Eine korrekt ausgeführte Liposuktion stellt eine subkutane, suprafasziale, subtotale Fettgewebsexhairese dar, wobei eine Hautskelettierung zu vermeiden ist, da sie für die angestrebte Schmerzreduktion nicht erforderlich ist.
- *Nachbehandlung:*
  - Fortführung der konservativen Therapie (Ziele: Mobilität, Gewichtsstabilität, Stressregulation).
  - Stationäre Behandlung bei Aspirationsvolumen >3 l empfohlen.
- *Ergebnisse:*
  - Die Ergebnisse der Operation sind in den frühen Stadien besser als im Stadium 3.

Literatur

Bejar-Chapa M, Rossi N, King N, Hussey MR, Winograd JM, Guastaldi FPS (2024) Liposuction as a Treatment for Lipedema: A Scoping Review. Plast Reconstr Surg Glob Open 12(7):e5952

Faerber G, Cornely M, Daubert C, Erbacher G, Fink J, Hirsch T, Mendoza E, Miller A, Rabe E, Rapprich S, Reich-Schupke S, Stücker M, Brenner E (2024) S2k guideline lipedema. J Dtsch Dermatol Ges 22(9):1303–1315

Fijany AJ, Ford AL, Assi PE, Hung YC, Montorfano L, Mubang RN, Karagoz H (2024) Comparing the safety and effectiveness of different liposuction techniques for lipedema. J Plast Reconstr Aesthet Surg 97:256–267

Kruppa P, Georgiou I, Biermann N, Prantl L, Klein-Weigel P, Ghods M (2020) Lipedema-Pathogenesis, Diagnosis, and Treatment Options. Dtsch Arztebl Int 117(22–23):396–403

Mortada H, Alaqil S, Jabbar IA, Alhubail F, Pereira N, Hong JP, Alshomer F (2024) Safety and Effectiveness of Liposuction Modalities in Managing Lipedema: Systematic Review and Meta-analysis. Arch Plast Surg 51(5):510–526

4.2 Brachioplastik (Oberarmstraffung)

Varianten Oberarmstraffung mit dorsaler/fischförmiger Schnittführung, Variante mit kurzer Narbe (Short Scar), L-/T-/W-/S-förmige Oberarmstraffung, Oberarmstraffung mit integrierter Z-Plastik, extendierte Oberarmstraffung mit Straffung der Achselhöhle, Kombination mit gleichzeitiger Liposuktion, zweizeitiges Verfahren, Variante mit Fasziensuspension.

Indikation Cutis laxa brachii, ggf. postbariatrisch.

Aufklärung Postoperative Schmerzen, Hämatom, Wundheilungsstörung, Infekt, Hautnekrose, Serombildung, Asymmetrie, inadequater Straffungseffekt, Lymphödem, Lymphozele, Sensibilitätsstörung (Verletzung N. cutaneus brachii medialis, Verletzung N. cutaneus antebrachii medialis), hypertrophe Narbenbildung (25 %), Rezidiv der Cutis laxa (20 %), Folgeeingriffe (20 %, z. B. Dog-Ear-Korrektur, Narbenkorrektur), Thromboembolie.

Anzeichnung Zunächst Markierung der oberen Inzisionslinie, welche sich vom Sulcus deltoideopectoralis bis zum medialen Kondylus entlang der Bizepsrinne erstreckt. Anschließend Pinch-Test und Markierung der dorsalen Inzisionslinie nach Überprüfung der Resektionsgrenzen. Fotodokumentation.

Operationsschritte

Anlage eines intravenösen Zugangs am Hals/an der unteren Extremität. Operation in Allgemeinnarkose/Tumeszenzlokalanästhesie. Rückenlagerung mit Auslagerung der oberen Extremitäten auf einem Armtisch nach Abpolsterung der Druckpunkte. Steriles Abwaschen und Abdecken des OP-Gebiets mit Einpackung der Hände in sterile Stockinetten. Team-Timeout nach WHO-Checkliste. Single-Shot-Antibiose. Anfrischen der Anzeichnung mit sterilem Stift.

Distale Stichinzision im Bereich der Resektionsfigur und Einbringen der Tumeszenzlösung, ca. 500 ml pro Seite mit der 3 mm dicken Infiltrationskanüle, bis 2 cm über die angezeichneten Inzisionslinien hinaus. Nach entsprechender Einwirkzeit, Einbringen der Liposuktionskanüle und Liposuktion beidseits, welche über die Inzisionslinie hinaus konservativ durchgeführt wird. Hautinzision mit dem Skalpell entlang der eingezeichneten, ventralen Linie. Präparation direkt subkutan unter Schonung des N. cutaneus brachii medialis. Unter subtiler Blutstillung mit der bipolaren Pinzette Präparation nach dorsal und Mobilisierung des Hautweichteilmantels. Überprüfung des zu resezierenden Areals mittels Pinch-Test und Pitangui-Zange bei maximal gestrecktem Arm. Resektion der Hautweichteilüberschüsse mit dem Skalpell. Wiegen des Präparats und Dokumentation des Resektatgewichts. Ausgiebige Blutstillung bei Normotonie sowie Spülung mit Kochsalzlösung. Wundverschluss mittels dermalen Polyglactin-Einzelknopfnähten der Stärke 3-0, sodass sich die entstandenen Dog-Ears regulieren lassen. Fortlaufende Intrakutannaht mittels Poliglecapron-25 der Stärke 4-0. Gleiches Vorgehen auf der Gegenseite. Steriler Verband. Elastische Wicklung.

Verlegung in den Aufwachraum.

Nachbehandlung

Kompressionswäsche für insgesamt sechs Wochen.

Anmerkungen

- Die allgemeine Komplikationsrate beträgt ca. 40 %. Die häufigste Komplikation ist Serombildung. Die Anlage von Drainagen kann die Entstehung von Seromen nicht verhindern.
- In 2/3 der Fälle wird die Brachioplastik mit anderen ästhetischen Eingriffen kombiniert.
- Kombinationseingriffe und männliches Geschlecht stellen unabhängige Risikofaktoren für das Auftreten von Hämatomen dar.
- Die Anwendung von Kompressionswäsche wird grundsätzlich überall eingesetzt, wird jedoch nicht durch hochgradige Evidenz unterstützt.
- Die Wirksamkeit der Anwendung von Radiofrequenzenergie ist nicht durch überzeugende wissenschaftliche Evidenz belegt.

Literatur

Aljerian A, Abi-Rafeh J, Ramirez-GarciaLuna J, Hemmerling T, Gilardino MS (2022) Complications in Brachioplasty: A Systematic Review and Meta-Analysis. Plast Reconstr Surg 149(1):83–95

Hurwitz D (2014) Brachioplasty. Clin Plast Surg 41(4):745–751

Miotto G, Ortiz-Pomales Y (2018) Arm Contouring: Review and Current Concepts. Aesthet Surg J 38(8):850–860

Myers PL, Bossert RP (2019) Arm Contouring in the Massive-Weight-Loss Patient. Clin Plast Surg 46(1):85–90

Ormseth BH, Livermore NR, Schoenbrunner AR, Janis JE (2023) The Use of Postoperative Compression Garments in Plastic Surgery-Necessary or Not? A Practical Review. Plast Reconstr Surg Glob Open 11(9):e5293

Reed LS (2014) Brachioplasty with limited scar. Clin Plast Surg 41(4):753–763

Shermak MA (2014) Aesthetic refinements in body contouring in the massive weight loss patient: Part 2. Arms. Plast Reconstr Surg 134(5):726e-735e

Sisti A, Cuomo R, Milonia L, Tassinari J, Castagna A, Brandi C, Grimaldi L, D'Aniello C, Nisi G (2018) Complications associated with brachioplasty: a literature review. Acta Biomed 88(4):393–402

Swanson E (2022) A Systematic Review of Subsurface Radiofrequency Treatments in Plastic Surgery. Ann Plast Surg 89(3):274–285

4.3 Abdominoplastik

4.3.1 Mini-Abdominoplastik (ggf. mit Liposuktion)

Varianten Umbilicus-Floating-Mini-Abdominoplastik.

Indikation Cutis laxa im Bereich des Unterbauchs, eingezogene Sectionarbe.

Aufklärung Serombildung, tief sitzender Umbilicus.

Anzeichnung Anzeichnung im Stehen. Markierung einer horizontalen, ca. 20 cm langen Linie direkt oberhalb der Schambehaarung. Pinch-Test zur Bestimmung des zu resezierenden Überschusses. Fotodokumentation.

Operationsschritte

Operation in Allgemeinnarkose. Rückenlagerung mit Abpolsterung der Druckpunkte. Steriles Abwaschen und Abdecken des OP-Gebiets. Team-Timeout nach WHO-Checkliste.

Lokale Infiltration mit Kochsalzlösung, versetzt mit 12,5 ml Lidocain sowie 1:1.000.000 Adrenalin. Nach Einwirkungszeit erfolgt die vibrationsassistierte Liposuktion. Hautinzision entlang der Markierung und Präparation in die Tiefe mit der Nadelelektrode unter Mitnahme der darunterliegenden Sectionarbe. Darstellen der Scarpafaszie. Weitere Präparation in die Tiefe und Darstellen der anterioren Rektusfaszie. Mobilisieren des Unterbauchlappens bis auf Nabelniveau und Resektion des Überschusses nach vorheriger Überprüfung mit der Pitanguy-Zange. Subtile Blutstillung, bis Bluttrockenheit herrscht. Schichtweiser Wundverschluss mittels dermalen Polyglactin-Einzelknopfnähten der Stärke 3-0. Fortlaufende Intrakutannaht mittels Poliglecapron-25 der Stärke 3-0. Steriler Druckverband.

Verlegung in den Aufwachraum.

Anmerkungen

- Eine Mini-Abdominoplastik behandelt nur die überschüssige Haut im unteren Bauchbereich. Der Überschuss im oberen Bauchbereich bleibt unberührt.
- Ob dieses Verfahren als Abdominoplastik betrachtet werden kann, ist fraglich.

Literatur

Greminger RF (1987) The mini-abdominoplasty. Plast Reconstr Surg 79(3):356–365

O'Kelly N, Nguyen K, Gibstein A, Bradley JP, Tanna N, Matarasso A (2020) Standards and Trends in Lipoabdominoplasty. Plast Reconstr Surg Glob Open 8(10):e3144

Walgenbach KJ, Shestak KC (2004) "Marriage" abdominoplasty: body contouring with limited scars combining mini-abdominoplasty and liposuction. Clin Plast Surg 31(4):571–581

Wan D, Hubbard BA, Byrd HS (2019) Achieving Aesthetic Results in the Umbilical Float Mini-Abdominoplasty: Patient Selection and Surgical Technique. Plast Reconstr Surg 143(3):722–732

Wilkinson TS, Swartz BE (1986) Individual modifications in body contour surgery: the "limited" abdominoplasty. Plast Reconstr Surg 77(5):779–784

4.3.2 (Lipo)Abdominoplastik mit Nabelversetzung und Rektusplastik

Varianten Fleur-de-Lis-Abdominoplastik, Kombination mit Liposuktion.

Indikation Cutis laxa abdominis sowie lokalisierte Adipositas im Bauch- und Flankenbereich nach ausgeprägter Gewichtsabnahme.

Aufklärung Nachblutung, Serombildung (10–30 %), Wundheilungsstörung, Wunddehiszenz, Absterben des Bauchnabels, Fettgewebsnekrose, Folgeeingriffe, kraniale Migration der Narbe, Dog-Ears, Verbreiterung des Schamhügels.

Operationsschritte (Lipoabdominoplastik mit Nabeltransposition plus Rektusplastik)

Operation in Vollnarkose. Rückenlagerung mit Auslagerung beider Arme. Single-Shot-Antibiose. Steriles Abwaschen und Abdecken des Operationsgebiets. Team-Timeout. Anfrischen der Anzeichnung und Überprüfung der Symmetrie auch im Liegen.

Zunächst ca. 2 mm große Schnitte im kaudolateralen Bauchbereich beidseits zur Infiltration der Tumeszenzlösung. Ca. 3 l Tumeszenzlösung wird in die beiden markierten, abzusaugenden Regionen am Bauch und an den Flanken infiltriert. Einwirkzeit 20 min. Anschließend erfolgt die Fettabsaugung mit der Kanüle mit 4 mm Innendurchmesser. Kontrolle auf Symmetrie.

Anschließend erfolgt die untere bogenförmige Hautinzision entlang der präoperativen Anzeichnung von der Spina iliaca rechts bis zur Spina iliaca links verlaufend. Präparation in die Tiefe mit der Schere unter Koagulierung blutender Gefäße. Durchtrennung der Fascia subcutanea (Camper-Faszie) und weitere Präparation bis zur Fascia investiens abdominis. Weitere Präparation auf die Faszie bis ca. 2 cm kaudal des Bauchnabels unter Belassen einer dünnen Schicht Fettgewebe. Nun Heruntergehen auf die Rektusfaszie und die Bauchwandfaszien und tunnelförmige Präparation bis zum Xiphoid unter vorsichtigem spidelförmigem Ausschneiden des Nabels und Erhaltung der lateralen Perforatoren der Bauchwand. Annähern des Hautfettlappens und Exzision des redundanten Gewebes. Dies erfolgt in Beach-Chair-Position zur Maximierung des Straffungseffekts. Inspektion des Resektats, wobei es sich keinerlei Besonderheiten zeigen. Abgabe zum Abwiegen. Kontrolle auf Bluttrockenheit.

Es zeigt sich inspektorisch eine Rektusdiastase. Die Rektusränder werden medial nachgezeichnet. Durchführung einer zweischichtigen Rektusplastik mit Polydioxanon der Stärke 2-0 im Sinne einer Muskelraffung. Die Fadenenden werden dabei unter die anderen Nähte versenkt. Nochmalige Kontrolle auf Bluttrockenheit, welche gegeben ist. Es folgt die Festlegung der neuen Nabelposition und spindelförmiges Ausschneiden der Haut über dem Nabel. Ausdünnung des Fettgewebes um die neue Nabelposition. Einlage zweier 14-Ch-Redondrainagen. Ausleitung derselben nach medial. Provisorischer Wundverschluss mittels Klammernähten und Inspektion des Ergebnisses. Der kraniale Hautfettlappen lässt sich spannungsfrei an den kaudalen nähen. Im Z.n. ausgeprägter Gewichtsabnahme, zeigen sich Dog-Ears lateral beidseits, die sich nicht regulieren lassen. Entschluss zur Resektion. Hierdurch wird der Schnitt beidseits nach lateral um etwa 3 cm erweitert. Provisorischer Wundverschluss mit Klammernähten. Anschließend schichtweiser Wundverschluss nach Entfernung der Klammernähte. Fasziennaht mittels Polydioxanon der Stärke 2-0 in modifizierter Einzelknopftechnik unter erneuter Mitnahme der kaudalen Faszie vor dem Knoten, zur Vermeidung einer Narbenmigration nach kranial. Nun Subkutannähte mittels Polydioxanon der Stärke 2-0 und 3-0. Intrakutan fortlaufende Hautnaht mit Poliglecapron-25 der Stärke 4-0. Zuwendung zum Nabel. Der Nabel wird bilateral an der Rektusfaszie mit Polydioxanon der Stärke 4-0 fixiert und dann zweischichtig mit Poliglecapron-25 der Stärke 4-0 und 5-0 eingenäht. Er zeigt stets eine gute Perfusion.

Öffnen der Redondrainagen und Überprüfung der Dichtigkeit des Sogs. Anlage eines sterilen Verbands aus Steri-Strips, Schlitz- und Saugkompressen. Anziehen der Kompressionshose. Verlegung in den Aufwachraum.

Nachbehandlung
Kompressionswäsche für sechs Wochen.

Anmerkungen
- Die Präparation mit dem Skalpell zeigt im Vergleich zur monopolaren Diathermie weniger Serome und geringeren Drainageausfluss. Hinsichtlich Hämatomen, Wundinfektionen, Operationsdauer und Krankenhausaufenthaltsdauer gibt es keine Unterschiede.
- Es gibt keine ausreichende Evidenz für die Verwendung von Progressive-Tension-Sutures.
- Die Lipoabdominoplastik ist mit weniger Komplikationen verbunden als die traditionelle Abdominoplastik.
- Rektusdiastase: Die Absorbierbarkeit des verwendeten Nahtmaterials hat keinen Einfluss auf die Rezidivrate. Am häufigsten kommen nichtabsorbierbare Fäden zum Einsatz. Unter den absorbierbaren Materialien sind Polydioxanon und Polyglactin die am weitesten verbreiteten.
- Fleur-de-Lis-Abdominoplastik:
  - *Indikationen:* Patienten mit moderatem bis starkem Hautüberschuss und epigastrischer Laxität in vertikaler und horizontaler Achse, ggf. auch zur Revision oder Entfernung bestehender Narben.
  - *Kontraindikationen:* Bei Patienten, die mit der vertikalen Narbe nicht einverstanden sind, oder bei Patienten mit erhöhtem Risiko für Wundheilungsstörungen.

Literatur

Alhebshi ZA, Almawash AN, Albarkheel LB, Alzahrani HA, Albarrati AM, Alghamdi AE, Alshehri AA, Al Mazyad YN, Al Hindi A (2024) Comparing the Outcomes of Scalpel and Diathermocoagulation Dissection in Abdominoplasty: A Systematic Review and Meta-Analysis. Aesthetic Plast Surg 48(17):3413–3422

Ardehali B, Fiorentino F (2017) A Meta-Analysis of the Effects of Abdominoplasty Modifications on the Incidence of Postoperative Seroma. Aesthet Surg J 37(10):1136–1143

ElHawary H, Abdelhamid K, Meng F, Janis JE (2020) A Comprehensive, Evidence-Based Literature Review of the Surgical Treatment of Rectus Diastasis. Plast Reconstr Surg 146(5):1151–1164

Mitchell RT, Rubin JP (2014) The Fleur-De-Lis abdominoplasty. Clin Plast Surg 41(4):673–680

Rosenfield LK, Davis CR (2019) Evidence-Based Abdominoplasty Review With Body Contouring Algorithm. Aesthet Surg J 39(6):643–661

Salari N, Fatahi B, Bartina Y, Kazeminia M, Heydari M, Mohammadi M, Hemmati M, Shohaimi S (2021) The Global Prevalence of Seroma After Abdominoplasty: A Systematic Review and Meta-Analysis. Aesthetic Plast Surg 45(6):2821–2836.

Swanson E (2017) Quilting Sutures, Scarpa Fascia Preservation, and Meta-Analyses of Seroma Rates after Abdominoplasty. Plast Reconstr Surg Glob Open 5(7):e1429

Xia Y, Zhao J, Cao DS (2019) Safety of Lipoabdominoplasty Versus Abdominoplasty: A Systematic Review and Meta-analysis. Aesthetic Plast Surg 43(1):167–174

4.3.3 Unterer Bodylift (nach Lockwood) (Syn: Gürtellipektomie, Torsoplastik, Umfangslipektomie, zentraler Bodylift, zirkumferenzielle Abdominoplastik)

Varianten Gürtellipektomie (Abdominoplastik, laterale Oberschenkelstraffung, Gesäßstraffung), Kombination mit medialer Oberschenkelstraffung, Autoaugmentationsvariante, fast zirkumferenzieller unterer Bodylift (nach Swanson).

Indikation *Primäre OP:* Indikation Abdominoplastik (Abschn. 4.3.2) plus Gewebeüberschuss im Hüftbereich, am Oberschenkel, am Rücken und am Gesäß. *Re-OP* (Z.n. Abdominoplastik): persistierender vorderer Überschuss, Dog-Ears lateral, nichtdefinierte Taille, nichtdefinierter Pobereich.

Aufklärung S. Abdominoplastik (Abschn. 4.3.2), Nachblutung, Serombildung (20 %), Wundheilungsstörung, Wunddehiszenz (15–33 %), Hautnekrose (10 %), Folgeeingriffe, Thrombose/Embolie. Elongation der Glutealspalte (80 %).

Anzeichnung Die Anzeichnung erfolgt im Stehen. Markierung der Mittellinie. Ziehen des Gewebeüberschusses des Mons pubis nach kranial zum Simulieren der gestrafften Gewebeverhältnisse. Markierung einer horizontalen Linie, die ca. 1–2 cm kranial des Os pubis verläuft und sich beidseitig bis zur medialen Oberschenkelfalte erstreckt. Anschließend wird der abdominelle Pannus im Sinne eines vertikalen Vektors ergriffen, um die vorderen Resektionsgrenzen zu markieren. Zug des Pannus nach kraniomedial und Markierung der kaudalen Schnittführung als Erweiterung der Mons-pubis-Markierung bis ca. 1 cm kranial der Spina iliaca superior anterior. Pinchen des Gewebes mit gleichzeitigem Zug nach kaudomedial und Markierung der kranialen Inzisionslinie. Zuwenden lateral. Hier gleiches Vorgehen mit Pinchen des Überschusses und Markierung der lateralen Resektionsgrenzen im Sinne einer „Lazy-S-förmigen" Schnittführung. Zuwenden dorsal. Hier wird der Bereich gepincht und eine spindelförmige Resektion links markiert, die sich leicht über die Mittellinie hinaus erstreckt, sodass sie sich mit der Resektion der anderen Seite vereinigt.

Tipp: Im vorderen Bereich wird die endgültige Narbe deutlich näher an der kaudalen Markierung platziert. Im hinteren Bereich befindet sich die Narbe näher an der kranialen Markierung.

Operationsschritte (Gürtellipektomie mit vorderer Liposuktion)

Operation in Allgemeinnarkose. Kontrollierte Bauchlagerung mit Abpolsterung der Druckpunkte. Single-Shot-Antibiose. Steriles Abwaschen und Abdecken des Operationsgebiets. Team-Timeout. Anfrischen der Anzeichnung und Überprüfung der Symmetrie auch im Liegen.

Zuwendung zum Rücken. Beidseitige, kurvenförmige Hautinzision entlang der kranialen Markierungslinie. Durchtrennung des Subkutangewebes und Darstellen der Muskelfaszie. Suprafasziale Präparation von kranial nach kaudal unter subtiler Blutstillung. Überprüfung der kaudalen Resektionsgrenze. Sodann Umschneiden des Hautfettlappens. Komplettierung der Resektion. Abgabe zum Abwiegen. Ausgiebige Wundspülung. Kontrolle auf Bluttrockenheit, welche gegeben ist. Es wird auf eine Drainageanlage verzichtet. Schichtweiser Wundverschluss mit Polydioxanon der Stärke 2-0 und 3-0. Intrakutan fortlaufende Hautnaht mit Poliglecapron-25 der Stärke 4-0. Fotodokumentation. Anlage von Steri-Strips.

Kontrollierte Umlagerung des Patienten auf Rückenlagerung mit Auslagerung beider Arme. Erneutes Abwaschen und Abdecken des OP-Gebiets. Anfrischen der Anzeichnung und Überprüfung der Symmetrie im Liegen.

Zunächst Stichinzisionen im kaudolateralen Bauchbereich beidseits zur Infiltration der Tumeszenzlösung. Ca. 3 l Tumeszenzlösung wird in die beiden markierten, abzusaugenden Regionen am Bauch und an den Flanken infiltriert. Nach Abwarten der Einwirkzeit von 20 min erfolgt die Fettabsaugung mit der Kanüle mit einem Innendurchmesser von 4 mm.

Anschließend erfolgt die bogenförmige Hautinzision entlang der kaudalen Anzeichnung, die von der Spina iliaca rechts bis zur Spina iliaca links verläuft. Präparation in die Tiefe mit der Schere unter Koagulation blutender Gefäße. Durchtrennung der Fascia subcutanea (Camper-Faszie) und weitere Präparation bis zur Fascia investiens abdominis. Weitere Präparation auf die Faszie bis ca. 2 cm kaudal des Bauchnabels unter Belassen einer dünnen Schicht Fettgewebe. Danach Heruntergehen auf die Rektusfaszie und die Bauchwandfaszien mit vorsichtigem spindelförmigem Ausschneiden des Nabels. Tunnelförmige Präparation bis zum Xiphoid, unter Erhaltung der lateralen Perforatoren der Bauchwand. Annähern des Hautfettlappens und Exzision des redundanten Gewebes. Dies erfolgt in leichter Rumpfflexion, sodass keine Spannung auf die dorsale Wunde ausgeübt wird. Abgabe des Resektats zum Abwiegen. Ausgiebige Wundspülung und subtile Blutstillung, bis Bluttrockenheit herrscht.

Es zeigt sich inspektorisch eine Rektusdiastase. Die Rektusränder werden medial nachgezeichnet. Durchführung einer zweischichtigen Rektusplastik mit Polydioxanonnähten der Stärke 2-0 im Sinne einer Muskelraffung. Die Fadenenden werden dabei unter die anderen Nähte versenkt. Nochmalige Kontrolle auf Bluttrockenheit, welche gegeben ist. Es folgt die Festlegung der neuen Nabelposition und spindelförmiges Ausschneiden der Haut über dem Nabel. Ausdünnung des Fettgewebes um die neue Nabelposition. Einlage zweier 14-Ch-Redondrainagen. Ausleitung derselben nach medial. Provisorischer Wundverschluss mittels Klammernähten und Inspektion des Ergebnisses. Entschluss zum Verschluss. Zunächst Fasziennaht mittels Polydioxanon der Stärke 2-0 in modifizierter Einzelknopftechnik unter erneuter Mitnahme der kaudalen Faszie vor dem Knoten zur Vermeidung einer Narbenmigration nach kranial. Nun Subkutannähte mittels Polydioxanon der Stärke 2-0 und 3-0. Intrakutan fortlaufende Hautnaht mit Poliglecapron-25 der Stärke 4-0. Zuwendung zum Nabel. Der Nabel wird bilateral an der Rektusfaszie mit Polydioxanon der Stärke 4-0 fixiert und dann zweischichtig mit Poligle-capron-25 der Stärke 4-0 und 5-0 eingenäht. Er zeigt stets eine gute Perfusion.

Öffnung der Redondrainagen und Überprüfung der Dichtigkeit des Sogs. Anlage eines sterilen Verbands aus Steri-Strips, Schlitz- und Saugkompressen. Anziehen der Kompressionshose. Verlegung in den Aufwachraum.

Nachbehandlung
Kompressionswäsche für vier bis sechs Wochen. Körperliche Schonung für acht bis zwölf Wochen. Thromboseprophylaxe bis zur vollständigen Mobilisierung.

Anmerkungen
- Ziele der Operation:
  - *Bauch:* Die Beseitigung von herabhängendem Gewebe und Falten, die Schaffung einer flachen Kontur, die Wieder-herstellung einer nach vorn gerichteten Vulva bei Frauen und die Wiederherstellung eines vorderen Punkts für den Ab-gang des Penis bei Männern.
  - *Lateraler Rumpf:* Die Formung einer Sanduhrfigur mit einer Taillenverengung bei Frauen.
  - *Rücken:* Die Reduktion, ggf. Beseitigung von Rollengewebe am unteren Rücken, falls vorhanden, sowie die Schaf-fung einer Abgrenzung zwischen dem unteren Rücken und den Gesäßbacken.
- Die sog. Autoaugmentation mittels Transposition eines medial gestielten, deepithelisierten, adipodermalen Lappens von der Flanke nach gluteal über den M. gluteus maximus bietet keine objektivierbaren Vorteile im Sinne von glutealer Pro-jektion.
- Der subtotale *(near-circumferential)* untere Bodylift verzichtet auf die Vereinigung der Schnitte in der Mittellinie zur Vermeidung einer Elongierung der Glutealspalte.
- Die Anzeichnung im Stehen ist präziser im Sinne des Narbenverlaufs als die Anzeichnung im Liegen v. a. bei postbaria-trischen Patienten.
- Einige Autoren empfehlen, dass sich die Präparationsebene nach der Kontur der Patientin richtet. Bei überprojizierten Gesäßbacken sollte sie auf der Muskelfaszie erfolgen, bei unterprojizierten auf der oberflächlichen Faszie, um mög-lichst viel Fettgewebe zu erhalten.
- Der Nabel liegt selten exakt auf der Mittellinie und kann irreführend sein, wenn er als Orientierungspunkt verwendet wird.

Literatur
Aly A, Mueller M (2014) Circumferential truncal contouring: the belt lipectomy. Clin Plast Surg 41(4):765–774

Carloni R, De Runz A, Chaput B, Herlin C, Girard P, Watier E, Bertheuil N (2016) Circumferential Contouring of the Lower Trunk: Indications, Operative Techniques, and Outcomes – A Systematic Review. Aesthetic Plast Surg 40(5):652–668

Carloni R, Naudet F, Chaput B, de Runz A, Herlin C, Girard P, Watier E, Bertheuil N (2016) Are There Factors Predic-tive of Postoperative Complications in Circumferential Contouring of the Lower Trunk? A Meta-Analysis. Aesthet Surg J 36(10):1143–1154

Lockwood TE (1991) Transverse flank-thigh-buttock lift with superficial fascial suspension. Plast Reconstr Surg 87(6):1019–1027

Richter DF, Stoff A (2014 Oct) Circumferential body contouring: the lower body lift. Clin Plast Surg 41(4):775–788

Swanson E (2019) Near-circumferential Lower Body Lift: A Review of 40 Outpatient Procedures. Plast Reconstr Surg Glob Open 7(12):e2548

4.3.4 Umbilicusplastik

Varianten Umbilicusplastik, Umbilicusneoplastik: trianguläre Lappenplastik *(Syn: trikuspidal-/diamantförmige Lappen-plastik, Y-zu-V-Technik, „Mercedes-Benz-Technik")*, Tabaksbeutelnahtplastik, Vierlappenmethode, invertierte C-V-Lappen-plastik, rechteckige Lappenplastik (bei invertierter T-Abdominoplastik).

Indikation Fehlender Umbilicus im Z.n. Umbilikalhernie/ästhetischen Operationen.

Aufklärung Asymmetrie, Wundheilungsstörung, Folgeeingriffe.

Anzeichnung Das Anzeichnen erfolgt im Stehen. Markierung der Mittellinie sowie der neuen Mamillenposition, sodass das Verhältnis Xiphoid-Umbilicus/Umbilicus-Abdominalfalte 1,6 beträgt.

Operationsschritte (trianguläre Lappenplastik)

Operation in Allgemeinnarkose. Rückenlagerung mit Abpolsterung der Druckpunkte. Steriles Abwaschen und Abdecken des OP-Gebiets. Team-Timeout nach WHO-Checkliste.

Zuwenden zur beabsichtigen Neuposition des Nabels. Hier Markierung einer triangulären Lappenplastik, bestehend aus drei Lappen, im Sinne eines Mercedes-Zeichens. Hautinzision. Abpräparation und Entfernen des Subkutangewebes mit der Monopolaren. Präparation in die Tiefe und Darstellung der Faszie. Fixierung der Hautlappen auf die Faszie mit Polydioxa-non-Einzelknopfnähten der Stärke 4-0 im Sinne einer Y-V-Lappenplastik. Hautverschluss mit Polypropylen-Einzelknopf-nähten der Stärke 5-0. Steriler Verband.

Anmerkungen

- Ein vertikal orientierter Umbilicus mit supraumbilikaler Gewebeüberlappung wird häufig als ästhetischer wahrgenommen als ein horizontaler Umbilicus.
- Obwohl die Literatur zur idealen Größe des Nabels begrenzt ist, besteht ein Konsens zugunsten eines kleineren, vertikal ausgerichteten Nabels.
- Das Verhältnis *Xiphoid-Umbilicus/Umbilicus-Abdominalfalte* ist ein sehr zuverlässiges Maß für die Bestimmung der neuen Umbilicusposition.

Literatur

Fell C, Kachare MD, Moore A, Wilhelmi BJ (2023) Does Size Really Matter? A Review on How to Determine the Optimal Umbilical Size During an Abdominoplasty. Eplasty 23:e38

Guiotto M, Oranges CM, Cherubino M, Maruccia M, Tedeschi P, Kalbermatten DF, Raffoul W, di Summa PG (2024) Indications, outcomes, and complications of neoumbilical reconstruction: A systematic review. J Plast Reconstr Aesthet Surg 88:83–98

Sisti A, Huayllani MT, Boczar D, Restrepo DJ, Cinotto G, Lu X, Cuomo R, Grimaldi L, Nisi G, Forte AJ (2021) Umbilical Reconstruction Techniques: A Literature Review. Aesthetic Plast Surg 45(3):1078–1096

Southwell-Keely JP, Berry MG (2011) Umbilical reconstruction: a review of techniques. J Plast Reconstr Aesthet Surg 64(6):803–8

4.4 Crurale Dermolipektomie (Oberschenkelstraffung)

Varianten Vertikale Schnittführung (bei horizontalem, generalisiertem Hautweichteilüberschuss), horizontale Schnittführung (bei vertikalem, proximalem Hautweichteilüberschuss), T-Schnitt, L-Schnitt, Spiral-Thigh-Lift. Kombination mit gleichzeitiger Liposuktion, zweizeitiges Verfahren (Liposuktion sechs Monate nach der Straffung).

Indikation Cutis laxa cruris, ggf. postbariatrisch.

Aufklärung Postoperative Schmerzen, Hämatom (6 %), Anämie, Wundheilungsstörung (50 %), Infekt (15 %), Hautnekrose (5 %), Serombildung (25 %), Asymmetrie, Lymphödem, Lymphozele, Folgeeingriffe, hypertrophe Narbenbildung, Rezidiv der Cutis laxa, Thromboembolie (<1 %). *Zusätzlich bei horizontaler Schnittführung:* Absenken der Narbe, Ausweitung der Vulva, inadequater Straffungseffekt.

Anzeichnung Anzeichnung zuerst im Stehen. Ziehen der Haut der Oberschenkelinnenseite nach anterior und Markierung der Linie auf der Mitte der Oberschenkelinnenseite (innere Hosennaht). Die Linie stellt die Position der künftigen Narbe dar und ist nicht sichtbar, weder von vorne noch von hinten. Anschließend Pinch-Test und Markierung der hinteren und der vorderen Inzisionslinie, im Sinne einer spindelförmigen Resektion, bis direkt proximal des Knies. Zuwenden inguinal. Hier auch Pinch-Test und Markierung einer horizontalen Spindel zur Entfernung des vertikalen Überschusses. Anschließend Lagerung in der Froschbeinposition (Abduktion des Oberschenkels bei leicht gebeugtem Knie). Hier auch Pinch-Test und Überprüfung der Resektionsgrenzen. Fotodokumentation.

Spiral-Thigh-Lift Anzeichnung sowohl im Stehen als auch in Bauchlage. Abduktion des Oberschenkels in Bauchlage, um die laterale Beweglichkeit und das Ausmaß der lateralen Resektion zu beurteilen. Markierung einer Linie: vom unteren Gesäßfalte medial bis zum oberen inneren Oberschenkel, dann durch die Schambeuge und entlang der Leistenlinie bis zur Spina iliaca anterior superior und Crista iliaca über das Gesäß bis zum Os sacrum. Am Kreuzbein werden die Linien von der gegenüberliegenden Seite verbunden, wodurch ein V entsteht. Mit der Pinch-Methode wird das mögliche Hautresektionsvolumen geschätzt. Markierung eines dermalen Fettlappens aus der medialen Hälfte des supraglutealen Gewebes zur Deepithelisierung und 180°-Rotation im Sinne einer Autoaugmentation. Fotodokumentation.

Operationsschritte (L-Schnitt)
Operation in Allgemeinnarkose. Rückenlagerung mit Abpolsterung der Druckpunkte. Steriles Abwaschen und Abdecken des OP-Gebiets. Team-Timeout nach WHO-Checkliste. Single-Shot-Antibiose. Anfrischen der Anzeichnung mit sterilem Stift.

Stichinzision im Bereich der Resektionsfigur am medialen und ventralen Oberschenkel und Einbringen der Tumeszenzlösung, ca. 500 ml pro Seite, mit der 3 mm dicken Infiltrationskanüle. Nach entsprechender Einwirkzeit Einbringen der Liposuktionskanüle und Liposuktion am medialen und ventralen Oberschenkel beidseits. Hautinzision mit dem Skalpell entlang der präoperativ im Stehen eingezeichneten Linien inguinal sowie am medialen Rand des Oberschenkels. Präparation direkt subkutan unter Schonung der funktionellen Strukturen bzw. femoralen Gefäßnervenbündel und Belassen eines ausreichenden Fettmantels, um den Lymphabfluss nicht zu kompromittieren. Unter subtiler Blutstillung mit der bipolaren Pinzette Präparation von kaudal nach kranial und Mobilisierung des Hautweichteilmantels. Dann mittels Pinch-Test Bestimmen des zu resezierenden Areals sowohl in vertikaler als auch in horizontaler Richtung. Resektion der Hautweichteilüberschüsse mit dem Skalpell. Wiegen des Präparats und Dokumentation des Resektatgewichts. Ausgiebige Blutstillung bei Normotonie sowie Spülung mit Kochsalzlösung. Einlegen und Fixierung einer Redondrainage, welche nach distal ausgeleitet wird. Fixierung des L-Punkts an der Colles-Faszie zur Vermeidung eines Narbenabsenkens. Wundverschluss mittels dermalen Polyglactin-Einzelknopfnähten der Stärke 3-0. Fortlaufende Intrakutannaht mittels Poliglecapron-25 der Stärke 4-0. Gleiches Vorgehen auf der Gegenseite. Steriler Verband. Elastische Wicklung bis über das Becken.

Verlegung in den Aufwachraum.

Nachbehandlung
Kompressionswäsche für insgesamt sechs Wochen. Maximales Abduzieren der Oberschenkel vermeiden. Sekretionsmengengerechtes Entfernen der Redondrainagen. Thromboseprophylaxe mittels NMH bis zur vollständigen Mobilisierung.

Anmerkungen
- Die Aufklärung ist von großer Bedeutung, da die allgemeine Komplikationsrate der Operation 40–68 % beträgt.
- Eine optimale Korrektur des medialen Oberschenkels erfordert überwiegend einen horizontalen Zugvektor, wobei ein vertikaler Schnitt hinterlassen wird. Etwaige überschüssige Haut in vertikaler Richtung wird innerhalb der Leistenfalte entfernt.
- Die L-Technik wird der T-Technik vorgezogen, da sie ähnliche Korrekturergebnisse erzielt und gleichzeitig klassische Hautprobleme an der T-Naht-Stelle vermeidet.
- Horizontale Schnittführung:
  - Die Fettabsaugung erfolgt subfaszial im Bereich der Oberschenkelinnenseite und suprafaszial im Bereich des Resektionsmusters.
  - Die Fixierung am Periost des Os pubis stellt eine Alternative zur Fixierung an der Colles-Faszie dar.
  - Diese Methode reicht nicht aus, um die Oberschenkellaxität im mittleren und unteren Drittel der medialen Oberschenkelregion zu korrigieren.
- Auf eine tiefe Präparation mit aggressiver Resektion des Fettgewebes sollte aufgrund des Risikos einer Beeinträchtigung des Lymphabflusses verzichtet werden.

Literatur

Bertheuil N, Carloni R, De Runz A, Herlin C, Girard P, Watier E, Chaput B (2016) Medial thighplasty: Current concepts and practices. Ann Chir Plast Esthet 61(1):e1–e7

Michaels J (2019) Vertical Medial Thigh Contouring. Clin Plast Surg 46(1):91–103.

Sisti A, Cuomo R, Zerini I, Tassinari J, Brandi C, Grimaldi L, D'Aniello C, Nisi G (2015) Complications Associated With Medial Thigh Lift: A Comprehensive Literature Review. J Cutan Aesthet Surg 8(4):191–197

Sozer SO, Agullo FJ, Palladino H (2008) Spiral lift: medial and lateral thigh lift with buttock lift and augmentation. Aesthetic Plast Surg 32(1):120–155

Susini P, Marcaccini G, Cuomo R, Grimaldi L, Nisi G (2024) Thighs lift in the post-bariatric patient – A systematic review. J Plast Reconstr Aesthet Surg 98:357–372

4.5   Waden-Contouring

4.5.1   Wadenvergrößerung mit Silikonimplantaten

Varianten Subfasziale Implantatlage, submuskuläre Implantatlage.

Indikation Ästhetische Indikation, Hypoplasie M. gastrocnemius, Genu valgum, Genu varum, Beinasymmetrie (angeboren oder nach Trauma).

Aufklärung Wunddehiszenz (0,6 %), Serom (2–4 %), Sensibilitätsstörung (0,3 %), Kapselfibrose (0,2 %), unnatürliches Ergebnis, Implantat sichtbar/tastbar, Implantatinfekt (0,2 %), Implantatmalposition/-wanderung (0,6 %), Implantatruptur (0,1 %), Folgeeingriffe, nekrotisierende Fasziitis (0,2 %), Kompartmentsyndrom (0,1 %).

Anzeichnung Markierung der Mittellinie der Wade, basierend auf der Position der Achillessehne mit dem Patienten im Stehen, vorzugsweise auf einer Art Podest. Messen der Durchmesser der Waden an drei Stellen: unterhalb der Tibiakondylen, an der breitesten Stelle und 10 cm oberhalb des lateralen Malleolus. Danach Markierung der kaudalen Begrenzung beider Köpfe des M. gastrocnemius mit dem Patienten auf den Zehenspitzen stehend. Anschließend Markierung einer 5 cm langen Inzision in der Kniekehlfalte. Bei Kniekehlfalten unterschiedlicher Höhe, dient der Malleolus als Referenzpunkt zur Bestimmung der Implantatlage.

Operationsschritte (subfasziale Implantatlage, medial)
Operation in Allgemeinnarkose. Kontrollierte Bauchlagerung mit Abpolsterung der Druckpunkte. Steriles Abwaschen und Abdecken des OP-Gebiets. Team-Timeout nach WHO-Checkliste.

Zuwenden zur linken Kniekehle. Hier Infiltration von ca. 50 ml Lidocainlösung 1 %, 1:100.000 versetzt mit Adrenalin, zur Hydrodissektion. Horizontale Hautinzision über der Markierung in der Kniekehlfalte und Präparation in die Tiefe. Darstellung der Fascia cruris. Horizontale Inzision der Faszie etwa 3 cm unterhalb der Hautinzision. Stumpfe Abpräparation der Faszie vom unterliegenden Epimysium zur Schaffung einer medialen subfaszialen Tasche unter sicherer Schonung der A. suralis, der V. saphena parva und der Äste des N. suralis. Der untere Rand des M. gastrocnemius stellt die kaudale Begrenzung der Tasche dar. Digitale Überprüfung der Tasche. Subtile Blutstillung, bis Bluttrockenheit herrscht. Problemloses Einbringen eines 110 cc großen Silikonimplantats. Überprüfung der korrekten Implantatposition, sodass das kraniale Ende des Implantats mindestens 5 cm unterhalb der Hautinzision zu liegen kommt. Verschluss der Tasche mittels Polyglactin-Einzelknopfnähten der Stärke 3-0. Hautverschluss mittels Poliglecapron 25 der Stärke 3-0 intrakutan fortlaufend. Zuwenden rechts. Hier gleiches Vorgehen. Überprüfung der Symmetrie. Steriler Verband.

Aufhebung der Lagerung. Verlegung in den Aufwachraum.

Nachbehandlung
Nicht standardisiert. Schonung für sieben bis zehn Tage, Antikoagulation, Kompressionsstrümpfe für sechs Wochen.

Anmerkungen

- Die Wadenimplantate bestehen aus einer dicken Silikonhülle mit glatter Oberfläche, die mit hoch kohäsivem Silikongel gefüllt ist.
- Oft wird das Prozedere wiederholt und die Implantate werden gegen größere ausgetauscht. Die Obergrenze liegt bei 220cc/Sitzung (also beide Köpfe). Optimales Intervall zwischen den Sitzungen: drei Monate.
- Die Wadenimplantate sind Einmalprodukte! Das Wiederverwenden des Implantats der ersten Sitzung bei der zweiten Sitzung für den anderen Kopf (Implantatrecycling) stellt einen Kunstfehler dar.
- Die subfasziale Implantatplatzierung ist eine zuverlässige und leicht reproduzierbare Technik mit einer geringen Komplikationsrate. Die submuskuläre Implantatplatzierung stellt auch eine effektive Lösung dar, da die Implantate nicht tastbar sind.

Literatur

Andjelkov K, Atanasijevic TC, Popovic VM, Colic M, Llull R (2021) Safe Composite Calf Augmentation: A Staged Procedure. Aesthet Surg J 41(2):NP26-NP35

Escandón JM, Sweitzer K, Amalfi AN, Mohammad A, Ciudad P, Manrique OJ (2022) Calf augmentation and volumetric restoration: A systematic review and meta-analysis. J Plast Reconstr Aesthet Surg 75(9):3551–3567

Melita D, Innocenti A (2019) Surgical Calf Augmentation Techniques: Personal Experience, Literature Review and Analysis of Complications. Aesthetic Plast Surg 43(4):973–979

Niechajev I, Krag C (2017) Calf Augmentation and Restoration: Long-Term Results and the Review of the Reported Complications. Aesthetic Plast Surg 41(5):1115–1131

4.5.2 Wadenverkleinerung (Resektion M. gastrocnemius)

Varianten Resektion Caput mediale, Resektion Capita mediale et laterale, subtotale Resektion Caput mediale mit superomedialer Transposition des verbleibenden Muskels, endoskopisches Vorgehen mit Singleinzision, Kombination mit selektiver Neurektomie ggf. Liposuktion.

Indikation Ästhetische Indikation, Hypertrophie M. gastrocnemius bei intaktem M. soleus.

Aufklärung Asymmetrie, Serom, Hämatom, Verletzung N. peroneus, Verletzung N. tibialis, Bewegungseinschränkung, Sensibilitätsstörung.

Operationsschritte (Resektion Caput mediale et laterale)

Operation in Allgemeinnarkose. Kontrollierte Bauchlagerung mit Abpolsterung der Druckpunkte. Anlage einer Blutsperre an beiden proximalen Oberschenkeln. Steriles Abwaschen und Abdecken des OP-Gebiets. Team-Timeout nach WHO-Checkliste. Verwendung eines Standardsiebs chirurgischer Instrumente, ergänzt durch einen großen Langenbeck-Haken (59 × 25 mm), der aus einem tropfenförmigen Griff und einem angewinkelten, L-förmigen Arbeitsteil besteht.

Zuwenden zur linken Kniekehle. Aufblasen der Blutsperren auf einen Druck von 250–280 mmHg unmittelbar vor dem Hautschnitt. Markierung entlang der Kniekehlfalte über eine Länge von 6 cm, beginnend etwa 2 cm medial der Mittellinie und nach lateral verlaufend. Infiltration einer 1 % Lidocainlösung, 1:100.000 versetzt mit Adrenalin, als Hydrodissektion. Hautinzision und Präparation in die Tiefe. Darstellen der Fascia cruris. Inzision der Faszie und Freilegung des Caput mediale des M. gastrocnemius unter sicherer Identifizierung und Schonung der V. saphena parva sowie des N. cutaneus surae medialis. Präparation im Raum zwischen der oberflächlichen Faszie und dem Muskel. Stumpfe Abpräparation des Caput mediale des M. gastrocnemius von der Fascia cruris und dem M. soleus mit dem tropfenförmigen Griff des Langenbeck-Hakens. Diese gelingt erschwert. Digitales Abtasten zur Überprüfung der vollständigen Mobilisierung des Muskels.

Zuwenden zum Unterschenkel am Übergang vom mittleren zum distalen Drittel. Hier ca. 2 cm lange Längsinzision. Darstellung und Durchtrennung der Insertion des M. gastrocnemius an der Achillessehne mit der Schere. Externe Vorschiebung des zu resezierenden Muskelbauchs von kaudal nach kranial mit den Daumen. Herausziehen des abgetretenen Muskels durch die Kniekehlinzision. Identifizierung des neurovaskulären Bündels unter Lupenvergrößerung und sorgfältige Ligatur. Durchtrennung des Muskelkopfs mit Elektrokauter etwa 1–2 cm kaudal seines Ursprungs. Wägung des resezierten Muskelgewebes und Versendung zur histologischen Untersuchung zur Analyse von Fett- und Bindegewebsanteilen. Anschließend Durchführung des gleichen Verfahrens für den lateralen Muskelkopf. Hier sorgfältige Identifizierung und Schonung des N. peroneus, der lateral entlang des lateralen Kopfs bis ca. 9 cm kaudal der Kniekehlfalte verläuft. Öffnen der Blutsperre. Subtile Blutstillung, bis Bluttrockenheit herrscht. Ausgiebige Wundspülung. Faszienverschluss mittels Polyglactin-Einzelknopfnähten der Stärke 4-0 nach Anlage und Fixierung einer 14Ch-Redondrainage. Schichtweiser Verschluss des Subkutangewebes mit Polyglactin-Einzelknopfnähten der Stärke 4-0. Hautverschluss mit Poliglecapron-25 der Stärke 4-0 intrakutan fortlaufend. Zuwenden rechts. Hier gleiches Vorgehen. Überprüfung der Symmetrie. Anlage eines sterilen Verbands sowie einer Unterschenkelschiene.

Nachbehandlung

Beinhochlagerung am ersten postoperativen Tag. Entlassung am zweiten postoperativen Tag mit Drainage und Empfehlung, für zwei Wochen mit Krücken zu gehen. Drainageentfernung am siebten bis zehnten Tag bei Fördermenge <20 ml/Tag. Ersetzen der elastischen Bandage durch ein elastisches Kleidungsstück. Regelmäßiger Wechsel der Wundverbände. Strukturierte Physiotherapie mit schrittweiser Umstellung auf belastende Aktivitäten sowie Übungen zur Wiederherstellung der Stärke und Funktion. Wiedervorstellung nach einer, zwei, vier und acht Wochen zur Überwachung des Heilungsprozesses und Messung des Wadenumfangs.

Anmerkungen

- *Relevante Anatomie:*
  - Der Abstand vom Abzweigungspunkt des Asts des N. tibialis für das Caput laterale zum nächstgelegenen Punkt des N. peroneus beträgt in der Kniekehlregion 2,5 cm.
  - Der M. soleus macht 40 % der Muskelmasse der Waden aus.
- Die Resektion des medialen Muskelkopfs führt zu einer Reduktion des Wadenumfangs um 9 %, während die Entfernung des lateralen Muskelkopfs eine Reduktion um 5 % bewirkt.
- Klassifikation der Wadenhypertrophie: leicht bei maximalem Umfang <34 cm, mittelschwer bei 34–38 cm und schwer bei >38 cm.
- Bei 46 % der Fälle liegt eine kombinierte Hypertrophie von Muskel- und Fettgewebe vor.

Literatur

Fan J, Huang R, Yang J, Zhang T, Zeng Y, Su Z (2022) Medial gastrocnemius resection for calf reduction by using a popliteal mini-incisional approach in Asians. J Plast Reconstr Aesthet Surg 75(9):3568–3573

Hsu H, Lee JT (2022) Single Incision Endoscope-Assisted Gastrocnemius Muscle Resection for Calf Hypertrophy: Analysis of 300 Cases. Aesthet Surg J 42(9):1032–1040

Hsu H, Lee JT (2022) Simultaneous calf reduction and contouring with customized differential subtotal gastrocnemius resection and muscle transposition: Analysis of 200 cases. J Plast Reconstr Aesthet Surg 75(12):4464–4472

Hwang K, Jin S, Hwang JH, Han SH (2008) Proximity of the common peroneal nerve to the tibial nerve entering the gastrocnemius muscle: the implications for calf reduction. Aesthetic Plast Surg 32(1):116–119

Lemperle G, Exner K (1998) The resection of gastrocnemius muscles in aesthetically disturbing calf hypertrophy. Plast Reconstr Surg 102(6):2230–2236

Park SH, Kim JH, Lee JW, Jeong HS, Suh IS (2018) Simultaneous Use of Selective Neurectomy With Liposuction for Calf Reduction in Asians. Aesthet Surg J 38(5):529–537

5.1 Defektdeckung mittels lokalen Lappenplastiken

5.1.1 Cross-Finger-Lappenplastik (nach Cronin)

Indikation Palmare Weichteildefekte der Langfinger (Phalanx proximalis und Phalanx medialis), nach palmar schräg verlaufende Fingerkuppendefekte.

Varianten Modifizierte Cross-Finger-Lappenplastik mit schmalem Stiel für Defekte >4 cm (nach Chen), innervierte (mikrochirurgisch resensibilisierte) Cross-Finger-Lappenplastik nach Berger-Meissl.

Aufklärung Zweizeitiges Vorgehen, Vollhauttransplantation, Einsteifungen, Sensibilitätsstörung.

Operationsschritte

Operation in Allgemeinnarkose/Plexusanästhesie/Oberstanästhesie. Rückenlagerung mit Auslagerung der zu operierenden Extremität auf einem Armtisch nach Abpolsterung der Druckpunkte. Steriles Abwaschen und Abdecken des OP-Gebiets. Team-Timeout nach WHO-Checkliste. Die zu operierende Seite lässt sich anhand des vorliegenden Defekts identifizieren.

Zuwenden zum verletzten Finger. Zunächst Inspektion des Befunds. Es besteht ein 1,5×2 cm großer, volarer Defekt am Mittelglied. Entschluss zur Defektdeckung mittels Cross-Finger-Lappenplastik vom benachbarten Mittelfinger.

Markierung eines Hautlappens auf der dorsalen Seite des Spenderfingers unter Berücksichtigung der funktionellen Einheiten des Fingerrückens. Der markierte Lappen wird von der mediolateralen Linie abgegrenzt. Vorsichtiges Umschneiden des Lappens und Beginn der Präparation über dem Peritendineum der Streckaponeurose von distal nach proximal zum verletzten Finger hin. Subtile Blutstillung. Nach ausreichender Lappenmobilisierung Drehung des Lappens an seinem Hautstiel um 180°. Einschwenken des Lappens in den Defekt, welcher sich vollständig de-

cken lässt, sodass Spielraum zwischen beiden Fingern bleibt. Kontrolle auf Bluttrockenheit, welche gegeben ist. Spannungsfreie Fixierung des Lappens mittels Polypropylen-Einzelknopfnähten der Stärke 4-0. Der Lappen zeigt sich stets gut perfundiert. Anschließend Zusammennähen beider Finger zur Entlastung des Lappenstiels mittels zweier Polyester-Einzelknopfnähte der Stärke 3-0. Der Hebedefekt lässt sich nicht verschließen. Entschluss zur Vollhauttransplantation vom ipsilateralen Oberarm zum Verschluss des Hebedefekts und des nicht defektdeckenden Lappenanteils. Zuwenden zum distalen Oberarm und Entnahme eines spindelförmigen, 2×4 cm großen Hauttransplantats. Primärer, spannungsfreier Verschluss der Entnahmestelle mittels Poliglecapron-25-Einzelknopfnähten der Stärke 4-0 nach vorheriger Dehnungsplastik. Annähen des Transplantats mit Poliglecapron-25-Einzelknopfnähten der Stärke 4-0. Vorlegen von Polyglactin-Einzelknopfnähten der Stärke 3-0 zur Anlage eines Überknüpfverbands. Auflegen von Fettgaze und Kompressen. Einknüpfung zur Kompression des Hauttransplantats. Steriler Verband mit Anlage von Mullkompressen zwischen den beiden fixierten Langfingern sowie einer volaren Zweifingerschiene.

Aufhebung der Lagerung. Verlegung in den Aufwachraum.

Nachbehandlung

Ruhigstellung mit der Schiene, Krankengymnastik ab dem vierten bis sechsten postoperativen Tag, Durchtrennung des Lappenstiels in zwei bis drei Wochen, danach intensive Krankengymnastik.

Anmerkungen

- Kriterium der Wahl des Spenderfingers bei Mittel- und Ringfingerdefekten ist die günstige Immobilisierungsposition.
- Die dorsalen Äste der A. digitalis palmaris propria, die den Lappen versorgen, haben einen relativ konstanten Verlauf, sodass der Stiel viel schmaler gemacht werden kann.

- Bei der mikrochirurgisch resensibilisierten Cross-Finger-Lappenplastik nach Berger-Meissl wird eine Koaptation des Stumpfs des N. digitalis palmaris proprius mit dem auf der gegenüberliegenden Seite der Lappenbasis verlaufenden R. dorsalis des N. digitalis palmaris proprius durchgeführt.

Literatur

Berger A, Meissl G (1975) Innervated skin grafts and flaps for restoration of sensation to anesthetic areas. Chirurgia plastica 3(1):33–37

Chakraborty SS, Sahu RK, Acharya S, Goel AD, Midya M, Kotu S (2023) Donor Finger Morbidity in Cross-Finger Flap: A Systematic Review and Meta-Analysis. Indian J Plast Surg 56(3):201–207

Chen C, Tang P, Zhang L (2015) Reconstruction of a large soft-tissue defect in the single finger using the modified cross-finger flap. J Plast Reconstr Aesthet Surg 68(7):990–994

Cohen BE, Cronin ED (1983) An innervated cross-finger flap for fingertip reconstruction. Plast Reconstr Surg 72(5):688–697

Cronin TD (1951) The cross finger flap: a new method of repair. Am Surg 17(5):419–425

Wilhelm K, Putz R, Hierner R, Giunta RE (1997) Lappenplastiken in der Handchirurgie. Urban & Schwarzenberg, München. S 102–103

5.1.2 Reverse Cross-Finger-Lappenplastik (nach Pakiam)

Indikation Dorsale Weichteildefekte der Langfinger, ggf. Avulsionsverletzungen mit Nagelbett- sowie Strecksehnenbeteiligung.

Aufklärung Zweizeitiges Vorgehen, Vollhauttransplantation, Einsteifungen, Epithelzystenbildung.

Operationsschritte

Operation in Allgemeinnarkose/Plexusanästhesie/Oberstanästhesie. Rückenlagerung mit Auslagerung der zu operierenden Extremität auf einem Armtisch nach Abpolsterung der Druckpunkte. Steriles Abwaschen und Abdecken des OP-Gebiets. Team-Timeout nach WHO-Checkliste. Die zu operierende Seite lässt sich anhand des vorliegenden Defekts identifizieren.

Zuwenden zum verletzten Finger. Zunächst Inspektion des Befunds. Es besteht ein 1,5×2 cm großer, dorsaler Mittelglieddefekt mit freiliegender Strecksehne. Entschluss zur Defektdeckung mittels reverser Cross-Finger-Lappenplastik vom benachbarten Mittelfinger.

Markierung eines Hautlappens auf der dorsalen Seite des Spenderfingers, unter Berücksichtigung der funktionellen Einheiten des Fingerrückens. Der markierte Lappen wird von der mediolateralen Linie abgegrenzt und ist ca. 1 cm länger und 5 mm breiter als der Defekt. Vorsichtiges Umschneiden des Lappens und Beginn der Präparation über dem Peritendineum der Streckaponeurose von distal nach proximal zum verletzten Finger hin. Subtile Blutstillung. Anschließend Abpräparation des Subkutangewebes von der Kutis mit Ligatur der Venen, sodass zwei Lappen entstehen. Nach ausreichender Lappenmobilisierung Drehung des Subkutangewebelappens an seinem Stiel um 180°. Einschwenken des Lappens in den Defekt, welcher sich vollständig decken lässt, sodass Spielraum zwischen beiden Fingern bleibt. Kontrolle auf Bluttrockenheit, welche gegeben ist. Spannungsfreie Fixierung des Lappens mittels Poliglecapron-25-Einzelknopfnähten der Stärke 4-0. Entschluss zur Vollhauttransplantation des Defekts vom ipsilateralen Oberarm auf den Subkutangewebelappen. Zuwenden zum distalen Oberarm und Entnahme eines spindelförmigen, 2×4 cm großen Hauttransplantats. Primärer, spannungsfreier Verschluss der Entnahmestelle mittels Poliglecapron-25-Einzelknopfnähten der Stärke 4-0 nach vorheriger Dehnungsplastik. Annähen des Transplantats mit Polydioxanon-Einzelknopfnähten der Stärke 6-0. Zur Druckvermeidung des Subkutangewebelappens wird auf einen Überknüpfverband verzichtet. Zuwenden zum Spenderfinger. Rückverlagerung des Hautlappens und spannungsfreier Verschluss mittels Poliglecapron-25-Einzelknopfnähten der Stärke 4-0. Vorlegen von Polyglactin-Einzelknopfnähten der Stärke 3-0 zur Anlage eines Überknüpfverbands. Auflegen von Fettgaze und Kompressen und Einknüpfung zur Kompression der Hebestelle. Anschließend Zusammennähen beider Finger zur Entlastung des Lappenstiels mittels zweier Polyester-Einzelknopfnähte der Stärke 3-0. Steriler Verband mit Anlage von Mullkompressen zwischen den beiden fixierten Langfingern sowie einer volaren Zweifingerschiene.

Aufhebung der Lagerung. Verlegung in den Aufwachraum.

Nachbehandlung

Ruhigstellung mit der Schiene, Krankengymnastik ab dem vierten und sechsten postoperativen Tag, Durchtrennung des Lappenstiels in zwei Wochen, danach intensive Krankengymnastik.

Anmerkungen

- Kriterium der Wahl des Spenderfingers bei Mittel- und Ringfingerdefekten ist die günstige Immobilisierungsposition.
- Ein Überknüpfverband wird nur am Spenderfinger angelegt.
- Der Lappen kann auch bei Knopflochdeformität mit minderwertiger Hautqualität über dem PIP-Gelenk nach Verbrennung oder Avulsionsverletzung angewendet werden.

Literatur

Atasoy E (1982) Reversed cross-finger subcutaneous flap. J Hand Surg Am 7(5):481–483

Atasoy E (2016) The Reverse Cross Finger Flap. J Hand Surg Am 41(1):122–1228

Pakiam AI (1978) The reversed dermis flap. Br J Plast Surg 31(2):131–135

Wilhelm K, Putz R, Hierner R, Giunta RE (1997) Lappenplastiken in der Handchirurgie. Urban & Schwarzenberg, München. S 104–105

5.1.3   Venkataswami-Lappenplastik (neurovaskuläre trianguläre Insellappenplastik nach Venkataswami-Subramanian)

Indikation
Nach palmar schräg oder transversal verlaufende Fingerkuppendefekte mit Verlust bis 2/3 des Endglieds.

Aufklärung
Einsteifung PIP-Gelenk, Sensibilitätsverlust, Kälteintoleranz.

Operationsschritte
Operation in Allgemeinnarkose/Plexusanästhesie/Oberstanästhesie. Rückenlagerung mit Auslagerung der zu operierenden Extremität auf einem Armtisch nach Abpolsterung der Druckpunkte. Steriles Abwaschen und Abdecken des OP-Gebiets. Team-Timeout nach WHO-Checkliste. Die zu operierende Seite lässt sich anhand des vorliegenden Defekts identifizieren.

Zuwenden zum verletzten Finger. Zunächst Inspektion des Befunds. Es besteht ein ca. 1,5 × 2 cm schräg nach palmar verlaufender Defekt. Bei negativem Allen-Test am betroffenen Finger Entschluss zur Defektdeckung mittels triangulärer Insellappenplastik nach Venkataswami.

Markierung eines triangulären Lappens, sodass der Defektrand die Dreiecksbasis darstellt. Die Dreiecksspitze wird entlang der mediolateralen Linie und dorsal zum Gefäß-Nerven-Bündel positioniert. Da die Länge des Lappens dabei doppelt so groß sein soll wie die Basis des Dreiecks, reicht der Hautlappen bis zur proximalen Mittelphalanx. Vorsichtiges Umschneiden des Lappens und Beginn der Präparation distal. Ablösung des Lappens von der Beugesehnenscheide und Fortführung der Präparation nach proximal unter Mitnahme des Gefäß-Nerven-Bündels auf der Seite der Längsinzision. Subtile Blutstillung. Nach ausreichender Lappenmobilisierung Einschwenken des Lappens in den Defekt, welcher sich vollständig decken lässt. Kontrolle auf Bluttrockenheit, welche gegeben ist. Spannungsfreie Fixierung des Lappens mittels Polypropylen-Einzelknopfnähten der Stärke 4-0 von proximal nach distal bis zum lateralen Nagelwallbereich reichend, nach vorherigem Verschluss des Hebedefekts im Sinne einer V-Y-Technik. Im Fingerspitzenbereich Lappenfixierung mittels einer intraossär platzierten Kanüle. Der Lappen zeigt sich stets gut perfundiert. Steriler Verband.

Aufhebung der Lagerung. Verlegung in den Aufwachraum.

Nachbehandlung
Frühzeitige Krankengymnastik, ggf. Extensionsschiene zur Vermeidung der Beugekontraktur.

Anmerkungen
- Nur die nichtdominanten Fingerkuppenanteile (Zeige- und Mittelfinger: ulnare Seite, Ring- und Kleinfinger: radiale Seite) als Spendergebiete verwenden.
- Gute Option bei Defektgrößen von 2 × 1,5 cm bis 2,5 × 2 cm.
- Bei größeren Defekten wird der Lappen nach proximal erweitert mit ggf. der Notwendigkeit der Verödung der Arterie des benachbarten Fingers zum Streckengewinn oder eines Hauttransplantats aus dem ipsilateralen Unterarm zum Verschluss des Hebedefekts.
- Der Lappen oft reicht nicht, um die ganze Pulpa mit Haut zu decken, besonders bei Defekten, die nach dorsal reichen.

Literatur
Adani R, Busa R, Castagnetti C, Bathia A, Caroli A (1997) Homodigital neurovascular island flaps with „direct flow" vascularization. Ann Plast Surg 38(1):36–40

Borman H, Maral T, Tancer M (2000) Fingertip reconstruction using two variations of direct-flow homodigital neurovascular island flaps. Ann Plast Surg 45(1):24–30

Venkataswami R, Subramanian N (1980) Oblique triangular flap: a new method of repair for oblique amputations of the fingertip and thumb. Plast Reconstr Surg 66(2):296–300

5.1.4 Reverse Dorsal-Metakarpalarterien-(DMCA-)Insellappenplastik (nach Maruyama)

Varianten Delayvariante bei venöser Stauung, distal gestielte DMCA-Perforator-Insellappenplastik (nach Quaba und Davison, perforatorbasiert), extendierte reverse DMCA-Insellappenplastik (nach Karacalar und Özcan).

Indikation Streckseitige Weichteildefekte D2–D4 bis zur Endgelenkhöhe, beugeseitige Weichteildefekte der distalen Hohlhandregion.

Aufklärung Lappen(teil)nekrose (20 %), Sensibilitätsstörung, Folgeeingriffe (Revision, Rekonstruktion des Connexus intertendineus).

Operationsschritte
Operation in Allgemeinnarkose/Plexusanästhesie. Rückenlagerung mit Auslagerung der zu operierenden Extremität auf einem Armtisch nach Abpolsterung der Druckpunkte. Steriles Abwaschen und Abdecken des OP-Gebiets. Team-Timeout nach WHO-Checkliste. Die zu operierende Seite ist markiert und lässt sich auch anhand des vorliegenden Defekts identifizieren.

Zuwenden zur betroffenen Hand. Zunächst Inspektion des Befunds. Es besteht ein ca. 1,5×2 cm großer Hautweichteildefekt (D2) dorsal über dem PIP-Gelenk ohne Sehnenbeteiligung. Entschluss zur DMCA-Lappenplastik. Markierung eines 2 cm breiten Lappens entlang der Achse der Metakarpalarterie mit Schwerpunkt über dem Intermetakarpalraum. Aufsuchen des Gefäßstiels in Höhe des Lig. metacarpale transversum profundum mittels Dopplergerät. Nach Auffinden und sicherer Schonung des Stiels Umschneiden des adipokutanen Lappens. Die Präparation erfolgt von proximal nach distal unter möglichst proximalem Ligieren sämtlicher Hautvenen und Nerven. Hierbei Erhalten des Paratendineums. Inzision der Faszie des M. interosseus dorsalis II auf den angrenzenden Metakarpalia, sodass die A. metacarpalis dorsalis II miterfasst wird. Durchtrennung des Connexus intertendineus und Fortsetzung der Präparation bis zur dorsalen Seite der Kommissur. Subtile Blutstillung. Nach ausreichender Lappenmobilisierung 180°-Drehung und Einschwenken des Lappens in den Defekt, welcher sich vollständig decken lässt. Kontrolle auf Bluttrockenheit, welche gegeben ist. Spannungsfreie Fixierung des Lappens mittels Polypropylen-Einzelknopfnähten der Stärke 4-0 von proximal nach distal nach vorherigem Verschluss des Hebedefekts im Sinne einer großflächigen Dehnungsplastik. Der Lappen zeigt sich stets gut perfundiert. Steriler Verband.

Aufhebung der Lagerung. Verlegung in den Aufwachraum.

Nachbehandlung
Frühzeitige Krankengymnastik.

Anmerkungen
- Die Anatomie zeigt eine abnehmende Konstanz von radial nach ulnar: bei der DMCA II (zwischen dem 2. und 3. Mittelhandknochen) in 97 % der Fälle, bei der DMCA III (zwischen dem 3. und 4. Mittelhandknochen) in 93 % und bei der DMCA IV (zwischen dem 4. und 5. Mittelhandknochen) in 33 %.
- *Reverse DMCA-Insellappenplastik nach Maruyama (43 % aller Fälle):*
  - Venöse Stauung 8 %, partielle Lappennekrose 5 %, komplette Lappennekrose 1 %.
- *Distal-gestielte DMCA-Perforator-Insellappenplastik nach Quaba-Davison (47 % aller Fälle):*
  - Der Quaba-Davison-Lappen nutzt nur die fasziokutanen Äste der dorsalen Metakarpalarterie, im Gegensatz zum Maruyama-Lappen, bei dem das gesamte Gefäß in die Präparation einbezogen wird. Beim Quaba-Davison-Lappen ist der arterielle Fluss **nicht** retrograd (im Gegensatz zum Maruyama-Lappen).
  - Die Präparation wird unmittelbar proximal des Connexus intertendineus beendet. Zusätzlich kann eine vaskularisierte Sehne zusammen mit dem Lappen entnommen werden.
  - Venöse Stauung 10 %, partielle Lappennekrose 6 %, komplette Lappennekrose 3 %.
- *Extendierte reverse DMCA-Insellappenplastik nach Karacalar-Özcan (10 % aller Fälle):*
  - Es handelt sich um eine reverse Lappenplastik (retrograder arterieller Fluss), da die dorsale Metakarpalarterie mitgehoben wird.
  - Die Verbindung zwischen dem dorsalen Ast der A. digitalis propria und den Endästen der Metakarpalarterie auf Höhe der proximalen Phalanx stellt den Drehpunkt des Lappens dar.
  - Venöse Stauung 30 %, partielle Lappennekrose 6 %, komplette Lappennekrose 3 %.

Literatur

Karacalar A, Ozcan M (1997) A new approach to the reverse dorsal metacarpal artery flap. J Hand Surg Am 22(2):307–310

Maruyama Y (1990) The reverse dorsal metacarpal flap. Br J Plast Surg 43(1):24–27

Quaba AA, Davison PM (1990) The distally-based dorsal hand flap. Br J Plast Surg 43(1):28–39

Sauerbier M, Arsalan-Werner A, Neubrech F (2020) Retrograd gestielte Lappenplastiken der dorsalen Metakarpalarterien (DMCA). Oper Orthop Traumatol 32:501–508

Shimbo K, Kawamoto H, Koshima I (2022) Finger Reconstruction With Distally Based Dorsal Metacarpal Flaps: A Systematic Review. Ann Plast Surg 89(5):573–580

Webster N, Saint-Cyr M (2020) Flaps Based on the Dorsal Metacarpal Artery. Hand Clin 36(1):75–83

Wilhelm K, Putz R, Hierner R, Giunta RE (1997) Lappenplastiken in der Handchirurgie. Urban & Schwarzenberg, München, S 128

5.1.5 Moberg-Lappenplastik (neurovaskuläre palmare Dehnungslappenplastik nach Moberg)

Varianten Moberg-Lappen mit bilateraler Z-Plastik an der Basis, neurovaskuläre Insellappenplastik nach O'Brien (plus Vollhauttransplantation für den Hebedefekt).

Indikation Fingerkuppenrekonstruktion Daumen (Defekte ca. 7–15 mm).

Aufklärung Beugefehlstellung IP-Gelenk (selten), Kälteintoleranz (30 %), Infekt (10 %).

Operationsschritte

Operation in Allgemeinnarkose/Plexusanästhesie. Rückenlagerung mit Auslagerung der zu operierenden Extremität auf einem Armtisch nach Abpolsterung der Druckpunkte. Steriles Abwaschen und Abdecken des OP-Gebiets. Team-Timeout nach WHO-Checkliste. Die zu operierende Seite lässt sich anhand des vorliegenden Defekts identifizieren.

Zuwenden zum Daumen. Zunächst Inspektion des Befunds. Es besteht ein. ca. 12 mm großer, palmarer Defekt der Daumenkuppe mit freiliegender Phalanx distalis. Entschluss zur Daumenkuppenrekonstruktion mittels Moberg-Lappen.

Markierung einer beidseitigen mediolateralen Längsinzision vom Defekt bis zu Metakarpophalangealfalte reichend. Hautinzision entlang der Markierung. Ablösung des Lappens von der fibrösen Sehnenscheide von distal nach proximal unter Mitnahme beider Gefäß-Nerven-Bündel (Aa. und Nn. digitales palmares propriae/i) sowie Durchtrennung der Cleland-Bänder von der lateralen Seite des darunterliegenden Fingerskeletts. Subtile Blutstillung. Verlagerung des Lappens nach distal, sodass die distale Haut das Nagelniveau leicht überschreitet, zur Vermeidung einer sekundären Krallennagelbildung. Kontrolle auf Bluttrockenheit, welche gegeben ist. Fixierung des Lappens mittels Polypropylen-Einzelknopfnähten der Stärke 4-0 von proximal nach distal bis zum lateralen Nagelwallbereich reichend. Im Fingerspitzenbereich Lappenfixierung mittels einer intraossär platzierten Kanüle sowie Steri-Strips. Der Lappen zeigt sich stets gut perfundiert. Steriler Verband.

Aufhebung der Lagerung. Verlegung in den Aufwachraum.

Nachbehandlung

Entfernung der Kanüle nach zwei bis drei Wochen, frühzeitige Krankengymnastik, ggf. Extensionsschiene zur Vermeidung der Beugefehlstellung.

Anmerkungen

- Der Moberg-Lappen hat sich bei Langfingerkuppendefekten wegen distaler Durchblutungsstörung nicht durchgesetzt (obwohl diese Komplikation umstritten ist). Die anatomische Grundlage dafür ist, dass die dorsale Blutversorgung distal des Endes der dorsalen Gefäße durch die palmare Gefäßversorgung gewährleistet wird.
- Moberg-Lappen-Indikation ggf. bei Fingerkuppendefekten des Zeigefingers.
- Der original beschriebene Lappen ist ein Dehnungslappen, die meisten Modifikationen beschreiben jedoch Verschiebelappen (s. auch Epping-Lappen, Abschn. 5.1.6).
- Durchschnittliche Defektdeckung (Länge): Moberg-Lappen 7 mm, Z-Plastik-Variante 11 mm, O'Brien-Variante 15 mm.

Literatur

Elsewify O, Barone N, Elhawary H, DAS DE S, Efanov JI (2023) Outcomes Associated with Moberg and Modified Moberg Flaps in Thumb Reconstruction: A Systematic Review. J Hand Surg Asian Pac Vol 28(2):252–265

Jindal R, Schultz BE, Ruane EJ, Spiess AM (2016) Cadaveric Study of a Z-Plasty Modification to the Moberg Flap for Increased Advancement and Decreased Morbidity. Plast Reconstr Surg 137(3):897–904

Macht SD, Watson HK (1980 Jul) The Moberg volar advancement flap for digital reconstruction. J Hand Surg Am 5(4):372–376. 10.1016/s0363–5023(80)80.179–1

Moberg E (1964) Aspects of sensation in reconstructive surgery of the upper extremity. J Bone Joint Surg Am 46:817–825

O'Brien B (1968) Neurovascular island pedicle flaps for terminal amputations and digital scars. Br J Plast Surg 21(3):258–261

5.1.6 Epping-Lappenplastik (neurovaskuläre Insellappenplastik nach Epping, *Syn: modifizierte Verschiebelappenplastik nach Dellon*)

Varianten Neurovaskuläre Insellappenplastik mit multiplen Z-Plastiken.

Indikation Fingerkuppenrekonstruktion Daumen (Defekte ca. 15–35 mm).

Aufklärung Beugefehlstellung IP-Gelenk, Kontraktur der ersten Kommissur, ggf. sekundäre Daumenkürzung bei distaler Lappenrandnekrose.

Operationsschritte

Operation in Allgemeinnarkose/Plexusanästhesie. Rückenlagerung mit Auslagerung der zu operierenden Extremität auf einem Armtisch nach Abpolsterung der Druckpunkte. Steriles Abwaschen und Abdecken des OP-Gebiets. Team-Timeout nach WHO-Checkliste. Die zu operierende Seite lässt sich anhand des vorliegenden Defekts identifizieren.

Zuwenden zum Daumen. Zunächst Inspektion des Befunds. Es besteht ein ca. 20 mm großer, palmarer Defekt der Daumenkuppe mit freiliegender Phalanx distalis. Entschluss zur Kuppenrekonstruktion mittels Epping-Lappen.

Markierung einer beidseitigen mediolateralen Längsinzision vom Defekt bis in Höhe des Daumengrundgelenks und von dort V-förmig weiter auf den Thenarbereich. Hautinzision entlang der Markierung. Ablösung des Lappens von der fibrösen Sehnenscheide von distal nach proximal unter Einschluss beider Gefäß-Nerven-Bündel (A a. und Nn. digitales palmares propriae/i pollicis) sowie Durchtrennung der Cleland-Bänder von der lateralen Seite des darunterliegenden Fingerskeletts. Darstellung der Gefäß-Nerven-Bündel proximal sowie des Übergangs der Arteria princeps pollicis. Mobilisierung der Gefäß-Nerven-Bündel in der Ebene der Sehnenscheide nach vorsichtiger, abwechselnd spreizender Präparation. Subtile Blutstillung. Verlagerung des Lappens nach distal, in Streckstellung des Endgelenks. Der Daumenkuppendefekt lässt sich vollständig decken. Kontrolle auf Bluttrockenheit, welche gegeben ist. Fixierung des Lappens mittels Polypropylen-Einzelknopfnähten der Stärke 4-0 von proximal nach distal bis zum lateralen Nagelwallbereich reichend. Im Fingerspitzenbereich, Lappenfixierung mittels einer intraossär platzierten Kanüle sowie Steri-Strips. Der Lappen zeigt sich stets gut perfundiert. Steriler Verband.

Aufhebung der Lagerung. Verlegung in den Aufwachraum.

Nachbehandlung

Entfernung der Kanüle nach zwei bis drei Wochen, frühzeitige Krankengymnastik, ggf. Extensionsschiene zur Vermeidung der Beugefehlstellung.

Anmerkungen

- Der original beschriebene Epping-Lappen ist ein V-Y-Lappen (Verschiebelappen) und stellt eine Modifikation des palmaren Dehnungslappens nach Dellon dar.
- Die Anwendung des Lappens ist bei Langfingerdefekten umstritten (s. auch Moberg-Lappen, Abschn. 5.1.5).
- Durchschnittliche Defektdeckung (Länge) bei Epping-Lappen: 20 mm.

Literatur

Bang H, Kojima T, Hayashi H (1992) Palmar advancement flap with V-Y closure for thumb tip injuries. J Hand Surg Am 17(5):933–934

Dellon AL (1983) The extended palmar advancement flap. J Hand Surg Am 8(2):190–194

Elliot D, Wilson Y (1993) V–Y advancement of the entire volar soft tissue of the thumb in distal reconstruction. J Hand Surg Br 18(3):399–402

Epping W (1992) Der modifizierte Verschiebelappen nach Dellon zur Rekonstruktion der Daumenkuppe. Operative Orthopädie und Traumatologie 4:195–202

Mutaf M, Temel M, Günal E, Işık D (2012) Island volar advancement flap for reconstruction of thumb defects. Ann Plast Surg 68(2):153–157

O'Brien B (1968) Neurovascular island pedicle flaps for terminal amputations and digital scars. Br J Plast Surg 21(3):258–261

5.1.7 Neurovaskuläre palmare Translationslappenplastik nach Hueston

Indikation Fingerkuppenrekonstruktion („Guillotineverletzungen"), palmare Weichteildefekte Phalanx proximalis und medialis bis 1 cm.

Aufklärung Beugekontraktur, ggf. sekundäre Narbenkorrektur, Kälteintoleranz, Vollhauttransplantation.

Operationsschritte

Operation in Allgemeinnarkose/Plexusanästhesie. Rückenlagerung mit Auslagerung der zu operierenden Extremität auf einem Armtisch nach Abpolsterung der Druckpunkte. Steriles Abwaschen und Abdecken des OP-Gebiets. Team-Timeout nach WHO-Checkliste. Die zu operierende Seite lässt sich anhand des vorliegenden Defekts identifizieren.

Zuwenden zum verletzten Finger. Zunächst Inspektion des Befunds. Es besteht ein ca. 1 × 1 cm großer Defekt am Mittelglied palmar. Entschluss zur Defektdeckung mittels Translationslappenplastik nach Hueston.

Markierung eines Hautlappens zwischen der mediolateralen Linie nach lateral und den Beugefalten nach proximal und distal. Umschneiden des Lappens und Präparation von lateral nach medial. Abpräparation des Gefäß-Nerven-Bündels auf der gegenüberliegenden Seite der Lappenbasis, wobei die Präparation subkutan durchgeführt wird. Mitnahme des Gefäß-Nerven-Bündels auf der Seite der Lappenbasis. Subtile Blutstillung. Einschwenken des Lappens in den Defekt, welcher sich vollständig decken lässt. Kontrolle auf Bluttrockenheit, welche gegeben ist. Spannungsfreie Fixierung des Lappens mittels Polypropylen-Einzelknopfnähten der Stärke 4-0. Der Lappen zeigt sich stets gut perfundiert. Der Hebedefekt lässt sich nicht spannungsfrei verschließen. Entschluss zur Vollhauttransplantation vom ipsilateralen Oberarm. Zuwenden zum distalen Oberarm und Entnahme eines 2 × 2 cm großen Hauttransplantats. Primärer, spannungsfreier Verschluss der Entnahmestelle mittels Poliglecapron-25-Einzelknopfnähten der Stärke 4-0 nach vorheriger Dehnungsplastik. Annähen des Transplantats mit Poliglecapron-25-Einzelknopfnähten der Stärke 4-0. Vorlegen von Polyglactin-Einzelknopfnähten der Stärke 3-0 zur Anlage eines Überknüpfverbands. Auflegen von Fettgaze und Kompressen. Einknüpfung zur Kompression des Hauttransplantats. Steriler Verband.

Aufhebung der Lagerung. Verlegung in den Aufwachraum.

Nachbehandlung

Frühzeitige Krankengymnastik, ggf. Extensionsschiene zur Vermeidung der Beugekontraktur.

Anmerkungen

- Der originale Hueston-Lappen wurde für transversale Fingerkuppenamputationen („Guillotineverletzungen") beschrieben.
- Es handelt sich um einen axial versorgten Lappen, über die A. digitalis palmaris propria, mit einer Dehnungs- und einer Rotationskomponente.
- Indikation, wenn der Verschiebelappen nach O'Brien nicht ausreicht (s. auch Moberg-Lappen, Abschn. 5.1.5).
- Die Wahl der Seite des Lappenstiels (radial/ulnar) hängt von der Lage und Form des Defekts ab.

Literatur

Hueston J (1966) Local flap repair of fingertip injuries. Plast Reconstr Surg 37(4):349–350
Foucher G, Dallaserra M, Tilquin B, Lenoble E, Sammut D (1994) The Hueston flap in reconstruction of fingertip skin loss: results in a series of 41 patients. J Hand Surg Am 19(3):508–515

5.1.8 Distal-gestielte Radialislappenplastik

Varianten Fasziokutane Lappenplastik, adipofasziale Variante, fasziomyokutane Variante (Teilhebung M. brachioradialis, Flexor carpi radialis), neurotisierte Variante (R. palmaris n. mediani), Perforatorvariante, freie Lappenplastik.

Indikation Hautweichteildefekte Hohlhand, Handrücken, Daumen, erste Kommissur.

Aufklärung Lappen(teil)nekrose, sichtbare Entnahmestelle, Sensibilitätsstörung, Lymphödem, Kälteintoleranz, Behaarung des Empfängergebiets.

Operationsschritte
Operation in Allgemeinnarkose/Plexusanästhesie. Rückenlagerung mit Auslagerung der zu operierenden Extremität auf einem Armtisch nach Abpolsterung der Druckpunkte. Steriles Abwaschen und Abdecken des OP-Gebiets. Team-Timeout nach WHO-Checkliste. Die zu operierende Seite ist markiert. Der präoperativ durchgeführte Allen-Test ist unauffällig.

Zuwenden zum Unterarm. Überprüfung der benötigten Gefäßstiellänge. Markierung eines palmaren Lappens über der A. radialis, sodass 1/3 des Lappens radial der Arterie und 2/3 ulnar ist. Hautinzision am proximalen Lappenrand sowie distal im Handgelenk. Vorsichtige Präparation in die Tiefe bis auf die Unterarmfaszie. Aufsuchen des Gefäßstiels. Nach Auffinden des Stiels sowohl proximal als auch distal Umschneiden des Hautlappens. Faszieninzision ulnarseitig. Fixierung der Faszie an der Haut mittels Polyglactin-Einzelknopfnähten der Stärke 4-0, sodass die Faszie mitgehoben wird. Beginnen der Präparation von proximal nach distal und von ulnar nach radial unter sicherer Schonung des Gefäßstiels sowie der Äste des N. cutaneus antebrachii medialis und lateralis. Zuwenden radial. Hier Darstellung aller Äste des R. superficialis des N. radialis. Nun gleiches Vorgehen mit Anheben des fasziokutanen Lappens. Fortsetzung der Präparation, bis das Septum intermusculare zwischen dem M. brachioradialis radial und dem M. flexor carpi radialis ulnar dargestellt wird. Abklemmung der A. radialis und Überprüfung der ausreichenden Handperfusion, welche gegeben ist. Proximales Ligieren der A. radialis sowie der Vv. radiales. Abtrennung des Septum intermusculare vom Radius von proximal nach distal. Subtile Blutstillung, bis Bluttrockenheit herrscht. Rotation des Lappens um ca. 150° nach distal. Subkutane Tunnelierung und Einschwenken des Lappens in den Defekt, welcher sich spannungsfrei decken lässt. Fixierung des Lappens mittels Polypropylen-Einzelknopfnähten der Stärke 4-0. Verschluss der Entnahmestelle mittels Spalthauttransplantation vom ipsilateralen Oberarm. Steriler Verband.

Aufhebung der Lagerung. Verlegung in den Aufwachraum.

Nachbehandlung
Lappenschonung ggf. mit Ruhigstellung sieben bis zehn Tage, anschließend intensive Krankengymnastik.

Anmerkungen
- Die Faszie des Stiels wird freigelegt, bevor die radiale Seite der Faszie vom M. brachioradialis gehoben wird.
- In den meisten Fällen ist eine Hauttransplantation an der Entnahmestelle erforderlich. Die Sehne des M. flexor carpi radialis soll mit Paratendineum und/oder Weichgewebe bedeckt sein.

Literatur

Maan ZN, Legrand A, Long C, Chang JC (2017) Reverse Radial Forearm Flap. Plast Reconstr Surg Glob Open 5(4):e1287
Wilhelm K, Putz R, Hierner R, Giunta RE (1997) Lappenplastiken in der Handchirurgie. Urban & Schwarzenberg, München, 132–134

5.2　Sehnenverletzungen

5.2.1　Beugesehnenverletzungen

5.2.1.1　Primäre Beugesehnenrekonstruktion

5.2.1.1.1　Primäre Beugesehnennaht

Varianten　Zwei-Strang-Naht (nach Kirchmayr-Kessler), Vier-Strang-Naht (nach Strickland), gekreuzte Vier-Strang-Naht (nach McLarney), Sechs-Strang-Naht (nach Tang). Es wurden Techniken mit sogar acht Kernnähten beschrieben.

Indikation　Schnittverletzung mit Beugesehnendurchtrennung (Zonen 2-5 nach Verdan, plus Zone 1, sofern ausreichend Sehnengewebe vorhanden ist).

Aufklärung　Beuge-/Streckdefizit, Infekt, Sehnenruptur, Re-OP.

Operationsschritte

Operation in Allgemeinnarkose/Plexusanästhesie. Rückenlagerung mit Auslagerung der zu operierenden Extremität auf einem Armtisch nach Abpolsterung der Druckpunkte. Steriles Abwaschen und Abdecken des OP-Gebiets. Team-Timeout nach WHO-Checkliste. Die zu operierende Seite lässt sich anhand der vorliegenden Verletzung identifizieren.

Zuwenden zur betroffenen Hand. Zunächst erfolgt die Exploration der Schnittverletzung. Es zeigt sich eine langstreckige Rissverletzung des Zeigefingers palmarseitig in Höhe des PIP-Gelenks verlaufend. Anheben der Wundränder mit Hauthäkchen. Spülung. Schnitterweiterung nach proximal und distal und Präparation auf die Sehnenscheide unter sicherer Schonung des A2-Ringbands. Es zeigt sich eine Durchtrennung der Flexor-digitorum-profundus-Sehne bei intakter Flexor digitorum superficialis-Sehne sowie intakten Gefäß-Nerven-Bündeln. Entschluss zur primären Sehnennaht. Maximale passive Beugung des Endglieds und Hervoluxieren des peripheren Endes der FDP-Sehne. Fixierung beider Stümpfe mit einer Kanüle. Durchführen einer gekreuzten Vier-Strang-Naht in der McLarney-Technik mittels geflochtenem, nichtabsorbiertem Polyester-Fadenmaterial (Ethibond) der Stärke 4-0, sodass der Abstand des Einstichs von der Schnittfläche zu jeder Seite ca. 8–10 mm beträgt. Festziehen und Knoten der Kernnaht, wobei sich die Sehne nicht mehr als 10 % verkürzen lässt. Anschließend epitendinöse, fortlaufende Ringnaht mit Polydioxanon der Stärke 5-0. Überprüfung der Naht, die sich stabil zeigt, und der Sehnengleitfähigkeit, die gegeben ist. Hautverschluss mittels Polypropylen-Einzelknopfnähten der Stärke 4-0. Anlage eines sterilen Verbands aus Fettgaze, Mullkompressen, Wattewickelung und einer dorsalen Dynacastschiene in Beugestellung.

Aufhebung der Lagerung. Verlegung in den Aufwachraum.

Nachbehandlung

Kleinert-Schema (Zwei-Strang-Naht), Manchester-Short-Splint-Konzept (Mehrstrangnaht).

Anmerkungen

- Die Kernnaht kann sowohl am proximalen als auch am distalen Stumpf beginnen.
- Der Knoten der Kernnaht verkürzt die Sehne beidseitig um ca. 10 %.
- Der Einsatz einer epitendinösen Naht beeinflusst das Risiko einer Ruptur nicht. Allerdings reduziert die epitendinöse Naht die Wahrscheinlichkeit einer Re-Operation um 84 %.
- Die Vier-Strang-Naht reduziert das Risiko von Rupturen bei Patienten, bei denen eine frühzeitige aktive Beübung durchgeführt wird.
- Die gekreuzte Vier-Strang-Kernnaht nach McLarney scheint die Anforderungen an eine ideale Sehnennaht am besten zu erfüllen.
- Sind beide Sehnen durchtrennt, wird am Finger zuerst die Sehne des M. flexor digitorum superficialis und im Hand- sowie Handgelenkbereich zuerst die Sehne des M. flexor digitorum profundus genäht.
- Es gibt keine hochgradige Evidenz für die Erhaltung des A2- und A4-Ringbands.
- Das periphere Ende kann in der Regel durch maximale passive Beugung wieder in den Verletzungsbereich zurückgeschoben werden. Das zentrale Ende kann sich jedoch bis zu 4 cm vom ursprünglichen Verletzungsort in der Sehnenscheide entfernt haben.

Literatur

Dy CJ, Hernandez-Soria A, Ma Y, Roberts TR, Daluiski A (2012) Complications after flexor tendon repair: a systematic review and meta-analysis. J Hand Surg Am 37(3):543–551.e1

Kleinert HE, Kutz JE, Atasoy E, Stormo A (1973) Primary repair of flexor tendons. Orthop Clin North Am 4(4):865–876

McLarney E, Hoffman H, Wolfe SW (1999) Biomechanical analysis of the cruciate four-strand flexor tendon repair. J Hand Surg Am 24(2):295–301

Trumble TE, Vedder NB, Seiler JG 3rd, Hanel DP, Diao E, Pettrone S (2010) Zone-II flexor tendon repair: a randomized prospective trial of active place-and-hold therapy compared with passive motion therapy. J Bone Joint Surg Am 92(6):1381–1389

Xu H, Huang X, Guo Z, Zhou H, Jin H, Huang X (2023) Outcome of Surgical Repair and Rehabilitation of Flexor Tendon Injuries in Zone II of the Hand: Systematic Review and Meta-Analysis. J Hand Surg Am 48(4):407.e1–407.e11

5.2.1.1.2 Primäre Beugesehnenrefixierung

Varianten Reinsertion mittels Mikro-Mitek-Anker, transossäre Ausziehnaht (Button-over-Nail-Technik), Minischrauben-osteosynthese bei größeren Knochenfragmenten.

Indikation Zone-1-Beugesehnenverletzungen (geschlossene Ruptur mit knöcherner Avulsion/offene Durchtrennung der FPD-Sehne ohne ausreichend Sehnenrestgewebe distal). Syn: Jersey-Fraktur.

Aufklärung Re-Ruptur, Beuge-/Streckdefizit, Infekt, ggf. Osteomyelitis, Nageldeformität.

Operationsschritte (Ruptur)

Operation in Allgemeinnarkose/Plexusanästhesie/Oberstanästhesie. Rückenlagerung mit Auslagerung der zu operierenden Extremität auf einem Armtisch nach Abpolsterung der Druckpunkte. Steriles Abwaschen und Abdecken des OP-Gebiets. Team-Timeout nach WHO-Checkliste. Die zu operierende Seite ist markiert.

Zuwenden zum betroffenen Finger. Winkelförmige Hautinzision palmar vom PIP-Gelenk bis zur Mitte des Endglieds reichend. Durchtrennen des Subkutangewebes und Präparation auf die Sehnenscheide unter sicherer Schonung des A2-Ringbands sowie der neurovaskulären Strukturen. Es zeigt sich eine Ruptur der Flexor-digitorum-profundus-Sehne mit knöcherner Avulsion bei intakter Flexor digitorum superficialis sowie intakten Gefäß-Nerven-Bündeln. Entschluss zur Mikro-Mitek-Anker-Versorgung. Freilegung der proximalen Phalanx distalis und Bohren eines entsprechenden Lochs mit 45°-Winkel. Einbringen eines nichtresorbierbaren, 1,3 mm großen Mikro-Mitek-Ankers. Führung des Nahtankers durch die FDP-Sehne in einer stabilen Kreuznahttechnik, um eine optimale Zugverteilung zu gewährleisten. Festziehen und Knoten der Fäden. Überprüfung der Zugfestigkeit der Naht, die gegeben ist. Überprüfung der freien, passiven Beugung und Streckung. Es zeigte sich eine stabile Refixierung der Sehne ohne relevante Spannung. Rekonstruktion des A4-Ringbands mittels Polydioxanonnähten der Stärke 5-0. Hautverschluss mittels Polypropylen-Einzelknopfnähten der Stärke 5-0. Steriler Verband.

Aufhebung der Lagerung. Verlegung in den Aufwachraum.

Nachbehandlung

Frühzeitige aktive Beübung.

Anmerkungen

- Ausziehnahtmethode: Bohren eines schrägen Kanals (2,7 mm) durch die distale Phalanx. Führung einer geflochtenen, doppelt armierten mit gerader Nadel Ausziehnaht der Stärke 4-0 durch die Sehne. Transossäres Durchziehen der Naht durch den Bohrkanal. Festziehen und Knoten der Fäden auf der dorsalen Seite des Knochens über einem Kunststoff-knopf.
- Die Ausziehnaht ist im Vergleich zu der Ankermethode mit einer höheren Komplikations- und Re-Operationsrate verbunden.
- Trotz der höheren anfänglichen Kosten erweisen sich die Knochenanker aufgrund der geringeren Komplikationsrate langfristig als kostengünstiger.

Literatur

Bond S, Rust P, Boland M (2019) The Accommodation of Bone Anchors Within the Distal Phalanx for Repair of Flexor Digitorum Profundus Avulsions. J Hand Surg Am 44(11):986.e1–986.e6

Brady C, Lee A, Gardiner M, Baker R, Giddins G, Wade RG (2022) The outcomes of zone 1 flexor digitorum profundus tendon injury: A systematic review and meta-analysis. J Plast Reconstr Aesthet Surg 75(2):893–939

Geary MB, Li KK, Chadderdon RC, Gaston RG (2020) Complications Following Transosseous Repair of Zone I Flexor Tendon Injuries. J Hand Surg Am 45(12):1183.e1–1183.e7

Huq S, George S, Boyce DE (2013) Zone 1 flexor tendon injuries: a review of the current treatment options for acute injuries. J Plast Reconstr Aesthet Surg 66(8):1023–1031

Imbergamo CM, Sequeira SB, Miles MR, Means KR Jr (2024) A Meta-Analysis of Biomechanical Studies for Suture Button Pullout Versus Suture Anchor Repair of Flexor Digitorum Profundus Avulsions. Hand (N Y) 19(4):671–678

Keller N, Guidi M, Tobler-Ammann B, Beckmann-Fries V, Schrepfer L, Kaempfen A, Vögelin E, Calcagni M (2024) Pullout vs. suture in zone Ia-Ib flexor tendon injuries: clinical results from a multicentre cohort study. Handchir Mikrochir Plast Chir 56(5):342–349

Payne A, Sawhney A, Thacoor A, Akhavani M (2022) A Comparison of Outcomes at Twelve Weeks of Traditional Button-Over-Nail versus Bone Anchor Repair of Zone I Flexor Digitorum Profundus Tendon Injury. J Hand Surg Asian Pac Vol 27(1):43–48

5.2.1.2 Sekundäre Beugesehnenrekonstruktion (zweizeitig)

Indikation Frustrane primäre Sehnenrekonstruktion, schwere Narbenbildung des Sehnenbetts, bei denen eine primäre Naht oder Sehnentransplantation kontraindiziert ist.

Aufklärung Zweizeitiges Verfahren. *1. Sitzung:* Silikonsplintanlage: Splintmigration, Splintknicken, Infektion, Synovitis, distale Splintruptur. *2. Sitzung:* Sehnentransplantation: distale Sehnenruptur, Bogensehnenphänomen, Lockerung der Vorspannung, erhöhte Vorspannung bei zu kurzem Transplantat, Kraftminderung.

Operationsschritte

Operation in Allgemeinnarkose/Plexusanästhesie. Rückenlagerung mit Auslagerung der zu operierenden Extremität auf einem Armtisch nach Abpolsterung der Druckpunkte. Steriles Abwaschen und Abdecken des OP-Gebiets. Team-Timeout nach WHO-Checkliste. Die zu operierende Seite ist markiert.

1. Sitzung, Silikonplatzhalteranlage

Zuwenden zur betroffenen Hand. Winkelförmige Hautinzision proximal auf Höhe des A1-Ringbands. Es zeigt sich eine Re-Ruptur der FDP-Sehne im Z.n. primärer Sehnenrekonstruktion. Entschluss zur Versorgung mittels Silikonplatzhalter. Einbringen eines kurzen Silikonsplints mit rundem Querschnitt vom Endglied bis zur Hohlhand nach vorherigem Sehnendébridement. Bedeckung des distalen Endes des Splints durch den noch übrig gebliebenen Beugesehnenstumpf und Fixierung mit zwei U-Nähten. Das proximale Splintende wird über eine Länge von 2 cm umgeschlagen und mit sich selbst vernäht. Fixieren des proximalen Sehnenstumpfs am Retinaculum flexorum, um das Training der Muskulatur während der Zeitdauer der Silikonimplantation zu ermöglichen.

2. Sitzung, Sehnentransplantation

Zuwenden zur betroffenen Hand. Inzision entlang des vorherigen Zugangs nur proximal und distal über die zwei Splintenden. Präparation in die Tiefe und Darstellung der Splintenden. Die Sehnenscheide weist gute gleitende Verhältnisse auf, was eine optimale Grundlage für die Sehnentransplantation darstellt. Entschluss zur Transplantation mittels Palmaris-longus-Sehne.

Kleine Hautinzision an der palmaren Oberfläche des Unterarms, etwa 2–3 cm proximal des Handgelenks. Identifizierung und Freilegung der Sehne. Entnahme der Sehne mit einem Sehnenstripper über eine kleine, distale Inzision. Hautverschluss der Entnahmestelle mittels Polypropylen-Einzelknopfnähten der Stärke 4-0. Zuwenden zur Hohlhand. Annähen des Transplantats an einem Ende des Splints. Herausziehen desselben und Einbringen des Transplantats in das neu gebildete Gleitlager. Fixierung des Transplantats am Stumpf der ehemaligen Beugesehne sowie am Endglied mit einer transossären Ausziehnaht (Abschn. 5.2.1.1.2).

Zuwenden proximal. Überprüfung der Vorspannung und Durchführung einer Seite-zu-Seite-Sehnennaht mit dem Stumpf des Originalbeugers: Das Sehnentransplantat wird durch einen Schnitt in die beschädigte Sehne eingeführt. Anschließend werden vier Kreuzstichnähte auf beiden Seiten der Sehne gesetzt, bei denen der Faden abwechselnd durch das Transplantat und die bestehende Sehne geführt wird. Am freien Ende der Sehnen wird jeweils eine Doppelschlingennaht angelegt, um das Transplantat zusätzlich zu sichern. Überprüfung der Vorspannung mit Beugung und Streckung der Hand im Handgelenk. Es zeigt sich eine koordinierte Fingerbewegung im Seitenvergleich. Überprüfung der Naht, die sich stabil zeigt, und der Sehnengleitfähigkeit, die gegeben ist. Hautverschluss mittels Polypropylen-Einzelknopfnähten der Stärke 4-0. Dorsale Schiene, steriler Verband.

Aufhebung der Lagerung. Verlegung in den Aufwachraum.

Nachbehandlung
Frühzeitige aktive Beübung, Manchester-Short-Splint-Schema.

Anmerkungen
- Abstand zwischen den Sitzungen: sechs bis acht Wochen.
- *1. Sitzung:*
  - Der Silikonplatzhalter dient der Formung eines gleitfähigen Kanals und der Verhinderung weiterer Verwachsungen.
  - Lange Silikonplatzhalter reichen vom Endglied bis zum handgelenknahen Unterarm.
  - Der proximale Sehnenstumpf darf nicht an das proximale Splintende angenäht werden.
- *2. Sitzung:*
  - Die Seite-zu-Seite-Sehnennaht (nach Brown) zeigt sich stabiler der Pulvertaftnaht, sowohl bei den Flexoren als auch bei den Extensoren.

Literatur

Freilich AM, Chhabra AB (2007) Secondary flexor tendon reconstruction, a review. J Hand Surg Am 32(9):1436–1442

Brown SH, Hentzen ER, Kwan A, Ward SR, Fridén J, Lieber RL (2010) Mechanical strength of the side-to-side versus Pulvertaft weave tendon repair. J Hand Surg Am 35(4):540–545

Koopman JE, Hundepool CA, Duraku LS, Kreulen M, Zuidam JM (2021) Biomechanical Study Comparing Pulvertaft, Double Side-to-Side, and Locking Side-to-Side Tendon Suture Techniques. J Hand Surg Am 46(3):246.e1–246.e7

Pearce O, Brown MT, Fraser K, Lancerotto L (2021) Flexor tendon injuries: Repair & Rehabilitation. Injury 52(8):2053–2067

Rivlin M, Eberlin KR, Kachooei AR, Hosseini A, Zivaljevic N, Li G, Mudgal C (2016) Side-to-Side Versus Pulvertaft Extensor Tenorrhaphy – A Biomechanical Study. J Hand Surg Am 41(11):e393–e397

Rudigier J, Meier R (2014) Kurzgefasste Handchirurgie: Klinik und Praxis. Georg Thieme Verlag S 203–207

Soucacos PN, Beris AE, Malizos KN, Xenakis T, Touliatos A, Soucacos PK (1997) Two-stage treatment of flexor tendon ruptures. Silicon rod complications analyzed in 109 digits. Acta Orthop Scand Suppl 275:48–51

5.2.2 Strecksehnenverletzungen

5.2.2.1 Primäre Strecksehnennaht

Indikation Schnittverletzung mit Strecksehnendurchtrennung (bei EPL-Sehne, fehlende/erschwerte Extension gegen die Schwerkraft).

Aufklärung Ruptur, Infekt, Streckdefizit.

Operationsschritte (Extensor-pollicis-longus-[EPL-]Sehne)
Operation in Allgemeinnarkose/Plexusanästhesie/Lokalanästhesie. Rückenlagerung mit Auslagerung der zu operierenden Extremität auf einem Armtisch nach Abpolsterung der Druckpunkte. Steriles Abwaschen und Abdecken des OP-Gebiets. Team-Timeout nach WHO-Checkliste. Die zu operierende Seite lässt sich anhand der vorliegenden Verletzung identifizieren.

Zuwenden zum betroffenen Daumen. Zunächst Inspektion des Befunds. Es zeigt sich eine ca. 2 cm lange, quer verlaufende Wunde über dem Daumengrundgelenk, der proximale Sehnenstumpf prolabiert aus der Wunde. Schnitterweiterung nach proximal und distal. Durchtrennung des Subkutangewebes. Darstellung des intakten R. superficialis n. radialis, welcher geschont wird. Präparation in die Tiefe. Es zeigt sich eine Durchtrennung der Extensor-palmaris-longus-Sehne. Ausführliches Débridement der Haut, der Unterhaut und der Sehne, bis saubere Verhältnisse vorherrschen. Hervorluxieren des distalen Stumpfs durch passives Strecken im IP-Gelenk. Anschließend erfolgt die Sehnennaht. Durchführen zweier U-Nähte mittels Polydioxanon der Stärke 3-0. Epitendinöse, fortlaufende Naht mit Polydioxanone der Stärke 5-0. Überprüfung der Naht, die sich stabil zeigt. Fotodokumentation. Hautverschluss mittels Polypropylen-Einzelknopfnähten der Stärke 4-0. Anlage eines sterilen Verbands aus Kompressen, Mull, Watte und einer dorsalen Castschiene in Auto-Stopp-Position.

Aufhebung der Lagerung. Verlegung in den Aufwachraum.

Nachbehandlung
Frühzeitige aktive Beübung.

Anmerkungen
- Alternativ zur Schiene kann eine temporäre Arthrodese mit einem 1,2 mm K-Draht in Überstreckstellung des Endgelenks erfolgen.
- Kein Konsens über die optimale Nachbehandlung, jedoch scheint eine frühzeitige aktive Mobilisierung eine schnellere Erholung zu begünstigen (Zone V, VI).
- Dynamische Schienung bei komplexen Extensorsehnenverletzungen in Zone V–VII erzielt bessere funktionelle Ergebnisse als statische Schienung.

Literatur
Collocott S, Wang A, Hirth MJ (2023) Systematic review: Zone IV extensor tendon early active mobilization programs. J Hand Ther 36(2):316–331
Hall B, Lee H, Page R, Rosenwax L, Lee AH (2010) Comparing three postoperative treatment protocols for extensor tendon repair in zones V and VI of the hand. Am J Occup Ther 64(5):682–688
Kitis A, Ozcan RH, Bagdatli D, Buker N, Kara IG (2012) Comparison of static and dynamic splinting regimens for extensor tendon repairs in zones V to VII. J Plast Surg Hand Surg 46(3–4):267–271

5.2.2.2 Operation nach Snow *(Syn: Snow-Plastik)*
Indikation Primäre Rekonstruktion eines Mittelzügeldefekts, sekundäre Korrektur einer beginnenden Knopflochdeformität.

Aufklärung Ruptur, Infekt, Streckdefizit, Knopflochdeformität.

Operationsschritte (primäre Knopflochdeformität)
Operation in Allgemeinnarkose/Plexusanästhesie/Lokalanästhesie. Rückenlagerung mit Auslagerung der zu operierenden Extremität auf einem Armtisch nach Abpolsterung der Druckpunkte. Steriles Abwaschen und Abdecken des OP-Gebiets. Team-Timeout nach WHO-Checkliste. Die zu operierende Seite lässt sich anhand der vorliegenden Verletzung identifizieren.

Zuwenden zum betroffenen Finger. Zunächst Inspektion des Befunds. Es zeigt sich eine ca. 2 cm lange, längs verlaufende Wunde über dem PIP-Gelenk. Schnitterweiterung nach proximal und distal. Durchtrennung des Subkutangewebes. Es zeigt sich eine Durchtrennung des Mittelzügels der Extensor-palmaris-longus-Sehne mit ca. 1 cm Sehnendefekt. Ausführliches Débridement der Haut, der Unterhaut und der Sehne, bis saubere Verhältnisse vorherrschen. Entschluss zur Versorgung mittels Snow-Plastik. Schnitterweiterung nach proximal. Umschneidung eines ca. 2 cm langen, distal gestielten Sehnenstreifens zentral aus der Pars medialis. Rotation des Zügels um 180° und Umschlagen nach distal als Brücke. Annähen des Sehnenstreifens an den distalen Sehnenstumpf mittels Polydioxanon der Stärke 4-0. Überprüfung der Naht, die sich stabil zeigt. Verschluss der Entnahmestelle mittels Polydioxanon der Stärke 4-0, fortlaufend. Einbringen eines 1,0 mm großen K-Drahts zur temporären Arthrodese des PIP-Gelenks in Streckstellung. Bildwandlerkontrolle. Überprüfung der Korrektlage des Drahts. Fotodokumentation. Kürzen des Drahts unter Hautniveau. Hautverschluss mittels Polypropylen-Einzelknopfnähten der Stärke 4-0. Steriler Verband.

Aufhebung der Lagerung. Verlegung in den Aufwachraum.

Nachbehandlung
Frühzeitige aktive Beübung, Drahtentfernung in vier bis sechs Wochen.

Anmerkungen
- Bei nichtausreichendem distalem Stumpf kann der umgeschlagene Sehnenstreifen transossär mittels Knochenanker fixiert werden.
- Der Bewegungsumfang mit der Snow-Plastik ist signifikant größer als mit Sehnentransplantaten.

Literatur
Li Y, Ding A, He Z, Xue F (2014) Comparison of proximal turndown of central slip combined with suture of lateral bands versus free tendon grafting for central slip reconstruction after an open finger injury. Acta Orthop Belg 80(1):119–125
Snow JW (1973) Use of a retrograde tendon flap in repairing a severed extensor in the pip joint area. Plast Reconstr Surg 51(5):555–558

5.2.2.3 Strecksehnenausriss

5.2.2.3.1 Extensionsblock mittels Kirschner-Draht-Osteosynthese nach Ishiguro *(Syn: indirekte Refixierung nach Ishiguro)*

Indikation Knöcherner Strecksehnenausriss Phalanx distalis (Zone 1 nach Verdan) mit großem Knochenfragment ohne Verletzung des Extensormechanismus,„Hammerfinger" mit palmarer Subluxation,„Hammerfinger" mit Fragmentdiastase und Extensionsdefizit von mehr als 30°.

Varianten Modifikation mit zwei Extensionsblockierdrähten.

Aufklärung Extensionsdefizit (10°), sekundäre Arthrose, Infekt, Nageldeformität (selten).

Operationsschritte
Operation in Allgemeinanästhesie/Metakarpalblockanästhesie/Oberstanästhesie. Single-Shot-Antibiose. Rückenlagerung mit Auslagerung der zu operierenden Extremität auf einem Armtisch nach Abpolsterung der Druckpunkte. Steriles Abwaschen und Abdecken des OP-Gebiets. Team-Timeout nach WHO-Checkliste. Die zu operierende Seite lässt sich anhand des vorliegenden Streckdefizits identifizieren.

Zuwenden zum verletzten Finger. Geschlossene Reposition des knöchernen Strecksehnenausrisses mittels forcierter Flexion des distalen Interphalangealgelenks unter Durchleuchtung. Das Fragment zeigt sich gut reponiert. Einbringen eines 1,2 mm großen Kirschner-Drahts durch die Extensorsehne 1–2 mm oberhalb des Fragments zum Blockieren des Fragments in reponierter Position. Vorschieben des Drahts bis zum proximalen Mittelphalanx. Extension des distalen Fragments durch Ziehen der Endphalanx distalwärts mit gleichzeitigem Drücken der palmaren Basis der distalen Phalanx dorsalwärts. Retention mit einem zweiten, 1,0 mm großen Kirschner-Draht zur temporären Arthrodese des distalen Interphalangealgelenks, welcher von proximal nach distal eingebracht wird. Erneute Bildwandlerkontrolle. Das Fragment zeigt sich weiterhin gut reponiert. Kürzen der Drähte unter Hautniveau. Steriler Verband aus Fettgaze, Kompressen, Fingerschiene und elastische Wickelung.

Aufhebung der Lagerung. Verlegung in den Aufwachraum.

Nachbehandlung
Krankengymnastik (selbständige Durchführung leichter Streckübungen), Röntgenkontrolle nach zwei und vier Wochen, Metallentfernung bei nachgewiesener Konsolidierung nach fünf bis sechs Wochen, bei Streckdefizit ggf. Nachtlagerungsschiene für weitere zwei bis vier Wochen.

Anmerkungen
- Das Einbringen des Extensionsblockierdrahts sollte in maximaler Beugung des DIP-Gelenks stattfinden, ansonsten wird der Draht zu weit proximal eingebracht.
- Ishiguro empfiehlt eine temporäre Arthrodese mit einem 0,9 mm großen Kirschner-Draht und eine Immobilisierungszeit von vier Wochen für die knöcherne Konsolidierung.
- Bei drei bis fünf Wochen alten Frakturen empfiehlt Ishiguro das Anfrischen der Frakturfläche mit einer perkutan in den Frakturspalt eingebrachten Injektionskanüle, deren Effektivität jedoch angezweifelt wird.

- Die indirekte Refixierung nach Ishiguro ist besser geeignet für Frakturen Typ 1b (nach Wehbe-und-Schneider-Klassifikation). Für Frakturen Typ 2a und 2b empfiehlt sich die direkte senkrechte Refixierung (Umbrellamethode).
- Laut der aktuellen Evidenz liefern die chirurgische Behandlung und die konservative Therapie vergleichbare klinische Ergebnisse, unabhängig davon, ob es sich um eine knöcherne oder rein sehnige Verletzung handelt.

Literatur

Acciaro AL, Gravina D, Pantaleoni F, Cataldo G, Adani R (2024) Retrospective study of Ishiguro's technique for mallet bone finger in children: long-term follow-up and analysis of predictors in outcomes. Int Orthop 48(6):1501–1506

Ishiguro T, Itoh Y, Yabe Y, Hashizume N (1997) Extension block with Kirschner wire for fracture dislocation of the distal interphalangeal joint. Tech Hand Up Extrem Surg 1(2):95–102

Ishiguro T, Itoh Y, Yabe Y, Hashizume N (1999) Operation des dislozierten knöchernen Strecksehnenausrisses an den Langfingern. Oper Orthop Traumatol 11(2):107–113

Lee SK, Kim KJ, Yang DS, Moon KH, Choy WS (2010) Modified extension-block K-wire fixation technique for the treatment of bony mallet finger. Orthopedics 33(10):728

Pegoli L, Toh S, Arai K, Fukuda A, Nishikawa S, Vallejo IG (2003) The Ishiguro extension block technique for the treatment of mallet finger fracture: indications and clinical results. J Hand Surg Br 28(1):15–17

Peng C, Huang RW, Chen SH, Hsu CC, Lin CH, Lin YT, Lee CH (2023) Comparative outcomes between surgical treatment and orthosis splint for mallet finger: a systematic review and meta-analysis. J Plast Surg Hand Surg 57(1–6):54–63

Rocchi L, Fulchignoni C, De Vitis R, Molayem I, Caviglia D (2022) Extension Block Pinning Vs Single Kirshner Wiring To Treat Bony Mallet Finger. A Retrospective Study. Acta Biomed 92(S. 3):e2021535

5.2.2.3.2 Dermatotenodese nach Iselin

Indikation Alter, subkutaner Strecksehnenausriss (Zone 1 nach Verdan) ohne Knochenbeteiligung („Hammerfinger", „Mallet-Finger", „Drop-Finger"), ggf. bei Versagen der konservativen Therapie nach Stack. Voraussetzung ist, dass die Sehne stabil genug für eine sekundäre Operation ist, also frühestens zwölf Wochen nach dem ursprünglichen Unfall und wenn das distale Interphalangealgelenk passiv gestreckt werden kann.

Varianten Dermatotenodese plus temporäre Arthrodese des DIP-Gelenks (nach Brooks und Graner).

Aufklärung Defizit bei der aktiven Streckung (5–20°), Defizit bei der aktiven Flexion (20°), unvollständige passive Streckung, sekundäre Schwanenhalsdeformität bei Nicht-Durchführung des Eingriffs, Rezidiv der Schwanenhalsdeformität.

Operationsschritte

Operation in Oberstanästhesie. Rückenlagerung mit Auslagerung der zu operierenden Extremität auf einem Armtisch nach Abpolsterung der Druckpunkte. Steriles Abwaschen und Abdecken des OP-Gebiets. Team-Timeout nach WHO-Checkliste. Die zu operierende Seite lässt sich anhand des vorliegenden Streckdefizits identifizieren.

Zuwenden zum verletzten Finger. Es zeigt sich ein Streckdefizit des Endglieds bei aktiver Streckung mit beginnender Schwanenhalsdeformität bei klinisch freier, passiver Streckung. Entschluss zur Dermatotenodese nach Iselin. Zuwenden dorsal auf Höhe des DIP-Gelenks. Spindelförmige Exzision der Haut, des Subkutangewebes und der narbig verlängerten Strecksehne en bloc. Hierbei werden alle Gewebereste, die sich in die Gelenkflächen interponieren, entfernt. Anlegen von vier durchgreifenden Polydioxanon-Einzelknopfnähte der Stärke 2-0. Überkreuzen der Nähte zur Sicherstellung, dass eine vollständige Korrektur erreicht wird. Festknoten der Nähte. Überprüfung sowohl der passiven als auch der aktiven Flexion bei wachendem Patienten. Steriler Verband aus Kompressen, Watte, Schiene, elastische Wickel.

Aufhebung der Lagerung. Verlegung in den Aufwachraum.

Nachbehandlung

Fingerschiene zur Ruhigstellung des DIP-Gelenks in voller Streckung mit freiem PIP-Gelenk für 35 d, danach aktive Bewegung. Schiene nachts für weitere 25 d tragen.

Anmerkungen

- Bei indizierter, aber nicht durchgeführter OP, kann es durch das Nachgeben der Seitenzügel zur einer verlängerten Narbe mit leichter Hyperextension des DIP-Gelenks (sog. *sekundäre Schwanenhalsdeformität*) kommen.
- Im Gegensatz zu der von Brooks, Graner und Tubiana vorgeschlagenen Methode, rät Iselin explizit von einer temporärer Arthrodese ab.

Literatur

Iselin F, Levame J, Godoy J (1977) A simplified technique for treating mallet fingers: tenodermodesis. J Hand Surg Am 2(2):118–121
Ay S, Akinci M, Ercetin O (2004) The Brooks and Graner procedure for treatment of chronic tendinous mallet finger deformity. Tech Hand Up Extrem Surg 8(1):21–24

5.3 Frakturen

5.3.1 Karpalfrakturen

5.3.1.1 Skaphoidfrakturen

5.3.1.1.1 Herbert-Schrauben-Osteosynthese

Indikation Alle dislozierten Frakturen, instabile Frakturen Os scaphoideum (B1–5 nach Krimmer, B1–4 nach Herbert-Fischer), verzögerte Diagnosesicherung bzw. Behandlung >4 Wochen, aktive Patienten, die eine langfristige Immobilisierung nicht gut aushalten können.

Varianten Offenes Vorgehen, minimalinvasives Vorgehen, palmarer Zugang, dorsaler Zugang.

Aufklärung Pseudarthrose, SNAC-Wrist *(scaphoid nonunion wrist),* Infektion, Schmerzen, Bewegungseinschränkung, Sensibilitätsstörung, Folgeeingriffe, Kraftminderung, Verheilung in Fehlstellung, sekundäre Dislokation, Materialverlagerung/-wanderung, Delayed Union, Malunion, „Humpback-Deformität".

Operationsschritte (minimalinvasiv, palmarer Zugang)
Operation in Allgemeinnarkose/Plexusanästhesie. Rückenlagerung mit Auslagerung der zu operierenden Extremität auf einem Armtisch nach Abpolsterung der Druckpunkte. Steriles Abwaschen und Abdecken des OP-Gebiets. Team-Timeout nach WHO-Checkliste. Die zu operierende Seite ist markiert. Single-Shot-Antibiose mit Breitspektrumantibiotikum.

Zuwenden zum betroffenen Handgelenk. Bildwandlergesteuerte Lokalisierung des STT-Gelenks. Kleine, ca. 8 mm lange Hautinzision palmar über dem Tuberculum ossis scaphoidei. Stumpfes Aufspreizen des STT-Gelenks mit der Schere. Platzierung der Bohrhülse im STT-Gelenk radialseitig und Einbringen eines 1,0 mm großen Kirschner-Führungsdrahts in der Längsachse des Skaphoids in einem Winkel von ca. 45° bis zum proximalen Ende. Überprüfung der korrekten, achsgerechten Lage des einliegenden Drahts unter Bildwandlerkontrolle. Hiernach Längenmessung und Überbohren des Drahts in die Radiuskonsole. Aufbohren über dem liegenden Draht und Einbringen einer 24 mm langen Herbert-Schraube. Es zeigt sich eine anatomische Reposition der Fraktur, der Frakturspalt lässt sich kaum erkennen. Problemloses Einschrauben der Herbert-Schraube, welche intraossär in regelrechter Stellung zu liegen kommt. Ausgiebige Wundspülung. Hautnaht mit Polypropylen-Einzelknopfnähten der Stärke 5-0. Kontrolle auf Bluttrockenheit, welche gegeben ist. Steriler Verband. Anpassung eines doppeltgespaltenen Skaphoidcasts.

Aufhebung der Lagerung. Verlegung in den Aufwachraum.

Nachbehandlung
Skaphoidcast für vier Wochen, Fingermobilisierung aus dem Cast heraus ab sofort möglich. Röntgenkontrolle nach drei und sechs Wochen. Röntgen alle drei bis vier Wochen, CT bei fehlender Konsolidierung. Im Verlauf hygienischer Castwechsel.

Anmerkungen

- Keine relevanten Unterschiede zwischen dorsalem und volarem Zugang hinsichtlich der Nonunion-Rate, postoperativer Komplikationen, des funktionellen Gesamtergebnisses, postoperativer Schmerzen, der Griffstärke oder des Bewegungsumfangs des Handgelenks (Flexion, Extension, radiale Abweichung) mit Ausnahme einer signifikant größeren ulnaren Abweichung beim volaren Zugang (4°).
- Der dorsale Zugang könnte theoretisch bei akuten Kahnbeinfrakturen vorteilhafter sein, da er eine zentrale Schraubenplatzierung erlaubt, die eine stabilere Fixierung, höhere Steifheit und ein geringeres Schraubenversagensrisiko bietet im Vergleich zur exzentrischen Platzierung.
- Die operative Versorgung zeigt bessere Ergebnisse bei Griffstärke, Handgelenkbeweglichkeit, Heilungszeit und Rückkehr zur Arbeit im Vergleich zur konservativen Therapie. Nonunion-Rate und Komplikationen sind vergleichbar.
- Beim offenen Vorgehen sind die radialseitigen Anheftungen der Kapsel und der proximale Teil des radioskapholunären Bands zu erhalten.

Literatur

Alnaeem H, Aldekhayel S, Kanevsky J, Neel OF (2016) A Systematic Review and Meta-Analysis Examining the Differences Between Nonsurgical Management and Percutaneous Fixation of Minimally and Nondisplaced Scaphoid Fractures. J Hand Surg Am 41(12):1135–1144.e1

Chen S, Zhang C, Jiang B, Mi Y, Zhu Y, Jia X (2023) Comparison of conservative treatment and surgical treatment for acute scaphoid fracture: a meta-analysis of randomized controlled trials. World J Surg 47(3):611–620

Herbert TJ, Fisher WE (1984) Management of the fractured scaphoid using a new bone screw. J Bone Joint Surg Br 66(1):114–123

Kang KB, Kim HJ, Park JH, Shin YS (2016) Comparison of Dorsal and Volar Percutaneous Approaches in Acute Scaphoid Fractures: A Meta-Analysis. PLoS One 11(9):e0162779

Krimmer H (2015) Frakturen der Handwurzelknochen. In: Die Handchirurgie. Sauerbier M, Krimmer H, Partecke BD, Schaller HE (Hrsg). Elsevier Urban & Fischer Verlag, München, S 248

Krimmer H, Schmitt R, Herbert T (2000) Kahnbeinfrakturen – Diagnostik, Klassifikation und Therapie. Unfallchirurg 103(10):812–819

5.3.1.1.2 Operative Versorgung einer Pseudarthrose des Os scaphoideum

Varianten Knochenspanplastik nach Matti-Russe, Stabilisierung mit Kirschner-Drähten statt Herbert-Schrauben-Osteosynthese, lokaler vaskularisierter Knochenspan (distaler Radius) oder freier vaskularisierter Knochenspan (Beckenkamm/distaler Femur) bei partiell oder total avaskulären Fragmenten, mit oder ohne radialer Styloidektomie, Skaphoidektomie und mediokarpaler Arthrodese.

Indikation Pseudarthrose des Os scaphoideum (meistens Typ D1–D3 nach Herbert mit erhaltener Fragmentvaskularität).

Aufklärung Nicht-Heilung, inadäquater Kompressionseffekt durch die Verschraubung aufgrund der degenerativ veränderten Knochensubstanz bei der Pseudarthrose, Spandislokation, Aufrechterhalten der Länge des Kahnbeins, Arthrose im Radiokarpal- und Mediokarpalgelenk, SNAC-Wrist, Folgeeingriffe, z. B. Proximal Row Carpectomy, komplette Handgelenksarthrodese.

Operationsschritte (Resektion einer proximalen Pseudarthrose, Beckenkamm-Kortikospongiosa-Knochenspan-Interposition, Herbert-Schrauben-Osteosynthese)

Operation in Allgemeinnarkose. Rückenlagerung mit Auslagerung der zu operierenden Extremität auf einem Armtisch nach Abpolsterung der Druckpunkte. Steriles Abwaschen und Abdecken des OP-Gebiets. Team-Timeout nach WHO-Checkliste. Die zu operierende Seite ist markiert. Single-Shot-Antibiose mit Breitspektrumantibiotikum. Die Operation erfolgt in leichter Dorsalextension des Handgelenks. Diese wird durch die Anlage einer straff gewickelten Bauchtuchrolle unterstützt.

Zuwenden zum betroffenen Handgelenk. Markierung der beabsichtigten Schnittführung anhand der FCR-Sehne. Nun Hockeyschläger-Hautinzision, über die proximale Thenarmuskulatur hinausreichend. Präparation in die Tiefe und Darstellung der FCR-Sehne. Eingehen im FCR-Sehnenbett auf das Os scaphoideum. Aufspreizen der Gelenkkapsel parallel zur Kahnbeinachse und vollständige Darstellung der Pseudarthrosenzone. Unter axialem Zug am Daumen zeigt sich hier eine instabile Pseudarthrose im proximalen Drittel. Resektion der Pseudarthrose mit der oszillierenden Säge. Zusätzliche

Resektion des distalen Anteils und somit vollständige Resektion der Pseudarthrose. Der verbleibende proximale Pol zeigt sich sehr klein und instabil. Einbringen von jeweils einem Kirschner-Draht pro Kahnbeinfragment und Halten der korrekten Kahnbeinlänge in Repositionsstellung. Ausarbeiten eines Kortikalisfensters parallel zur Längsachse des Os scaphoideum. Dieses wird über der Pseudarthrosezone zentralisiert. Die verbleibende Spongiosa stellt sich vital dar. Ausmessen des Defekts und des zu planenden Beckenkammspans.

Zuwenden zum kontralateralen Beckenkamm zur Entnahme des kortikospongiösen Knochenspanes. 4 cm lange Hautinzision ca. 2 cm proximal der Spina iliaca anterior superior. Präparation bis auf die Bauchmuskulatur. Beiseitedrängen derer und Darstellen des Knochens. Bergen eines 1 × 1,5 cm messenden Beckenkammspans, welcher an die Größe der Knochenhöhle und die gewünschte Kahnbeinlänge angepasst wird. Wundspülung. Einbringen eines nassstabilen Kollagenvlieses bovinen Ursprungs zur lokalen Hämostase. Verschluss der Bauchmuskulatur mittels Polyglactin-Einzelknopfnähten der Stärke 3-0. Hautverschluss mit Polypropylen der Stärke 3-0 in Einzelknopftechnik.

Nun erneutes Zuwenden zum Handgelenk. Ausarbeitung des Spanbetts sowie des Knochenspans, der in die entstandene Knochenhöhle eingepasst wird. Knochenlücken werden mit eingepressten Spongiosachips aufgefüllt, um den eingebrachten Knochenspan zu stabilisieren. Überprüfung der Kahnbeinstabilität unter Röntgenbildwandlerkontrolle bei gleichzeitiger Durchbewegung des Handgelenks. Anschließend erfolgt die Stabilisierung des Kahnbeins mittels einer kanülierten Mini-Herbert-Schraube. Einbringen des Herbert-Schrauben-Drahts von palmarseitig. Bildwandlerkontrolle, der Herbert-Schrauben-Draht liegt korrekt ein, der Beckenkammspan ist hierbei miterfasst. Ausmessen und Bestimmen der Schraubenlänge, die 23 mm beträgt. Problemloses Überschrauben der kanülierten Doppelgewindeschraube über den proximalen Skaphoidpol. Entfernen des Herbert-Schrauben-Drahts und klinische Kontrolle beim Durchbewegen. Die Pseudarthrose zeigt sich im Rahmen der Bildwandlerkontrolle gut komprimiert, die stabilisierten Knochenfragmente gut reponiert. Hierbei zeigt sich schließlich eine sichere intraossäre Schraubenlage.

Ausgiebige Spülung des OP-Situs. Sorgfältige Blutstillung mit der bipolaren Pinzette, bis Bluttrockenheit herrscht. Naht der Gelenkkapsel mittels Polydioxanon-Einzelknopfnähten der Stärke 5-0. Hautnaht mit Polypropylen der Stärke 5-0 in Einzelknopftechnik. Anlage eines sterilen elastokompressiven Verbands sowie einer palmaren Handgelenkschiene mit Daumeneinschluss.

Aufhebung der Lagerung. Verlegung in den Aufwachraum.

Nachbehandlung

Initiale Ruhigstellung in einer palmaren Handgelenkschiene mit Daumeneinschluss, nach abgeschlossener Abschwellung des Hautweichteilmantels Umstellen auf einen Unterarm-Kahnbein-Gips mit Daumeneinschluss, für insgesamt sechs Wochen Immobilisierung. Hiernach Freigabe der Handgelenkbewegungen evtl. mit einer Handgelenkorthese. Stufenweise Aufbelastung im Alltag. Freigabe der Vollbelastung der Hand ab der zwölften postoperativen Woche möglich. Falls in radiologischen Verlaufskontrollen Heilungsverzögerung, Verlängerung der Ruhigstellung befundabhängig. Fadenzug ab dem zwölften bis 14. postoperativen Tag. Röntgenkontrolle nach zwei und sechs ggf. zwölf Wochen. CT-Kontrolle nach zwölf Wochen vor Freigabe der Vollbelastung der betroffenen Hand. Regelmäßige Befundkontrolle für das erste postoperative Jahr, hygienischer Castwechsel.

Anmerkungen

- Obwohl offene und arthroskopische Verfahren vergleichbare Ergebnisse erzielen, wird die offene Vorgehensweise bevorzugt.
- Palmarer Zugang bei Verschraubung kleiner proximaler Fragmente oder bei Versorgung mit einem dorsal gefäßgestielten Knochentransplantat.
- Die Wertigkeit einer simultanen radialen Styloidektomie im Rahmen der Kahnbeinrekonstruktion ist umstritten.
- Faustregel: Es sollte immer für das operative Verfahren entschieden werden, welches die kürzeste postoperative Gipsimmobilisierung erlaubt.
- Evtl. präoperativ eine bilanzierende Arthroskopie in Betracht ziehen, um den Arthrosegrad und die Stabilität der Pseudarthrose zu bestimmen.

Literatur

Al-Jabri T, Mannan A, Giannoudis P (2014 Apr 1) The use of the free vascularised bone graft for nonunion of the scaphoid: a systematic review. J Orthop Surg Res 9:21

Filan SL, Herbert TJ (1996) Herbert screw fixation of scaphoid fractures. J Bone Joint Surg Br 78(4):519–529

Santoshi JA, Acharya PK, Behera P, Rangasamy K (2024) Arthroscopic Versus Open Bone Grafting and Internal Fixation of Scaphoid Nonunion-A Systematic Review. Indian J Orthop 58(12):1724–1735

Siekmann H, Irlenbusch L, Klima S, (Hrsg) (2015) Operationsberichte Orthopädie und Unfallchirurgie. 2. Aufl. Springer Verlag. S. 121

Towfigh H, Hierner R, Langer M, Friedel R, (Hrsg) (2011) Handchirurgie. Springer, Berlin. 1852. S. 690–694, ISBN 978–3–642–11.757–2

Yarar-Schlickewei S, Frosch KH, Schlickewei C. Scaphoid pseudarthrosis without circulatory disorder: management and standard procedure for primary treatment. Unfallchirurg. 2019;122(3):191–199

5.3.2 Metakarpale Frakturen

5.3.2.1 Intramedulläre Drahtosteosynthese

Indikation Subkapitale Fraktur Os metakarpale (Boxerfraktur).

Aufklärung Kosmetische Störung, Re-Fraktur bei fehlender Konsolidierung, Rotationsfehler, Infekt, CRPS.

Operationsschritte
Operation in Allgemeinnarkose/Plexusanästhesie. Rückenlagerung mit Auslagerung der zu operierenden Extremität auf einem Armtisch nach Abpolsterung der Druckpunkte. Steriles Abwaschen und Abdecken des OP-Gebiets. Team-Timeout nach WHO-Checkliste. Die zu operierende Seite ist markiert.

Darstellung der Fraktur unter Röntgendurchleuchtung. Es zeigt sich eine dislozierte MHK-V-Fraktur. Zunächst geschlossene Reposition der Fraktur mit dem Jahss-Manöver durch Zug am Kleinfinger und am Handgelenk sowie Druck auf das dislozierte Mittelhandköpfchen bei gebeugtem Grundgelenk. Ca. 0,5 cm langer Hautschnitt dorsoulnar über der MHK-Basis. Stumpfe Präparation bis auf den Knochen und anschließend Bohren eines Bohrlochs manuell. Aufbougieren und Einbringen eines in 20° gebogenen, stumpfen, 1,4 mm K-Drahts. Vorschieben unter Bildwandlerkontrolle bis zum Frakturspalt, erneute Reposition und weiteres Vorantreiben des Drahts bis zur Gegenkortikalis des Köpfchens. Bildwandlerkontrolle. Drehen des Drahtendes nach dorsal zum Aufrichten der Fraktur. Sicherung der korrekten Reposition in drei Ebenen unter Durchleuchtung. Anbiegen des proximalen Endes des K-Drahts und Kürzung unter Hautniveau. Wundverschluss durch eine Einzelknopfnaht. Abschlussdokumentation. Anlage eines sterilen Verbands aus Mullkompressen, Wattewickeln, volarer Unterarm-Zweifinger-Castschiene in Intrinsic-Plus-Stellung.

Aufhebung der Lagerung. Verlegung in den Aufwachraum.

Nachbehandlung
Umstellen auf Buddy-Taping nach drei Tagen, Frühzeitige aktive Beübung ohne Belastung, Drahtentfernung nach sechs Wochen.

Anmerkungen
- Foucher empfiehlt 3 × 0,8 mm K-Drähte („Bouquet-Osteosynthese").
- Die konservative Behandlung einer subkapitalen Kleinfinger-Metakarpalfraktur erzielt vergleichbare Ergebnisse wie eine Operation, ermöglicht jedoch eine schnellere Rückkehr zur Arbeit und vermeidet chirurgische Risiken.
- Die transossäre Fixierung mit K-Drähten stellt die ungünstigste Behandlungsoption dar, da sie mit einer besonders hohen Komplikationsrate verbunden ist.
- Langfristig zeigen Draht- und Plattenosteosynthese vergleichbare funktionelle Ergebnisse.
- Die Osteosynthese mit Miniplatte ist bei der Behandlung von MHK-V-Basis-Frakturen mit Dislokation des Karpometakarpalgelenks der K-Draht-Osteosynthese überlegen.

Literatur
Chong HH, Hau MY, Shah R, Singh H (2020) Management of Little Finger Metacarpal Fractures: A Meta-Analysis of the Current Evidence. J Hand Surg Asian Pac Vol 25(3):281–290

Foucher G (1995) „Bouquet" osteosynthesis in metacarpal neck fractures: a series of 66 patients. J Hand Surg Am 20(3 Pt 2):86–90

Thomas TL, Kachooei AR, Ilyas AM (2022) Intramedullary K-wires versus Alternate Techniques for Metacarpal Shaft and Neck Fractures: A Systematic Review and Meta-analysis. J Hand Microsurg 15(5):376–387

Yammine K, Harvey A (2014) Antegrade intramedullary nailing for fifth metacarpal neck fractures: a systematic review and meta-analysis. Eur J Orthop Surg Traumatol 24(3):273–278

Zhu X, Zhang H, Wu J, Wang S, Miao L (2020) Pin vs plate fixation for metacarpal fractures: a meta-analysis. J Orthop Surg Res 15(1):542

5.3.3 Phalangeale Frakturen

5.3.3.1 Perkutane Drahtosteosynthese

Indikation Instabile Phalanxfrakturen, mit ggf. Gelenkbeteiligung.

Aufklärung Einsteifung PIP-Gelenk, Bewegungseinschränkung, Arthrose, Infekt, Re-OP, Schmerzen.

Operationsschritte

Operation in Allgemeinnarkose/Plexusanästhesie. Rückenlagerung mit Auslagerung der zu operierenden Extremität auf einem Armtisch nach Abpolsterung der Druckpunkte. Steriles Abwaschen und Abdecken des OP-Gebiets. Team-Timeout nach WHO-Checkliste. Die zu operierende Seite ist markiert.

Darstellung der Fraktur unter Röntgendurchleuchtung. Es zeigt sich eine distale Grundgliedfraktur mit Gelenkbeteiligung. Zunächst geschlossene Reposition der Fraktur durch Zug am betroffenen Finger, gefolgt von gezieltem Druck und Drehung, sodass die Frakturfragmente in die anatomische Position geführt werden. Entschluss zur K-Draht-Osteosynthese. Einbringen eines 1,2 mm großen, schräg verlaufenden K-Drahts zur Fragmentstabilisierung und eines 1,2 mm K-Drahts von distal zur temporären Arthrodese unter Durchleuchtung. Fotodokumentation. Bildwandlerkontrolle zur Überprüfung der korrekten Reposition in drei Ebenen, die gegeben ist. Kürzung der Drähte unter Hautniveau. Wundverschluss durch eine Einzelknopfnaht. Abschlussdokumentation. Anlage eines sterilen Verbands aus Mullkompressen, Wattewickeln, volarer Unterarm-Zweifinger-Castschiene in Intrinsic-Plus-Stellung mit freien DIP-Gelenken.

Aufhebung der Lagerung. Verlegung in den Aufwachraum.

Nachbehandlung

Umstellen auf Buddy-Taping mit freien DIP-Gelenken nach drei Tagen, frühzeitige, aktive Beübung ohne Belastung, Drahtentfernung nach sechs Wochen.

Anmerkungen
- Die Drahtosteosynthese zeigt eine kürzere durchschnittliche Operationszeit und eine schnellere radiografische Heilung im Vergleich zur Plattenosteosynthese bei instabilen Phalanxfrakturen.
- Die meisten extraartikulären Frakturen der proximalen Phalanx können konservativ mit akzeptablen Ergebnissen behandelt werden.
- Bei Kindern mit konservativ behandelten Frakturen der proximalen Phalanx, die nach drei Wochen klinisch geheilt sind, kann die Immobilisierung beendet werden.
- Die Plattenosteosynthese zeigt postoperativ eine CRPS-Rate von ca. 30 % und erzielt nur in 35 % der Fälle sehr gute Ergebnisse.

Literatur
Dagi AF, Hong DY, Strauch RJ (2024) Extra-Articular Base Fractures of the Proximal Phalanx in Adults: A Systematic Review. J Hand Surg Asian Pac Vol 29(1):49–58

Gaio NM, Kruse LM (2023) Closed Reduction Percutaneous Pinning Versus Open Reduction With Plate and Screw Fixation in Management of Unstable Proximal Phalangeal Fractures: A Systematic Review and Meta-analysis. Hand (N Y). 15.589.447.231.189.762

Greeven APA, Van Groningen J, Schep NWL, Van Lieshout EMM, Verhofstad MHJ (2019) Open reduction and internal fixation versus closed reduction and percutaneous fixation in the treatment of Bennett fractures: A systematic review. Injury 50(8):1470–1477

Held M, Jordaan P, Laubscher M, Singer M, Solomons M (2013) Conservative treatment of fractures of the proximal phalanx: an option even for unstable fracture patterns. Hand Surg 18(2):229–234

Kilty R, Baxter S, McKay MJ, Hiller CE (2024) Advances in Hand Therapy: Best Practice in Conservative Management of Proximal Phalangeal Fractures in Children. J Pediatr Orthop 44(5):e446–e451

Mortada H, AlNojaidi TF, Bhatt G, Bafail A, Koorapaty P, Alsanad LA, Almehaid F, Alrobaiea S, Alalola R, Kattan AE (2024) Evaluating Kirschner wire fixation versus titanium plating and screws for unstable phalangeal fractures: A systematic review and meta-analysis of postoperative outcomes. J Hand Microsurg 16(3):100.055

5.3.3.2 Dynamischer Bewegungs-Distraktions-Fixateur (Ligamentotaxis)

Varianten Bewegungsfixateur nach Suzuki (Pins-and-Rubbers-Traction-System), Ligamentotaxor®.

Indikation Instabile/dislozierte intraartikuläre Mittelgliedbasisfraktur, ggf. mit Luxationstendenz im PIP-Gelenk.

Aufklärung Einsteifung PIP-Gelenk, Bewegungseinschränkung, Arthrose, Drahtinfekt (5–33 %), Osteomyelitis, Re-OP, Schmerzen, CRPS, Klinodaktylie, Knopflochdeformität.

Operationsschritte (Ligamentotaxor®)

Operation in Allgemeinnarkose/Plexusanästhesie. Rückenlagerung mit Auslagerung der zu operierenden Extremität auf einem Armtisch nach Abpolsterung der Druckpunkte. Steriles Abwaschen und Abdecken des OP-Gebiets. Team-Timeout nach WHO-Checkliste. Die zu operierende Seite ist markiert.

Zunächst Einbringen des Bildwandlers in das Operationsfeld. Darstellung der imprimierten Mittelgliedbasisfraktur. Hiernach geschlossene Reposition unter leichtem axialem Zug. Kontrolle des Repositionsergebnisses unter dem Bildwandler. Einbringen der Bohrlehre zum Parallelsetzen der K-Drähte. Zentrieren sowie Einbringen eines 1,2 mm großen K-Drahts durch das Grundglied unter Durchleuchtung. Der eingebrachte proximale Draht wird nahe der Haut um 90° in Richtung Fingerspitze gebogen. Anschließend Einbringen eines zweiten 1,2 mm großen K-Drahts distal der Verletzung im Bereich des Mittelgliedköpfchens. Hakenförmiges Biegen der Drahtenden mit der Manotte-Zange. Einbringen der flexiblen Führungsdrähte und Einfädeln derer am proximalen K-Draht. Hiernach Anbringen der Schutzkappen beidseits und Quetschung derer zur Sicherung mit der Manotte-Zange. Installieren beider Federn und Einschrauben derer an beiden flexiblen Führungsdrähten zum Erreichen der gewünschten Distraktion. Herstellen eines U-förmigen Schutzrahmens durch Biegen eines 1,5 mm großen K-Drahts und Hineinschieben dessen in die Federn hinein. Befestigen des Rahmens mit Tapes. Erneute Bildwandlerkontrolle. Die Fraktur zeigt sich hierbei zufriedenstellend reponiert. Abschlussdokumentation. Anlage eines sterilen Verbands aus Fettgaze, Kompressen, Mullbinde.

Aufhebung der Lagerung. Verlegung in den Aufwachraum.

Nachbehandlung

Sofortige belastungsfreie aktive Beübung, Metallentfernung nach vier bis sechs Wochen bei nachgewiesener Konsolidierung.

Anmerkungen

- *Suzuki-Fixateur vs. Ligamentotaxor®:*
  - Der *Suzuki-Fixateur* besteht aus zwei K-Drähten: einem langen proximalen K-Draht, der durch das Grundgliedköpfchen gebohrt wird, und einem kürzeren distalen K-Draht, der durch das Mittelgliedköpfchen gebohrt wird. Beide Drähte werden zu Bügeln gebogen. Die Distraktion zwischen den Bügeln wird durch haushaltsübliche Gummizügel gewährleistet. Bei dorsaler Luxationstendenz könnte ein Zusatzbügel an der Mittelgliedbasis durchgebohrt werden und als Luxationsprophylaxe dienen. Die Herausforderung ist, den proximalen Draht im Drehzentrum des PIP-Gelenks zu platzieren. Klassisches Problem der Methode ist der Spannungsverlust der Gummizügel im Verlauf, was zur Distraktionskraft und sekundären Dislokation führt.
  - Der *Ligamentotaxor®* (Arex, Palaiseau Cedex, Frankreich) besteht aus zwei K-Drähten, zwei Führungsdrähten und zwei Federn. Durch die federbelastete Ligamentotaxis wird das Absinken des Knorpels an der Bruchstelle verhindert. Dies fördert das Gelenk-Remodeling und verhindert gleichzeitig intraartikuläre Verwachsungen sowie kapsuloligamentöse Kontrakturen. Darüber hinaus ermöglicht das System dank der Bohrlehre eine präzisere Drahtplatzierung und liefert reproduzierbare Ergebnisse. Nachteil des Systems ist, dass es nicht rotations-/torsionsstabil ist.
- Der durchschnittliche PIP-Bewegungsumfang nach sechs Wochen liegt bei etwa 60° (ca. 80 % des normalen Umfangs).

Literatur
Colegate-Stone T, Marenah K, Compson J, Tahmassebi R, Tavakkolizadeh A (2015) Functional Outcomes Following Pilon Fractures of the Middle Phalanx Managed with the Ligamentotaxor External Fixator. Hand Surg 20(2):285–289
Körting O, Facca S, Diaconu M, Liverneaux P (2009) Treatment of complex proximal interphalangeal joint fractures using a new dynamic external fixator: 15 cases. Chir Main 28(3):153–157
Mabvuure NT, Pinto-Lopes R, Sierakowski A (2020) Management of intraarticular proximal interphalangeal joint fracture-dislocations and pilon fractures with the Ligamentotaxor device. Arch Orthop Trauma Surg 140(8):1133–1141
Suzuki Y, Matsunaga T, Sato S, Yokoi T (1994) The pins and rubbers traction system for treatment of comminuted intraarticular fractures and fracture-dislocations in the hand. J Hand Surg Br 19(1):98–107
Oltenau C (2019) Entwicklung eines dynamischen Distraktions-Fixateurs zur funktionellen Behandlung der Mittelgliedbasisfraktur der menschlichen Langfinger. PhD Thesis. Dissertation, Gießen, Justus-Liebig-Universität

5.3.4 Nagelkranzfrakturen

5.3.4.1 Operative Versorgung einer Nagelkranzfraktur

Indikation Nagelbettbeteiligung, Begleitverletzungen (z. B. knöcherne Sehnenausrisse), subunguales Hämatom >30 % der Nagelfläche.

Aufklärung Nageldeformität, Infekt, Re-OP, Schmerzen.

Operationsschritte
Operation in Allgemeinnarkose/Plexusanästhesie/Oberstanästhesie. Rückenlagerung mit Auslagerung der zu operierenden Extremität auf einem Armtisch nach Abpolsterung der Druckpunkte. Steriles Abwaschen und Abdecken des OP-Gebiets. Team-Timeout nach WHO-Checkliste. Die zu operierende Seite ist markiert und lässt sich auch anhand der vorliegenden Verletzung identifizieren.
Zuwendung zum betroffenen Finger. Zunächst Inspektion des Befunds. Es zeigen sich eine Nagelluxation sowie eine Schrägfraktur an der Basis des Phalanx distalis (D2) mit Nagelbettbeteiligung. Lösung des Nagels vom Nagelbett mittels Schere. Spülung der Wunde und Débridement mit Entfernung aller destruierten Haut- und Weichteilanteilen. Nagelbettnaht mittels Polyglactin-910-Einzelknopfnähten der Stärke 6-0. Trepanation des Fingernagels, welcher als Schiene auf dem Nagelbett fixiert wird. Bildwandlerkontrolle. Es zeigt sich eine anatomische Reposition, der Frakturspalt ist kaum erkennbar. Hautverschluss mittels Einzelknopfnähten der Stärke 5-0. Steriler Verband aus Fettgaze und Kompressen.
Aufhebung der Lagerung. Verlegung in den Aufwachraum.

Nachbehandlung
Sofortige aktive Beübung.

Anmerkungen
- Das Entfernen des Fingernagels ist mit ähnlichen Infektionsraten und kosmetischen Ergebnissen wie das Zurücksetzen des Fingernagels verbunden, bietet jedoch Kosteneinsparungen (ca. 84 €/Fall die ersten vier Monate postoperativ).
- Für die Nagelbettnaht empfiehlt sich Polyglactin 910 (Vicryl™ Rapide), Stärke 6-0/7-0.
- Die Versorgung des Nagelbetts mit 2-Octyl-Cyanoacrylat (Dermabond®) ist deutlich schneller als eine Naht und erzielt vergleichbare kosmetische und funktionelle Ergebnisse.
- Eine prophylaktische Antibiose ist nicht indiziert. Der Fokus soll auf das gründliche Débridement gelegt werden.
- Die Beteiligung des Nagelbetts bei offenen Frakturen ist der Hauptrisikofaktor für eine Pseudarthrose bei distalen Phalangenfrakturen.

Literatur
Jain A, Greig AVH, Jones A, Cooper C, Davies L, Greshon A, Fletcher H, Sierakowski A, Dritsaki M, Nguyen TTA, Png ME, Stokes JR, Dakin H, Cook JA, Beard DJ, Gardiner MD; NINJA Collaborative (2023) Effectiveness of nail bed repair in children with or without replacing the fingernail: NINJA multicentre randomized clinical trial. Br J Surg 110(4):432–438

Kammerhofer C, Weber A, Bratschi CS, Meuli-Simmen C, Plock JA, Mauler F (2023) Risk Factors for Nonunion After Distal Phalangeal Fractures of the Hand. J Hand Surg Am 0363–5023(23)00.548-8

Metcalfe D, Aquilina AL, Hedley HM (2016) Prophylactic antibiotics in open distal phalanx fractures: systematic review and meta-analysis. J Hand Surg Eur Vol 41(4):423–430

Strauss EJ, Weil WM, Jordan C, Paksima N (2008) A prospective, randomized, controlled trial of 2-octylcyanoacrylate versus suture repair for nail bed injuries. J Hand Surg Am 33(2):250–253

Venkatesh A, Khajuria A, Greig A (2020) Management of Pediatric Distal Fingertip Injuries: A Systematic Literature Review. Plast Reconstr Surg Glob Open 8(1):e2595

5.4   Vaskuläre Verletzungen

5.4.1   Mikrochirurgische, arterielle End-zu-End-Anastomose

Indikation Verletzung A. ulnaris, A. radialis, A. digitalis palmaris propria.

Aufklärung Anastomoseninsuffizienz, Hämatom, Kälteintoleranz.

Operationsschritte (A. ulnaris, N. ulnaris, N10)

Operation in Allgemeinnarkose/Plexusanästhesie unter Lupenbrillenvergrößerung 2,7fach. Rückenlagerung mit Auslagerung der zu operierenden Extremität auf einem Armtisch nach Abpolsterung der Druckpunkte. Anlage einer Oberarmblutsperre. Steriles Abwaschen und Abdecken des OP-Gebiets. Team-Timeout nach WHO-Checkliste. Die zu operierende Seite ist markiert. Aktivieren der Blutsperre mit 250 mmHg.

Zuwenden zur betroffenen Hand. Zunächst Exploration der Schnittverletzung. Es zeigt sich eine langstreckige Schnittverletzung an der Hohlhand über dem 5. Strahl verlaufend und bis zur Höhe des distalen Retinaculum flexorum reichend. Winkelförmige Schnitterweiterung nach proximal. Präparation in die Tiefe. Es zeigt sich eine Durchtrennung der A. ulnaris und des N. ulnaris. Präparation nach proximal und Spaltung des Retinaculum flexorum. Eine Beugesehnen- sowie eine Medianusverletzung lassen sich ausschließen. Präparation nach distal und Darstellung des sechsten bis neunten Gefäß-Nerven-Bündels, die sich intakt zeigen. Es zeigt sich eine Durchtrennung des zehnten Gefäß-Nerven-Bündels bei intakten Beugesehnen. Entschluss zur mikrochirurgischen Anastomose. Einschwenken des Operationsmikroskops. Zuwendung zur A. ulnaris. Arteriolyse mittels Mikroinstrumentarien. Spannungsfreie End-zu-End-Anastomose der Arterie mittels Polyamid-6/6 der Stärke 8-0 in Einzelknopftechnik nach ausgiebiger Heparinspülung: Zunächst Setzen zweier Nähte im Abstand von ca. 180°, die als Haltenähte dienen. Nach Vervollständigung der Adaptation der Vorderwand mit Einzelknopfnähten Drehen der Arterie an den Haltefäden zur Adaptation der Hinterwand. Zuwendung zum N. ulnaris. Hier ähnliches Vorgehen. Neurolyse mittels Mikroinstrumentarien und epineurale Koaptation mittels Polyamid-6/6 der Stärke 8-0 in Einzelknopftechnik. Zuwendung zum N10. Hier ebenso Neurolyse und epineurale Koaptation mittels Polyamid-6/6 der Stärke 9-0 in Einzelknopftechnik. Öffnen der Fingerblutsperre. Überprüfung der regelrechten Fingerperfusion sowie der Dichtigkeit der Anastomose der A. ulnaris. Elektrokaustische Blutstillung. Kontrolle auf Bluttrockenheit, die gegeben ist. Hautverschluss mittels Polypropylen-Einzelknopfnähten der Stärke 5-0. Anlage eines sterilen Verbands aus Fettgaze, Mullkompressen, Wattewickelung und einer Zweifinger-Castschiene in Intrinsic-Plus-Stellung.

Aufhebung der Lagerung. Verlegung in den Aufwachraum.

Nachbehandlung

Bei isolierten Gefäßverletzungen keine Schiene notwendig.

Anmerkungen

- Bei Arterienwanddefekten kann ein Veneninterponat angewendet werden (Spendervenen: Unterarm-/Handrückenvenen, V. cephalica, V. basilica, V. saphena magna). Das Interponat muss 180° gedreht in seiner ursprünglichen Strömungsrichtung fixiert werden, um Störung des Abflusses durch die Venenklappen zu vermeiden.
- Der oberflächliche Hohlhandbogen ist in 81 % der Fälle vollständig, wobei die radioulnare Anastomose mit 72 % die häufigste Variante darstellt. Ein unvollständiger, oberflächiger Hohlhandbogen liegt in 19 % der Fälle vor, am häufigsten

mit einer Versorgung des dritten Fingers durch die Ulna von beiden Seiten (35 %). Der tiefe Hohlhandbogen ist in 95 % der Fälle vollständig.

- Es gibt keinen signifikanten Unterschied in der Durchgängigkeit zwischen isolierten Radial- und Ulnararterien-rekonstruktionen. Ebenso besteht kein signifikanter Unterschied in der Häufigkeit von Kälteintoleranz zwischen Patienten mit Gefäßligatur und denen mit Rekonstruktion, bei denen die Gefäße weiterhin durchgängig blieben.

Literatur

Schippers SM, Hajewski C, Glass NA, Caldwell L (2018) Single Forearm Vessel Injury in a Perfused Hand: Repair or Ligate? A Systematic Review. Iowa Orthop J 38:159

Zarzecki MP, Popieluszko P, Zayachkowski A, Pękala PA, Henry BM, Tomaszewski KA (2018) The surgical anatomy of the superficial and deep palmar arches: A Meta-analysis. J Plast Reconstr Aesthet Surg 71(11):1577–1592

5.5 Nervenverletzungen

5.5.1 Mikrochirurgische epineurale Koaptation

Varianten Interponat (Vene, Kollagen-Tube).

Indikation Verletzung N. ulnaris, N. radialis, N, medianus, N. digitalis palmaris proprius.

Aufklärung Sensibilitätsstörung, Neurombildung.

Operationsschritte (N3, Verödung A3)

Operation in Allgemeinnarkose/Plexusanästhesie unter Lupenbrillenvergrößerung 2,7fach. Rückenlagerung mit Auslagerung der zu operierenden Extremität auf einem Armtisch nach Abpolsterung der Druckpunkte. Steriles Abwaschen und Abdecken des OP-Gebiets. Team-Timeout nach WHO-Checkliste. Die zu operierende Seite ist markiert und lässt sich auch anhand der vorliegenden Verletzung identifizieren.

Zuwenden zum betroffenen Finger. Zunächst Exploration der Schnittverletzung. Es zeigt sich eine schräg verlaufende Schnittverletzung auf Höhe des PIP-Gelenks beugeseitig. Winkelförmige Schnitterweiterung nach proximal und distal. Präparation in die Tiefe. Es zeigt sich eine Durchtrennung des dritten Gefäß-Nerven-Bündels bei intakten Beugesehnen. Eine Verletzung des vierten Gefäß-Nerven-Bündels kann auch ausgeschlossen werden. Einschwenken des Operationsmikroskops. Zuwendung zur A3. Es zeigt sich eine durchtrennte Arterie mit einem etwa 2 cm großen Defekt der Arterienwand sowie einem langstreckigen Einriss der Adventitia im Sinne einer Avulsion. Bei guter Fingerperfusion Verödung der arteriellen Stümpfe mit der bipolaren Pinzette. Zuwendung zum N3. Neurolyse mittels Mikroinstrumentarien und spannungsfreie epineurale Koaptation mittels Polyamid-6/6 der Stärke 9-0 in Einzelknopftechnik. Kontrolle auf Bluttrockenheit, die gegeben ist. Hautverschluss mittels Polypropylen-Einzelknopfnähten der Stärke 5-0. Anlage eines sterilen Verbands aus Fettgaze, Mullkompressen, Wattewickelung und einer Zweifinger-Castschiene in Intrinsic-Plus-Stellung.

Aufhebung der Lagerung. Verlegung in den Aufwachraum.

Nachbehandlung

Ruhigstellung für zwei Wochen, Spannung vermeiden.

Anmerkungen

- Die Evidenz zur chirurgischen Versorgung von Digitalnervenverletzungen bei Erwachsenen ist schwach. Eine vollständige Wiederherstellung der Sensibilität bleibt selten. Unbehandelte Nerven erlangen meist innerhalb von sechs Monaten Schutzsensibilität und die Patienten lehnen weitere Eingriffe ab.
- Die Rekonstruktion von Digitalnerven führt bei bis zu 80 % der Patienten zu einer guten bis exzellenten Wiederherstellung der Sensibilität, insbesondere bei Nervendefekten unter 1,3 cm. Werden die Eingriffe innerhalb von 15 Tagen nach der Verletzung durchgeführt, verbessern sich die Ergebnisse deutlich.

Literatur

Braga Silva J, Leal BLM, Magnus GA, de Souza Stanham V, Mattiello R, Wolff CG (2021) Comparison of nerve conduits and nerve graft in digital nerve regeneration: A systematic review and meta-analysis. Hand Surg Rehabil 40(6):715–721

Dunlop RLE, Wormald JCR, Jain A (2019) Outcome of surgical repair of adult digital nerve injury: a systematic review. BMJ Open 9(3):e025443

Kim JS, Bonsu NY, Leland HA, Carey JN, Patel KM, Seruya M (2018) A Systematic Review of Prognostic Factors for Sensory Recovery After Digital Nerve Reconstruction. Ann Plast Surg 80(5 S Suppl 5):311–316

Zhang Y, Hou N, Zhang J, Xie B, Liang J, Chang X, Wang K, Tang X (2023) Treatment options for digital nerve injury: a systematic review and meta-analysis. J Orthop Surg Res 18(1):675

5.5.2 Nerventransplantation

Varianten Spendernerven: N. suralis, N. cutaneus antebrachii medialis, N. cutaneus antebrachii lateralis, N. cutaneus femoris lateralis und N. saphenus.

Indikation Verletzung N. ulnaris, N. radialis, N, medianus, N. digitalis palmaris proprius (selten).

Aufklärung Versagen, Sensibilitätsstörung, Neurombildung, Entnahmestellenmorbidität.

Operationsschritte (Transplantation N. suralis an den N. medianus)

Operation in Allgemeinnarkose/Plexusanästhesie unter Lupenbrillenvergrößerung 2,7fach. Rückenlagerung mit Auslagerung der zu operierenden Extremität auf einem Armtisch nach Abpolsterung der Druckpunkte. Steriles Abwaschen und Abdecken des OP-Gebiets. Team-Timeout nach WHO-Checkliste. Die zu operierende Seite ist markiert und lässt sich auch anhand der vorliegenden Verletzung identifizieren.

Zuwenden zur betroffenen Hand. Schnitterweiterung und Präparation in die Tiefe. Es zeigt sich ein langstreckiger Defekt des N. medianus, der sich durch Direktnaht nicht versorgen lässt. Entschluss zur Nerventransplantation mit dem ipsilateralen N. suralis. Einbringen einer kochsalzgetränkten Kompresse und Anlage eines provisorischen Verbands. Kontrollierte Bauchlagerung und erneutes Abwaschen und Abdecken des OP-Gebiets. Zuwenden zur ipsilateralen Wade. Hautinzision an der Mitte des Unterschenkels und Präparation in die Tiefe. Faszieneröffnung. Darstellung und Freilegung des N. suralis neben der Vena saphena parva. Einsatz des mikrochirurgischen Instrumentariums, um eine atraumatische Handhabung zu gewährleisten. Ausreichende Mobilisierung durch multiple Inzisionen nach proximal und nach distal. Scharfe Durchtrennung proximal und distal und Entnahme des N. suralis in einer Länge, die eine spannungsfreie Anpassung an die Empfängerregion ermöglicht. Blutstillung und Ligieren der Nervenenden zur Neuromprophylaxe. Eintränken des Transplantats in Ringerlösung. Schichtweiser Verschluss der Entnahmestelle mittels Polyglactin- und Polypropylen-Einzelknopfnähten. Zuwenden zum Empfängerbereich. Entfernen des provisorischen Verbands und Darstellen des N. medianus. Freilegung der Nervenenden mittels Mikroinstrumentarien. Einbringen des Transplantats. Anpassung der Länge und der Orientierung des Transplantats, sodass das distale Transplantatende proximal platziert wird. Durchführung einer spannungsfreien End-zu-End-Nervennaht mittels Polyamid-6/6 der Stärke 9-0 in Einzelknopftechnik. Überprüfung der Spannungsfreiheit, die gegeben ist. Kontrolle auf Bluttrockenheit, die gegeben ist. Hautverschluss mittels Polypropylen-Einzelknopfnähten der Stärke 5-0. Anlage eines sterilen Verbands aus Fettgaze, Mullkompressen, Wattewickelung und einer Castschiene in Intrinsic-Plus-Stellung.

Aufhebung der Lagerung. Verlegung in den Aufwachraum.

Nachbehandlung

Ruhigstellung für zwei Wochen, Spannung vermeiden.

Anmerkungen

- Bei Nervendefekten, bei denen eine direkte Naht ausgeschlossen ist, zeigen sowohl Autograft- als auch Allograftmethoden eine vergleichbare Leistung und sind der Versorgung mit Interponat überlegen.
- Sehnenumlagerungen sind bei isolierter Radialisparese die bevorzugte Rekonstruktion, da nervenbasierte Verfahren weniger zuverlässig sind.

- Vaskularisierte Nerventransplantate sind insbesondere bei Defekten >6 cm auch eine Option. Vaskularisierte Transplantate führen zu einer besseren Nervenerholung, gemessen an Axonanzahl, Durchmesser und Nervenleitgeschwindigkeit.

Literatur

Broeren BO, Duraku LS, Hundepool CA, Walbeehm ET, Zuidam JM, Hooijmans CR, De Jong T (2021) Nerve recovery from treatment with a vascularized nerve graft compared to an autologous non-vascularized nerve graft in animal models: A systematic review and meta-analysis. PLoS One 16(12):e0252250

Herman ZJ, Ilyas AM (2020) Sensory Outcomes in Digital Nerve Repair Techniques: An Updated Meta-analysis and Systematic Review. Hand (N Y) 15(2):157–164

Jain NS, Barr ML, Kim D, Jones NF (2024) Tendon Transfers, Nerve Grafts, and Nerve Transfers for Isolated Radial Nerve Palsy: A Systematic Review and Analysis. Hand (N Y) 19(3):343–351

5.6 Amputationen

5.6.1 Replantation

Varianten Toe-to-Hand-Transplantation (mikrochirurgische Zehentransplantation), Pollizisation eines Fingerstumpfs oder Zeigefingers.

Indikation *Absolute Indikationen:* a) Glatte oder relativ glatte Abtrennung des Daumens in Höhe des IP-Gelenks oder proximal davon. b) Glatte oder relativ glatte Mehrfingeramputation. Priorität haben Daumen, Mittel- und Ringfinger. c) Mittelhandamputation. d) Kindliche Amputationen. *Relative Indikationen:* a) Daumenamputation distal des Daumen-IP-Gelenks. b) Einzelner Langfinger: Hierzu zählen glatte, distale Amputationen im Bereich des PIP-Gelenks bis zur Mitte des Endglieds. c) Mehretagenschädigung des Amputats. d) Dringender Patientenwunsch.

Aufklärung Misserfolg, Replantatverlust, Fingerverlust, Infekt, Sekundäreingriff, zweizeitige Nervenrekonstruktion, anhaltende Schmerzen, Funktionseinschränkung, Neurombildung, Sensibilitätsstörung, Phantomschmerzen, Kraftverlust, Einschränkung der Feinmotorik der Grifffähigkeit, Pseudarthrose, Verwachsungen, Ankylose, Versteifung des replantierten Fingers, prothetische Maßnahmen.

Operationsschritte (Daumenreplantation auf Grundgliedbasishöhe mit Venen-Muskel-Interponat)

Operation in Allgemeinnarkose/Plexusanästhesie. Rückenlagerung mit Auslagerung der zu operierenden Extremität auf einem Armtisch nach Abpolsterung der Druckpunkte. Steriles Abwaschen und Abdecken des OP-Gebiets. Team-Timeout nach WHO-Checkliste.

Single-Shot-Antibiose mittels Ampicillin/Sulbactam 2/1 g intravenös. Anlage und Aktivieren einer Oberarmblutleere mit 250 mmHg. Die Dauer derer lässt sich dem OP-Protokoll entnehmen. Die Operation erfolgt unter Lupenbrillenvergrößerung bzw. Anwendung des Operationsmikroskops. Fotodokumentation des Operationsbefunds.

Parallel zu der anästhesiologischen Einleitung erfolgte das Aufarbeiten des geborgenen Amputats. Dieses wird ausgiebig desinfiziert und zur Exploration auf einem steril bedeckten Instrumentiertisch ("Back-Table") gelegt. Hinzuziehen des Operationsmikroskops. Hierbei Identifizieren und temporäre Fadenmarkierung mittels Polyamid-6/6 der Stärke 10-0 der proximalen sowie distalen Gefäßstümpfe. Die Nervenstümpfe lassen sich ebenfalls im Bereich der Traumazone problemlos darstellen. Schließlich Darstellen der durchtrennten Sehnenstümpfe der Flexor-pollicis-longus-(FPL-) sowie Extensor-pollicis-longus-(EPL-)Sehne. Vorläufiges Einlegen des Amputats in eine feuchte, kochsalzgetränkte Kompresse.

Zuwenden zum Daumenstumpf. Ausgiebige Spülung. Erweiterung der Schnittführung nach proximal nach Bruner bis zum Thenarbereich. Die Amputationszone befindet sich auf Höhe der Daumengrundgliedbasis, etwa distaler des Ansatzpunkts der Extensor-pollicis-brevis-(EPB-)Sehne. Diese zeigt sich intakt. Die aus dem proximalen Stumpf herausragenden Knochenspitzen werden mit dem Luer-Rongeur sparsam gekürzt und abgerundet. Exploration des radialen und des ulnaren Gefäß-Nerven-Bündels von proximal. Es erfolgt die kurzstreckige Neurolyse und Arteriolyse des radialen und distalen Gefäß-Nerven-Bündels. Hierbei werden die durchtrennten Gefäß-Nerven-Bündel am proximalen Stumpf chirurgisch dargestellt.

Anschließend erfolgt die offene Reposition beider Knochenfragmente sowie die interne Stabilisierung deren mittels K-Draht-Osteosynthese. Dies geschieht durch zwei anterograd eingebrachte K-Drähte (2×1,2 mm). Die Bildwandler-kontrolle zeigt die korrekte Lage der Drähte sowie die achsgerechte Reposition der Fraktur. Sodann Hinwenden zur FPL-Sehne. Ihre Stümpfe werden zuvor vollständig dargestellt und mit einer 1er-Kanüle temporär fixiert. Es erfolgt die Beuge-sehnennaht nach Kirchmayr-Kessler in der Modifikation nach Zechner mittels Polypropylenfaden der Stärke 3-0 und 4-0. Die Übernaht erfolgte mittels Polydioxanonfaden der Stärke 5-0 in fortlaufender Nahttechnik.

Hiernach Zuwenden zur arteriellen Anastomose. Einbringen des Mikroskops in das OP-Feld. Zunächst Darstellen aller Gefäßstümpfe sowie zusätzliche Arteriolyse. Dilatation der dargestellten Gefäße sowie mehrfache Durchspülung der Gefäßlumina mit heparinisierter Kochsalzlösung. Resektion der zerfetzten Adventitia sowie Glättung der Stümpfe. Die Gefäßanastomose erfolgt mittels Polypropylenfäden der Stärke 9-0 in Einzelknopfnahttechnik. Zunächst wird die Naht an der Vorderwand durchgeführt; hiernach erfolgt die Drehung und Naht der Hinterwand. Auf diese Art und Weise wird eine Durchstechung des zu anastomosierenden Gefäßes vermieden. Öffnen der Oberarmblutleere und Abwarten der Reper-fusion des Replantats und hyperämen Phase. Die durchgeführten arteriellen Anastomosen zeigen sich dicht. Hierbei zeigt sich eine regelrechte Rekapillarisierung des distalen Daumenstumpfs sowie bei guter arterieller Durchgängigkeit ein kräf-tiger venöser Rückfluss. Hierbei lassen sich die für eine venöse Anastomosierung geeigneten Venen eindeutig erkennen. Temporäres Einsetzen jeweils eines Biemer-Klemmchens proximal der arteriellen Anastomosezone. Erneute Anlage der Oberarmblutleere. Hiernach erfolgt die Anastomose der Venenstümpfe in ähnlicher Art und Weise mittels Polypropylen der Stärke 9-0 in Einzelknopfnahttechnik. Insgesamt konnten zwei Venen anastomosiert werden. Entfernen der Faden-markierung.

Darauffolgend werden die ulnarseitigen Nervenstümpfe mittels Polypropylenfaden der Stärke 9-0 in Einzelknopfnaht-technik epineural spannungsfrei koaptiert. Zuwenden zu den radialseitigen Nervenstümpfen. Nach Anfrischung derer er-folgt die Approximierung beider Stümpfe. Dies erfolgt bei erheblichem Substanzdefekt nur unter Spannung, sodass der Entschluss zur Rekonstruktion mit einem Venen-Muskel-Interponat („Muscle-in-Vein"-Konduit) fällt. Hierfür Aussuchen und Anzeichnung einer subkutanen Vene am ipsilateralen distalen beugeseitigen Unterarm. Parallele Präparation eines Muskelstreifens vom M. flexor digitorum superficialis Unterarm mit 3 mm Durchmesser. Ausgiebige Spülung des OP-Ge-biets und sorgfältigste Blutstillung mit dem Bipolar. Einbringen des Venen-Muskel-Konduits in den Replantationsbereich, sodass die Nervenfaszikel direkten Kontakt zu dem Muskelgewebe haben. Die etwas längeren Venenenden werden über die Nervenstümpfe gezogen. Diese werden durch Einzelknopfnähte am Epineurium der Nervenstümpfe mit Nylonfäden der Stärke 10-0 befestigt. Die Naht erfolgt hiernach überbrückend mit Polypropylen-Einzelknopfnahttechnik der Stärke 9-0.

Anschließend erfolgt die Strecksehnennaht. Hierbei Nähen der Streckaponeurose mit nichtresorbierbaren Polypropylen-U-Einzelnähten der Stärke 4-0.

Schließlich Öffnen der Oberarmblutleere und intravenöses Verabreichen von 5000 IE Heparin durch die Kollegen der Anästhesie. Abwarten der hyperämen Phase. Alle Gefäßanastomosen zeigen sich dicht sowie adäquat. Es zeigt sich keine aktive arterielle Blutung. Vorsichtige Blutstillung mit der bipolaren Pinzette. Erneute Spülung des OP-Situs. Es zeigt sich eine adäquate Durchblutung des Daumens mit regelrechter Rekapillarisierung, Hautturgor, Wärme und Hautkolorit. Ad-aptierender, spannungsfreier Hautverschluss mit Polypropylen-Einzelknopfnahttechnik der Stärke 5-0. Abschlussfoto-dokumentation. Anlage eines sterilen, gepolsterten Verbands, der die klinische Beurteilung des Replantats zulässt. Dies er-folgt mittels Paraffinfettgazen sowie mit aufgeworfenen Kompressen und steriler Watte. Nach Verbandanlage zeigt sich der replantierte Daumen weiterhin gut perfundiert, ohne Einschnürungen durch den anliegenden Verband.

Aufhebung der Lagerung. Verlegung in den Aufwachraum.

Nachbehandlung

Adäquate postoperative Analgesie mittels NSAIDs bzw. milden Opioiden gewährleisten, Flachlagerung der Hand auf Herzebene. Bettruhe für fünf Tage. Warme Tücher auf der Hand anwenden sowie Kälte vermeiden. Strengster Nikotin-sowie Koffeinverzicht für zwölf Wochen postoperativ erbeten. Kein Druck, Zug oder Scherkräfte auf die Koaptationsstel-len für sechs Wochen. Antibiose mit Ampicillin/Sulbactam 2/1 g i.v., 3×täglich weiter. Fadenzug bei gesicherter Wund-konsolidierung um den 14. postoperativen Tag möglich. Initial stündliche Kontrolle des Kolorits, Hautturgors, Wärme/Temperatur sowie Rekapillarisierungszeit des Daumenreplantats. Initial therapeutische Antikoagulation mittels nieder-molekularem Heparin, hiernach nur prophylaktisch, ASS-Gabe 100 mg 1×täglich für drei Monate. Röntgenkontrolle nach zwei und sechs Wochen. Metallentfernung bei gesicherter knöcherner Konsolidierung nach Abschluss der sechsten post-operativen Woche. Bei venöser Stauung ggf. Anwendung von Blutegeln. Hierbei Ciprofloxacin anwenden, welches gegen die von Egeln übertragene *Aeromonas hydrophila*-Infektion wirkt. Allmähliches Reduzieren des Plexusschutzkatheters ab dem ersten postoperativen Tag, hiernach ausschleichen. Beginn der sorgfältigsten physiotherapeutischen Behandlung der Nachbarfinger ab dem zweiten postoperativen Tag empfohlen. Diese sollte mit einem Funktionstraining der unverletzten Hand kombiniert werden.

Anmerkungen
- Präoperativ sollte die Röntgenkontrolle in zwei Ebenen sowohl des Amputationsstumpfs als auch des geborgenen Amputats erfolgen. Das Gleiche gilt für die Fotodokumentation.
- Eine traumatische Amputation entspricht einer totalen Abtrennung von Gliedmaßen ohne verbliebene Hautweichteilverbindung zum proximalen Stumpf. Die Wiederanpflanzung von Amputaten mit mikrovaskulärer Wiederherstellung der arteriellen Perfusion wird als *Replantation* bezeichnet. Eine subtotale Amputation wird hingegen durch eine *Revaskularisierung* versorgt. Hierbei bleibt eine Weichgewebebrücke als Bindeglied zwischen Amputat und Stumpf bestehen.
- Beachten der tolerablen Ischämiezeit. Bei dem Daumen bzw. Fingern beträgt diese etwa 12–24 h.
- Das Aufpräparieren des Amputats sollte schon im Vorfeld, während der Einleitung in die Narkose, erfolgen.
- Der durch die intraoperative Gewebemanipulation verursachte Vasospasmus kann durch die Spülung mit warmer Ringer-Laktat-Lösung oder durch externe Applikation von Papaverin behoben werden.
- Insbesondere für die Rekonstruktion von Digitalnerven liefern Venen-Muskel-Interponate vergleichbare Ergebnisse wie autologe Nerventransplantate. Dies erfolgte in diesem Fall ohne einhergehende Sensibilitätsstörungen im Bereich der Entnahmestelle eines autologen Nerventransplantats. Auf diese Art und Weise kann man auf die Opferung eines autologen Nervs im Rahmen einer primären Rekonstruktion verzichten.
- Die Venen-Muskel-Interponate bzw. -Konduits werden zur Überbrückung von Substanzdefekten bis 2,5 cm nachgewiesenermaßen angewandt. Diese finden zusätzlich in „Splitrepairs" gemischter Nerven Anwendung.
- Pro anastomosierte Arterie müssen in der Regel zwei Venenanastomosen durchgeführt werden.

Literatur

Buntic RF, Brooks D, Buncke GM (2010 Sep) Standardized protocol for artery-only fingertip replantation. J Hand Surg Am 35(9):1491–1496

Cigna E, Lo Torto F, Maruccia M, Ruggieri M, Zaccheddu F, Ribuffo D (2015) Postoperative care in finger replantation: our case-load and review of the literature. Eur Rev Med Pharmacol Sci 19(14):2552–2558

Hoffmann R, (Hrsg) (2021) Checkliste Handchirurgie. Stuttgart: Thieme Verlag. Kap. 4, Amputationsverletzungen. S. 28–32

Hoffmann R, (Hrsg) (2021) Checkliste Handchirurgie. Stuttgart: Thieme Verlag. Kap. 25, Amputationsverletzungen; 25.1 Replantation. S. 264–268

Ma Z, Guo F, Qi J, Xiang W, Zhang J (2016 Feb) Effects of non-surgical factors on digital replantation survival rate: a meta-analysis. J Hand Surg Eur Vol 41(2):157–163

Manoli T, Schulz L, Stahl S, Jaminet P, Schaller HE (2014 Nov) Evaluation of sensory recovery after reconstruction of digital nerves of the hand using muscle-in-vein conduits in comparison to nerve suture or nerve autografting. Microsurgery 34(8):608–615

Persitz J, Khan S, Kim G, Alhujayri AK, Lorquet E, Baltzer H (2023 Oct) Functional and patient-reported outcomes following single digit replantation: A systematic literature review. Hand Surg Rehabil 42(5):379–385

Schiefer JL, Schulz L, Rath R, Stahl S, Schaller HE, Manoli T (2015 Oct) Comparison of short- with long-term regeneration results after digital nerve reconstruction with muscle-in-vein conduits. Neural Regen Res 10(10):1674–1677

Sears ED, Chung KC (2011 Apr) Replantation of finger avulsion injuries: a systematic review of survival and functional outcomes. J Hand Surg Am 36(4):686–694

Sebastin SJ, Chung KC (2011 Sep) A systematic review of the outcomes of replantation of distal digital amputation. Plast Reconstr Surg 128(3):723–737

5.6.2 Stumpfbildung

Indikation Distale Amputationen (distal des DIP-Gelenks), schwer geschädigte Amputationszone.

Aufklärung Schmerzen, Infekt, Neurombildung, Re-OP, Phantomschmerzen, CRPS.

Operationsschritte (Stumpfbildung nach frustraner Replantation)

Operation in Allgemeinnarkose/Plexusanästhesie/Oberstanästhesie. Rückenlagerung mit Auslagerung der zu operierenden Extremität auf einem Armtisch nach Abpolsterung der Druckpunkte. Steriles Abwaschen und Abdecken des OP-Gebiets. Team-Timeout nach WHO-Checkliste. Die zu operierende Seite lässt sich anhand des abgestorbenen Replantats identifizieren.

Zuwenden zum betroffenen Finger. Schichtenübergreifendes Weichteil- und Knochendébridement. Abschieben des Periosts vom proximalen Knochenstumpf und Separieren der Gewebeschichten mittels stumpfer Präparation. Entfernung des Replantats und Einsendung zur histologischen Begutachtung. Knochenstumpfkürzung mittels Luer-Zange bis auf Höhe des Mittelglieds, sodass eine Adaptation des verbliebenen Hautweichteilmantels möglich wird. Kürzung der Strecksehne auf Mittelgliedhöhe. Hervorluxieren und weitestmöglich proximales Absetzen des Beugesehnenstumpfs. Ausgiebige Wundspülung. Isolierung und elektrokaustische Verödung der Gefäß-Nerven-Bündel-Stümpfe zur Neurom- und Hämatomprophylaxe. Fortlaufende Periostnaht mittels Polydioxanon der Stärke 4-0 zur Überdeckung des Knochenstumpfs. Spannungsfreie Adaptation des Hautweichteilmantels mittels Polypropylen-Einzelknopfnähten der Stärke 4-0. Steriler Verband.

Aufhebung der Lagerung. Verlegung in den Aufwachraum.

Nachbehandlung

Abhärtungsübungen.

Anmerkungen

- Knochen nicht kürzen: Daumenstümpfe, multiple Fingerstumpfbildungen.
- *Stumpfbildung in Endgliedhöhe:* nur bei erhaltenen Beuge- und Strecksehnenansätzen sowie intaktem Endgelenk, in allen anderen Fällen auf Höhe des Mittelgliedköpfchens.
- *Stumpfbildung in Mittelgliedhöhe:* nur bei erhaltenen Beuge- und Strecksehnenansätzen sowie intaktem Mittelgelenk, in allen anderen Fällen auf Höhe des Grundgliedköpfchens.
- *Stumpfbildung in Grundgliedhöhe:* Erhalt der Länge sowie der Ansätze der Mm. interossei und lumbricales.
- *Stumpfbildung in Mittelhandknochenhöhe:* Entknorpelung und geringe Kürzung des MHK-Köpfchens.
- *Primäre Strahlamputation:* nur bei Stumpfbildung in Höhe der MHK-Mitte.

Literatur

Choo YJ, Kim DH, Chang MC (2022) Amputation stump management: A narrative review. World J Clin Cases 10(13):3981–3988

Hoffmann R (2017) Checkliste Handchirurgie, 4. Aufl. Georg Thieme Verlag, S 31

5.7   Motorische Ersatzplastiken

5.7.1   Sehnentransfer bei Radialisparese

Indikation, Varianten

1. *Proximale Nervenläsion mit Ausfall der Handgelenkstreckmuskulatur und aller Fingerstrecker: Rekonstruktion der Streckfähigkeit im Handgelenk* (Transfer des M. pronator teres auf die Sehnen der Mm. extensor carpi radialis longus [ECRL] et brevis [ECRB]), plus *Rekonstruktion der Fingerstreckfunktion* (Transfer des M. flexor carpi ulnaris [FCU] auf die Sehne des M. extensor digitorum communis [EDC]) plus *Rekonstruktion der Daumenstreckfunktion* (Transfer des M. palmaris longus [PL] auf die Sehnen der Mm. pollicis longus [EPL] et brevis [EPB]).
2. *Isolierte Läsion des R. profundus mit Ausfall der Fingerstrecker: Rekonstruktion der Fingerstreckfunktion* (Transfer des ECRL auf die Sehne des M. extensor digitorum communis [EDC]).

Aufklärung Misserfolg, Sensibilitätsstörung, Bewegungseinschränkung (Extensionsdefizit), CRPS, Folgeeingriffe.

Operationsschritte (Variante 1)

Operation in Allgemeinnarkose/Plexusanästhesie. Rückenlagerung mit Auslagerung der zu operierenden Extremität auf einem Armtisch nach Abpolsterung der Druckpunkte. Steriles Abwaschen und Abdecken des OP-Gebiets. Team-Timeout nach WHO-Checkliste. Die zu operierende Seite ist markiert.

Zuwenden zum distalen Unterarm. Zuerst Rekonstruktion der Streckfähigkeit im Handgelenk.

Markierung eines ca. 5 cm langen, longitudinalen Schnitts radialseitig. Hautinzision und Präparation in die Tiefe. Darstellung des dorsalen Anteils des M. brachioradialis sowie des Ansatzes des M. pronator teres, der in das Periost des Radius einstrahlt. Abtrennen des Ansatzes unter Mitnahme eines kleinen Anteils des Periosts, um eine ausreichende Länge zu gewährleisten. Longitudinale Spaltung der ECRL- und der ECRB-Sehne, die neben dem Musculus pronator teres liegen. Durchziehen des Ansatzes des M. pronator teres über die gespaltenen Extensorsehnen. Vernähen mit den Extensorsehnen mittels Ethibond der Stärke 3-0 bei maximaler Handextension und Muskelspannung.

Anschließend Rekonstruktion der Fingerstreckfunktion. Zuwenden zum palmaren Handgelenk. Kleine Hautinzision über dem Os pisiforme. Präparation in die Tiefe. Auffinden und Abtrennen der FCU-Sehne direkt vor dem Knochen. Durchziehen der Sehne zu einer zweiten Inzision etwa 10 cm proximal der ersten. Subkutane Tunnelierung der Sehne zu den Extensorsehnen (EDC II–V). Longitudinale Spaltung der Extensorsehnen und Durchziehen der Spendersehne. Annähen des Endes der Spendersehne an der EPL-Sehne unter Muskelspannung.

Nun Rekonstruktion der Abduktion sowie der Streckfunktion des Daumens. Quere Hautinzision in der Beugefalte des Handgelenks. Auffinden und Abtrennen der PL-Sehne unmittelbar vor dem Karpaltunnel. Longitudinale Spaltung der EPB-Sehne und der Sehne des M. abductor pollicis longus (APL). Mobilisierung der PL-Sehne und Durchziehen über die gespaltene EPB- und APL-Sehne am palmaren Rand der Foveola radialis. Annähen mittels Ethibond der Stärke 3-0 bei abduziertem Daumen unter Muskelspannung.

Erneute Überprüfung der Vorspannung. Die Nähte zeigen sich stabil und erlauben eine gute Extension des Handgelenks und der Finger. Wundspülung. Hautverschluss aller Wunden mittels Polypropylen-Einzelknopfnähten der Stärke 4-0. Anlage eines sterilen Verbands sowie einer Schiene in Dorsalextension des Handgelenks und Abduktion des Daumens.

Aufhebung der Lagerung. Verlegung in den Aufwachraum.

Nachbehandlung

Vier Wochen Schiene, danach intensive Physiotherapie mit Ausführung alter und neuer Bewegungen (Pronation und Dorsalextension des Handgelenks, Strecken der Finger kombiniert mit Beugeversuch des Handgelenks gegen Widerstand).

Anmerkungen

- Sehnentransfers führen bei >80 % zu guten Ergebnissen und sind für die Rekonstruktion der Handgelenkextension den Nerventransplantaten und Nerventransfers überlegen.
- Nerventransfers zur Handgelenkextension sind den Nerventransfers zur Fingerextension überlegen. Nerventransplantate und Nerventransfers weisen gleichwertige Raten an guten und schlechten klinischen Ergebnissen auf.

Literatur

Abboud J, Sader Z, Flouzat-Lachaniette CH, Dubory A, Moussa MK, Facca S, Zeaiter N, Souleiman B, Jaber MH, Tannous A, Dagher T, Ghandour M (2023) The comparative efficacy of nerve transfer versus tendon transfer in the management of radial palsy: A systematic review and meta-analysis. J Orthop 48:25–31

Jain NS, Barr ML, Kim D, Jones NF (2024) Tendon Transfers, Nerve Grafts, and Nerve Transfers for Isolated Radial Nerve Palsy: A Systematic Review and Analysis. Hand (N Y) 19(3):343–351

Rudigier J, Meier R (2014) Kurzgefasste Handchirurgie: Klinik und Praxis. Georg Thieme Verlag, S 251–252

5.7.2 Sehnentransfer bei Medianusparese

Indikation, Varianten

1. *Proximale Nervenläsion (Unterarm) mit Ausfall der Handgelenkbeugung und der Beugefähigkeit des D1–D3. Rekonstruktion der Beugefähigkeit des Daumens* (Transfer der FPL-Sehne auf die ECRL-Sehne, plus *Rekonstruktion der Beugefähigkeit D2–D3* (Transfer der FDP-Sehne D2–D3 auf die FDP-Sehne D4–D5, plus Transfer der Sehne des M. brachioradialis auf das FDP-Sehnenpaket D2–D5), plus *Rekonstruktion der Oppositionsfähigkeit* (Verlängerung der ECU mit einem Sehnentransplantat und Umleitung auf das Daumengrundgelenk).
2. *Distale Nervenläsion (Hand) mit Ausfall der Daumenopposition und Abduktion.*

Aufklärung Misserfolg, Sensibilitätsstörung, Bewegungseinschränkung (Beugedefizit), CRPS, Folgeeingriffe.

Operationsschritte (proximale Nervenläsion bei intaktem N. ulnaris und N. radialis)

Operation in Allgemeinnarkose/Plexusanästhesie. Rückenlagerung mit Auslagerung der zu operierenden Extremität auf einem Armtisch nach Abpolsterung der Druckpunkte. Steriles Abwaschen und Abdecken des OP-Gebiets. Team-Timeout nach WHO-Checkliste. Die zu operierende Seite ist markiert.

Zuwenden zum distalen Unterarm. Zuerst Rekonstruktion der Daumenbeugung. Markierung eines ca. 5 cm langen, longitudinalen Schnitts beugeseitig über dem Handgelenk. Hautinzision und Präparation in die Tiefe. Spaltung des Retinaculum flexorum. Darstellung und möglichst proximales Abtrennen des M. flexor pollicis longus am muskulotendinösen Übergang. Eröffnen der Membrana interossea antebrachii und Umlagerung der Sehne beugeseitig, sodass sie in möglichst flachem Winkel verläuft. Vernähen mit dem sehnigen Ansatz des M. extensor carpi radialis longus mittels Ethibond der Stärke 3-0 unter Muskelspannung.

Anschließend Rekonstruktion der Beugefähigkeit D2–D3. Auffinden und proximales Abtrennen der FDP-Sehne des Zeige- und Mittelfingers. Longitudinale Spaltung der FDP D4–D5 und Durchziehen der FDP-D2–D3-Sehnen. Vernähen der FDP-D2–D3-Sehnen an den FDP-D4–D5-Sehnen unter Muskelspannung. Zuwenden radialseitig. Präparation und Darstellung des sehnigen Ansatzes des M. brachioradialis an der Processus styloideus radii nach vorheriger Identifizierung der Sehnen des M. abductor pollicis longus und des M. extensor pollicis brevis. Abtrennen der Brachioradialissehne ansatznah. Umlagerung nach ulnar und Vernähen mit dem FDP-Sehnenpaket D2–D5 unter Muskelspannung. Anschließend Verlängerung der ECU mit einem Sehnentransplantat und Umleitung auf das Daumengrundgelenk zur Rekonstruktion der Oppositionsfähigkeit.

Erneute Überprüfung der Vorspannung. Die Nähte zeigen sich stabil und erlauben eine gute Flexion aller Finger. Wundspülung. Hautverschluss aller Wunden mittels Polypropylen-Einzelknopfnähten der Stärke 4-0. Anlage eines sterilen Verbands sowie einer Schiene in Oppositionsstellung des Daumens und Beugung des Handgelenks. Steriler Verband.

Aufhebung der Lagerung. Verlegung in den Aufwachraum.

Nachbehandlung

Vier Wochen Schiene, danach intensive Physiotherapie mit Ausführung alter und neuer Bewegungen.

Anmerkungen

- Eine andere häufige Kombination beträgt: a) Transfer des Brachioradialis zur FPL-Sehne. b) Seitlicher Transfer der FDP-Sehnen von Ring- und Kleinfinger auf die FDP-Sehnen von Zeige- und/oder Mittelfinger. c) Umlenkung des Bizepssehnenzugs um den proximalen Radius, um die Zugrichtung in eine pronierende Kraft umzuwandeln.

Literatur

Isaacs J, Ugwu-Oju O (2016) High Median Nerve Injuries. Hand Clin 32(3):339–348

Rudigier J, Meier R (2014) Kurzgefasste Handchirurgie: Klinik und Praxis. Georg Thieme Verlag, S 253–254

6.1 Kompressionsnervensyndrom N. medianus

6.1.1 Karpaltunnelsyndrom-OP (Spaltung Retinaculum flexorum)

Varianten Mini-open-Technik, endoskopisch, ultraschallgesteuerte perkutane Karpaldachspaltung.

Indikation

- Ausfallerscheinungen D1–D4: Motorisch und/oder sensibel; Hypästhesie, Beeinträchtigung der Stereoästhesie bzw. Zwei-Punkt-Diskriminierung, schmerzhafte Parästhesien D1–D4, postopartales Karpaltunnelsyndrom.
- Neurografisch gesichertes Karpaltunnelsyndrom; Neurophysiologie des N. medianus an der betroffenen Seite: dML >4,2–4,5 ms, SNLG <45–48 m/s. Eine Differenz von ≥8 m/s zu Ungunsten des Nervus medianus im Vergleich zur Nervenleitgeschwindigkeit des Nervus ulnaris ist ein frühes Indiz für ein Karpaltunnelsyndrom.

Aufklärung Iatrogene Verletzung des N. medianus, Arcus palmaris superficialis, inkomplette Spaltung des Retinaculum flexorum, verzögerte Linderung der Symptome, neuropathische Schmerzen, fixierte Fibrose i.S. Neurodese, komplexes regionales Schmerzsyndrom, Ringbandstenose (Abschn. 7.2).

Operationsschritte

Operation in Plexusanästhesie/Medianusblockanästhesie. Rückenlagerung mit Auslagerung der zu operierenden Extremität auf einem Armtisch unter adäquater Abpolsterung der druckbelasteten Körperstellen. Steriles Abwaschen und Abdecken des OP-Gebiets. Team-Timeout nach WHO-Checkliste. Die zu operierende Seite ist markiert.

Zuwenden zur betroffenen Hand. Setzen einer lokalen Infiltrationsanästhesie mit 1 % Lidocainlösung, 1:100.000 versetzt mit Adrenalin, im Bereich des Handgelenks, zwischen den Sehnen des M. flexor carpi radialis und des M. palmaris longus, etwa 2–3 cm proximal der Handgelenksbeugefalte. Überprüfung der Wirkung nach adäquater Einwirkzeit.

Etwa 3 cm lange Hautinzision zwischen Thenar und Hypothenar in der gedachten Verlängerungslinie von der Mitte des 3. bzw. 4. Fingerstrahls, teilweise die Linea vitalis verwendend. Stumpfe Präparation durch das Subkutangewebe auf die Palmaraponeurose. Längsdurchtrennung der Palmaraponeurose bis zum Retinaculum flexorum. Durchtrennung des Retinaculum flexorum am ulnaren Rand des darunterliegenden Nervus medianus. Vervollständigung der Spaltung nach proximal bis zur Unterarmfaszie. Der N. medianus imponiert stellenweise rötlich entfärbt sowie aufgetrieben. Inspektion der dazugehörigen Beugesehnen. Hierbei lässt sich eine Tenosynovialitis ausschließen. Vervollständigung der Spaltung nach distal und Abpräparation des Retinaculum flexorum vom Nervus medianus. Darstellen des Ramus thenaris, der sich unauffällig zeigt. Überprüfung der vollständigen Befreiung des N. medianus mit der Fingerkuppe nach proximal und distal. Sorgfältige Blutstillung, bis Bluttrockenheit herrscht. Hautverschluss mit Polypropylen-Einzelknopfnähten der Stärke 5-0. Steriler Verband.

Aufhebung der Lagerung. Verlegung in den Aufwachraum.

Nachbehandlung

Frühzeitiger freifunktioneller Handeinsatz, ggf. Nachtlagerungsschiene für sechs Wochen.

Anmerkungen

- Bei Ersteingriffen sollte eine routinemäßige Epineurotomie vermieden werden.
- Bei fortbestehenden sensiblen und/oder motorischen Ausfällen wie einer Beeinträchtigung der Stereoästhesie oder einer Schwächung der Abduktions- und Oppositionskraft des Daumens bzw. einer Thenaratrophie sowie bei relevanten, den Patienten beeinträchtigenden oder durch konservative Therapie nicht gebesserten, insbesondere schmerzhaften Parästhesien, sollte eine Operation in Erwägung gezogen werden.
- In den frühen Stadien sollte die Möglichkeit in Betracht gezogen werden, eine Handgelenkschiene anzupassen.
- Ein komplexes regionales Schmerzsyndrom (CRPS I) tritt bei fachgerecht durchgeführter Retinakulumspaltung äußerst selten auf.
- Eine unvollständige Retinakulumspaltung stellt die häufigste Ursache für ein persistierendes Karpaltunnelsyndrom dar.
- Die Darstellung des motorischen Asts ist normalerweise nicht erforderlich, jedoch ist bei atypischen Abgangsformen oder anatomischen Varianten besondere Vorsicht geboten. Der Erhalt des motorischen Asts muss unbedingt überprüft werden.
- Es gibt unzureichende Evidenz, um den Nutzen von Schienen bei Karpaltunnelsyndrom (KTS) zu belegen. Begrenzte Beweise deuten darauf hin, dass Nachtschienen möglicherweise eine größere Chance auf Verbesserung bieten als keine Behandlung, wobei kleine Effekte ihre klinische Bedeutung infrage stellen.

Literatur

AWMF-Register Nr. 005/003 (2022) Leitlinie: Diagnostik und Therapie des Karpaltunnelsyndroms, Klasse: S3, Herausgeber: Deutsche Gesellschaft für Handchirurgie et al., Update: 2022

Chiang J, An VVG, Graham D, Lawson R, Sivakumar B (2021) Flexor Synovectomy as an adjunct to carpal tunnel release in primary carpal tunnel syndrome: a meta-analysis. J Hand Surg Asian Pac 26(4):497–501

Lai S, Zhang K, Li J, Fu W (2019) Carpal tunnel release with versus without flexor retinaculum reconstruction for carpal tunnel syndrome at short- and long-term follow up-A meta-analysis of randomized controlled trials. PLoS ONE 14(1):e0211369

Lin FY, Wu CI, Cheng HT (2018) Coincidence or complication? A systematic review of trigger digit after carpal tunnel release. J Plast Surg Hand Surg 52(2):67–73

Scholten RJ, Mink van der Molen A, Uitdehaag BM, Bouter LM, de Vet HC. Surgical treatment options for carpal tunnel syndrome. Cochrane Database Syst Rev. 2007 Oct 17;2007(4):CD003905

Karjalainen TV, Lusa V, Page MJ, O'Connor D, Massy-Westropp N, Peters SE. Splinting for carpal tunnel syndrome. Cochrane Database Syst Rev. 2023 Feb 27;2(2):CD010003

6.1.2 Pronator-teres-Syndrom-OP (Dekompression des N. medianus im Ellenbogen)

Indikation Pronator-Teres-Syndrom *(Syn: Pronatorsyndrom, Lacertussyndrom, proximales Nervus-medianus-Syndrom, proximale Medianuskompression).*

Aufklärung Rezidiv, Karpaltunnelsyndrom im Verlauf (25 %).

Operationsschritte
Operation in Allgemeinnarkose/Plexusanästhesie. Rückenlagerung mit Auslagerung der zu operierenden Extremität auf einem Armtisch nach Abpolsterung der Druckpunkte. Steriles Abwaschen und Abdecken des OP-Gebiets. Team-Timeout nach WHO-Checkliste. Die zu operierende Seite ist markiert.

Zuwenden zum betroffenen Unterarm. Stufenförmige Hautinzision, die ulnarseitig der Bizepssehne beginnt und quer über die Ellenbeuge bis zum ulnaren Rand des M. flexor carpi radialis und an diesem nach distal bis über den M. pronator teres weiterzieht. Durchtrennung des Lacertus fibrosus und Präparation in die Tiefe. Darstellung des N. medianus zwischen dem M. flexor carpi radialis und dem M. brachioradialis neben der A. brachialis. Der Nerv zeigt sich rötlich entfärbt sowie aufgetrieben. Fortführung der Präparation nach proximal und distal. Hierbei Spaltung einschnürender Fasern und sehniger Anteile. Darstellung der Austrittsstelle des N. medianus distal des Muskels. Erweiterung der Präparation nach distal. Vorsichtige Darstellung und Befreiung des N. interosseus anterior, der sich irritiert zeigt. Ein atypischer Sehnenbogen des M. flexor digitorum profundus lässt sich ausschließen. Beide Nerven zeigen sich vollständig mobil. Fotodokumentation. Wundverschluss mittels Polypropylen-Einzelknopfnähten der Stärke 4-0. Steriler Verband.

Aufhebung der Lagerung. Verlegung in den Aufwachraum.

Nachbehandlung
Physiotherapie, Vermeidung wiederholter Belastungen.

Anmerkungen

- Die Erstbeschreibung des Syndroms erfolgte 1951 durch H. Seyfarth.
- Ursachen: posttraumatisch (Hämatom, Vernarbungen, proximale Unterarmfraktur), anatomisch (Muskelhypertrophie bei einseitiger Belastung), Neurinom.
- Symptome: typische Karpaltunnelsyndrombeschwerden, bis auf nächtliche Schmerzen und positives Hoffmann-Tinel-Zeichen.
- Hauptsächlich klinische Diagnose im Seitenvergleich (Druckschmerz an der Eintrittsstelle, schmerzhafte aktive Pronation gegen Widerstand bei leicht gebeugtem Ellenbogen, schmerzhafte Beugung des Unterarms gegen Widerstand, Prüfung der Kraft mit schmerzhaftem Spitzgriff zwischen Daumen und Mittelfinger gegen Widerstand).
- Elektrophysiologie ist nicht zuverlässig (Sensitivität 30 %).
- Der N. interosseus anterior zweigt etwa 5–8 cm distal des medialen Epikondylus vom N. medianus ab. Eine isolierte Kompression des (motorischen) N. interosseus anterior (sog. Kiloh-Nevin-Syndrom, Nervus-interosseus-anterior-Syndrom) soll immer ausgeschlossen werden (13 % der Fälle). Ein klassisches Zeichen hierfür ist die Unfähigkeit, ein „OK-Zeichen" (Zusammenführung Daumen und Zeigefinger zu einem Kreis) zu machen, aufgrund der Funktionsstörung des Flexor pollicis longus (FPL) und des Flexor digitorum profundus 2 (FDP2).
- Das Pronator-teres-Syndrom wird häufig fälschlicherweise als Karpaltunnelsyndrom diagnostiziert. Bei etwa 25 % der Fälle besteht eine Koexistenz (Double-Crush-Syndrom).

Literatur
Binder H, Zadra A, Popp D, Komjati M, Tiefenboeck TM (2021) Outcome of surgical treated isolated pronator teres syndromes – a retrospective cohort study and complete review of the literature. Int J Environ Res Public Health 19(1):80

Hagert E, Jedeskog U, Hagert CG, Marín FT (2023) Lacertus syndrome: a ten year analysis of two hundred and seventy five minimally invasive surgical decompressions of median nerve entrapment at the elbow. Int Orthop 47(4):1005–1011

Löppönen P, Hulkkonen S, Ryhänen J (2022) Proximal median nerve compression in the differential diagnosis of carpal tunnel syndrome. J Clin Med 11(14):3988

Seyfarth H. Primary myoses in the M. pronator teres as cause of lesion of the N. medianus (the pronator syndrome). Acta Psychiatr Neurol Scand Suppl. 1951;74:251–4

6.2 Kompressionssyndrom N. ulnaris

6.2.1 Sulcus-ulnaris-Syndrom-OP *(Syn: Kubitaltunnelsyndrom)*

Varianten Offene In-situ-Ulnarisdekompression, ggf. mit medialer Epikondylektomie, ggf. mit anteriorer subkutaner/intramuskulärer/submuskulärer Nervenvorverlagerung, minimalinvasives Vorgehen, endoskopisches Vorgehen.

Indikation Neurographisch gesichertes Sulcus-ulnaris-Syndrom, Ulnarisparese: typische Ausfallerscheinungen; Hypästhesie bzw. Anästhesie, Parese der vom N. ulnaris versorgten Muskeln, Hypo-/Atrophie der Hypothenarmuskulatur, frustrane konservative Therapie.

Aufklärung Neurombildung (Verletzung Äste des N. cutaneus antebrachii medialis), symptomatische Subluxation des N. ulnaris, Verletzung motorischer Äste des M. flexor carpi ulnaris, Vernarbung, Rezidiv, Folgeeingriffe.

Operationsschritte (offene Ulnarisdekompression in situ)

Operation in Allgemeinnarkose/Plexusanästhesie. Rückenlagerung mit 90°-Flexion des ipsilateralen Ellenbogens, Schulter außenrotiert und abduziert. Auslagerung des zu operierenden Arms auf den Armtisch unter adäquater Abpolsterung der Druckpunkte. Steriles Abwaschen und Abdecken des OP-Gebiets. Team-Timeout nach WHO-Checkliste. Die zu operierende Seite ist markiert.

Zuwenden zum betroffenen Ellenbogen. Nun ca. 8 cm lange Hautinzision entlang der gezeichneten Linie zwischen medialem Epikondylus und Olekranon. Teils scharf, teils stumpfe Dissektion bis zur Ebene des medialen Epikondylus. Hierbei Identifizieren und Schonung des N. cutaneus antebrachii medialis und dessen Hautäste. Des Weiteren Identifizieren des Ulnarisnervs unter dem Septum intermusculare ventrale proximal zum medialen Epikondylus. Eröffnung des intermuskulären Septums und Darstellung des N. ulnaris. Freilegung proximal bis zur Stelle, wo er das intermuskuläre Septum durchbohrt. Durchtrennung der Struthers-Arkade ca. 8 cm proximal des Ellenbogens. Fortsetzung der Präparation nach distal. Durchtrennung der fibroaponeurotischen Überzüge und des Retinaculum des Kubitalkanals sowie des Arcus tendineus musculi flexoris carpi ulnaris (Osborne-Arkade). Die Dissektion wird durch die Faszie der Oberflächen- und tiefen Flexoren des Handgelenks fortgesetzt, um den Nerv freizulegen unter sicherer Schonung der motorischen Äste zu Flexor carpi ulnaris und Flexor digitorum profundus. Distal Durchtrennung der Faszie des Pronators sowie der Flexor-digitorum-superficialis-Bogenfaszie, um Kompression auf den Ulnarisnerv zu entlasten. Der N. ulnaris stellt sich nun frei von Kompression. Nun Durchbewegen des Ellenbogens. Hierbei zeigt sich kein Schnappen des N. ulnaris über dem medialen Epikondylus. Ausgiebige Spülung des OP-Situs. Sorgfältige Blutstillung. Kontrolle auf Bluttrockenheit, die gegeben ist. Wundverschluss mittels Polypropylen-Einzelknopfnähten der Stärke 4-0. Anlage eines sterilen Verbands und einer Oberarmschiene.

Aufhebung der Lagerung. Verlegung in den Aufwachraum.

Nachbehandlung

Armhochlagerung, Kühltherapie, Bedarfsanalgesie.

Anmerkungen

- Die Abkürzung KTS wird vermieden, um Verwechslungen mit dem Karpaltunnelsyndrom zu verhindern. Stattdessen wird SUS (oder KuTS) verwendet.
- Differenzialdiagnose: Loge-de-Guyon-Syndrom.
- Die endoskopische und die offene Variante sind gleichwertig.
- Die üblicherweise postoperativ angewandte Ruhigstellung mittels Schiene gilt als Standard, ist jedoch nicht evidenzbasiert.
- Bei Patienten mit primärem Sulcus-ulnaris-Syndrom gilt die offene In-situ-Ulnarisdekompression (mit oder ohne mediale Epikondylektomie) als die sicherste Methode und führt zu den besten Ergebnissen.

Literatur

Buchanan PJ, Chieng LO, Hubbard ZS, Law TY, Chim H (2018) Endoscopic versus open in situ cubital tunnel release: a systematic review of the literature and meta-analysis of 655 patients. Plast Reconstr Surg 141(3):679–684

Byvaltsev VA, Stepanov IA, Kerimbayev TT (2020) A systematic review and meta-analysis comparing open versus endoscopic in situ decompression for the treatment of cubital tunnel syndrome. Acta Neurol Belg 120(1):1–8

Wade RG, Griffiths TT, Flather R, Burr NE, Teo M, Bourke G (2020) Safety and Outcomes of Different Surgical Techniques for Cubital Tunnel Decompression: A Systematic Review and Network Meta-analysis. JAMA Netw Open 3(11):e2024352

6.2.2 Loge-de-Guyon-Syndrom-OP (Dekompression des N. ulnaris in der Loge de Guyon)

Indikation Loge-de-Guyon-Syndrom (distales Nervus-ulnaris-Kompressionssyndrom).

Aufklärung Verletzung N. ulnaris (Muskelschwäche, Sensibilitätsstörung), Verletzung A. ulnaris, Beschwerdepersistenz.

Operationsschritte

Operation in Allgemeinnarkose/Plexusanästhesie. Rückenlagerung mit Auslagerung der zu operierenden Extremität auf einem Armtisch nach Abpolsterung der Druckpunkte. Steriles Abwaschen und Abdecken des OP-Gebiets. Team-Timeout nach WHO-Checkliste. Die zu operierende Seite ist markiert.

Zuwenden zur betroffenen Hand. Stufenförmige palmare Hautinzision entlang der ulnaren Seite des Handgelenks, etwa 2 cm proximal des Os pisiforme. Am Übergang zur Handfläche wird der Schnitt durch eine transversale Komponente entlang der Beugungsfalte des Handgelenks ergänzt, um den Zugang zur Loge de Guyon zu erleichtern. Der distale Anteil setzt sich wieder longitudinal fort und endet in Höhe des Hamulus ossis hamati. Durchtrennung des subkutanen Gewebes und Darstellung des Ligamentum carpi palmare (Dach der Loge de Guyon) unter Schonung der oberflächlichen Venen und des R. palmaris. Longitudinale Spaltung des Ligamentum carpi palmare unter Schonung der benachbarten Arteria ulnaris. Hierbei Entfernung von fibrotischem Gewebe sowie Synoviaresten. Präparation proximal und distal der Loge de Guyon in seinem Verlauf und Darstellung des N. ulnaris sowie des motorischen R. profundus (motorischer Ast) und des sensorischen R. superficialis. Überprüfung der freien Gleitfähigkeit des N. ulnaris, die gegeben ist. Der Nerv zeigt sich rötlich, jedoch ohne strukturelle Schäden. Blutstillung. Kontrolle auf Bluttrockenheit, die gegeben ist. Wundverschluss mittels Polypropylen-Einzelknopfnähten der Stärke 4-0. Steriler Verband.

Aufhebung der Lagerung. Verlegung in den Aufwachraum.

Nachbehandlung

Nachtlagerungsschiene (bis zwölf Wochen), Postoperative Physiotherapie indiziert: bei eingeschränkter Beweglichkeit der Hand, bei Ödemen, wenn der Patient Angst hat, die Hand zu benutzen, zur Förderung des Nervengleitens und zur Kräftigung der Handmuskulatur.

Anmerkungen

- Die Guyon-Loge (auch Canalis ulnaris) wird von folgenden Strukturen begrenzt: ulnar: Os pisiforme, radial: Hamulus ossis hamati, dorsal: Ligamentum carpi transversum (Retinaculum flexorum) und Ligamentum pisohamatum, palmar: Ligamentum carpi palmare und M. palmaris brevis.
- Erstbeschreibung des Kanals durch den französischen Urologen Félix Guyon im Jahr 1861.
- Ursachen des Loge-de-Guyon-Syndroms: traumatisch (Fehlhaltung der Hände am Fahrradlenker), nichttraumatisch (Ganglien 80 %).
- Unterteilung in Typ I–III (von proximal nach distal): Typ I, Affektion des R. superficialis und R. profundus. Typ II, rein motorische Parese der ulnarisversorgten Handmuskeln bei distaler Schädigung Aussparung des Hypothenars. Typ III, Hypästhesie im Versorgungsgebiet des R. superficialis.

- Differenzialdiagnose: Sulcus-ulnaris-Syndrom.
- Postoperative Ruhigstellung mittels Schiene ist nicht indiziert (Ausnahmen: Patienten mit starken Schmerzen und Patienten, die die Hand belasten werden).

Literatur

Guyon F (2006) Note on the anatomical condition affecting the underside of the wrist not previously reported. Journal of Hand Surgery 31(2):147–148

Hoogvliet P, Coert JH, Fridén J, Huisstede BM; European HANDGUIDE group. How to treat Guyon's canal syndrome? Results from the European HANDGUIDE study: a multidisciplinary treatment guideline. Br J Sports Med. 2013;47(17):1063–70

Scarborough A, MacFarlane RJ, Mehta N, Smith GD (2020) Ulnar tunnel syndrome: pathoanatomy, clinical features and management. Br J Hosp Med (Lond) 81(9):1–9

6.3   Kompressionssyndrom N. radialis

6.3.1   Supinatorlogensyndrom-OP (Dekompression des R. profundus n. radialis im Supinatorbereich)

Indikation Supinatorlogensyndrom (*Syn:* Radialtunnelsyndrom, Nervus-interosseus-posterior-Syndrom).

Aufklärung Verletzung N. radialis (Muskelschwäche, Sensibilitätsstörung), Beschwerdepersistenz.

Operationsschritte

Operation in Allgemeinnarkose/Plexusanästhesie. Rückenlagerung mit Supination und Auslagerung der zu operierenden Extremität auf einem Armtisch nach Abpolsterung der Druckpunkte. Steriles Abwaschen und Abdecken des OP-Gebiets. Team-Timeout nach WHO-Checkliste. Die zu operierende Seite ist markiert.

Zuwenden zum betroffenen Ellenbogen. Der Hautschnitt beginnt etwa 2–3 cm distal der Ellenbogenbeuge und verläuft zunächst longitudinal entlang der radialen Seite des Unterarms über dem M. brachialis. In Richtung der Supinatorloge wird der Schnitt dann transversal fortgeführt, um Zugang zum Radialtunnel und dem Arcus fibrosus des M. supinator zu ermöglichen. Der Schnitt endet im proximalen Drittel des Unterarms, um eine ausreichende Dekompression des Nervus radialis zu gewährleisten und eine schonende Präparation zu ermöglichen. Durchtrennung des Subkutangewebes und Präparation in die Tiefe. Spaltung der Faszie unter sicherer Schonung des N. cutaneus antebrachii posterior. Aufsuchen des N. radialis zunächst proximal im Bereich der Ellenbogenregion zwischen dem M. brachialis und M. brachioradialis. Darstellung des N. radialis und seines Verlaufs in den Radialtunnel. Freilegung des R. profundus bis in die Supinatorloge hinein. Der Nerv zeigt sich rötlich, jedoch ohne strukturelle Schäden. Spaltung des Arcus fibrosus („Frohse-Arkade") mit Entfernung von fibrotischem Gewebe und Synoviaresten. Überprüfung möglicher weiterer Engpässe entlang des Nervenverlaufs und anschließend der ungehinderten Gleitfähigkeit des R. profundus, die gegeben ist. Tumoröse Neubildungen lassen sich ausschließen. Blutstillung. Kontrolle auf Bluttrockenheit, die gegeben ist. Hautverschluss mittels Polypropylen-Einzelknopfnähten der Stärke 4-0. Steriler Verband.

Aufhebung der Lagerung. Verlegung in den Aufwachraum.

Nachbehandlung

Frühzeitige passive und aktive Bewegungsübungen, ggf. ergotherapeutische Behandlungsmaßnahmen zur Wiederherstellung ausreichender Kraft.

Anmerkungen

- Fachbegriffe:
  - Der *Nervus interosseus posterior* ist die Fortsetzung des *R. profundus n. radialis* nach seinem Durchtritt durch den Supinatorkanal.

– Beim *Radialtunnelsyndrom* wird der komplette N. radialis in seiner Funktion beeinträchtigt, während beim *Interosseus-posterior-Syndrom* nur der motorische Ast betroffen ist. Das *Radialtunnelsyndrom* verursacht primär Schmerzen, oft ohne signifikante motorische Schwäche. Das *Interosseus-posterior-Syndrom* verursacht eine motorische Schwäche der extensorischen Muskulatur, jedoch keine Sensibilitätsstörungen.

- Ursachen: traumatisch (Fraktur), anatomisch (Engstellen, z. B. Frohse-Arkade, Muskelhypertrophie), körperliche Belastung wegen repetitiver Bewegung, Rheuma.
- Symptome: Schmerzen im proximalen Unterarm, Schwäche der Unterarmmuskulatur.
- Diagnose:
  – Hauptsächlich klinische Diagnose im Seiten-/Fingervergleich (schmerzhafte Supination gegen Widerstand, Schmerzen im Supinatorbereich bei vollgestrecktem Ellenbogen, Handgelenk und Finger, beim Drücken auf den Mittelfinger gegen Widerstand, Schmerzen im Supinatorbereich bei passiver Beugung von Fingern/Handgelenk bei gestrecktem Arm).
  – Die Elektrophysiologie ist nicht zuverlässig (Sensitivität <10 %).
  – Differenzialdiagnose: Epicondylitis humeri.
  – In den meisten Fällen wird die Diagnose nach erfolgloser Kortisontherapie bei vermuteter Epikondylitis gestellt.
- Die Frohse-Arkade ist der proximalste Abschnitt des Supinatorkanals und stellt die häufigste Engstelle dar (etwa Hälfte der Fälle).
- Da die Kompression häufig am Eintrittspunkt des Supinatormuskels auftritt, ist es meistens ausreichend, lediglich diesen Bereich zu entlasten.

Literatur

Hones KM, Cueto RJ, Ndjonko LC, Raymond BT, Buchanan TR, Aibinder WR, Srinivasan RC, Wright TW, King JJ, Hao KA (2024) Establishing the diagnosis of radial tunnel syndrome: a systematic review of published clinical series. Eur J Orthop Surg Traumatol 34(6):2813–2821

Levina Y, Dantuluri PK (2021) Radial tunnel syndrome. Curr Rev Musculoskelet Med 14(3):205–213

Wolf JM, Patel R, Ghosh K (2023) Radial tunnel syndrome: review and best evidence. J Am Acad Orthop Surg 31(15):813–819

7.1 Partielle Aponeurektomie (Syn: limitierte Fasziektomie) bei Dupuytren'scher Kontraktur

Indikation Subjektive Behinderung, Befundprogredienz, MCP-Gelenk-Kontraktur mit Streckdefizit >40°, PIP-Gelenk-Kontraktur >30°.

Varianten Perkutane Nadelfasziotomie, Fasziektomie mit Z-Plastiken, Fasziektomie mit Firebreak-Transplantaten (nach Hueston).

Aufklärung Rezidiv, CRPS (3 %), Infekt (3 %), Digitalnervdurchtrennung, (Sensibilitätsstörung, Neurombildung), bei fortgeschrittenen Fällen ggf. Hauttransplantation.

Operationsschritte

Operation in Plexusanästhesie/Lokalanästhesie. Rückenlagerung mit Auslagerung der zu operierenden Extremität auf einem Armtisch unter adäquater Abpolsterung der druckbelasteten Körperstellen. Steriles Abwaschen und Abdecken des OP-Gebiets. Team-Timeout nach WHO-Checkliste. Die zu operierende Seite ist markiert und lässt sich auch anhand der vorliegenden Strangbildung entlang des 2. und 3. Strahls identifizieren. Anlegen einer Oberarmblutsperre. Auswickeln mit der Esmarch'schen Handbinde und Aufpumpen der Oberarm-Blutdruckmanschette auf 250 mmHg.

Zuwenden zur betroffenen Hand. Winkelförmige Schnittführung im Verlauf des 2. Strahls in Projektion auf den verhärteten Strang. Durchtrennung des Subkutangewebes und teils stumpfe, teils scharfe Präparation in die Tiefe. Identifizierung der radial und ulnar verlaufenden Gefäß-Nerven-Bündel, die sich stark mit dem fibromatösen Strang verwachsen zeigen. Komplette Resektion des Strangs unter sicherer Schonung der benachbarten neurovaskulären Strukturen. Die Streckung im Grund- und PIP-Gelenk des Zeigefingers ist nach Strangresektion vollständig. Fortsetzen der Operation über die Hohlhand am 3.

Strang. Hier gleiches Vorgehen: Sorgfältige Darstellung des fibromatösen Strangs, Freipräparation der Gefäß-Nerven-Bündel und komplette Resektion des Strangs unter Sicht. Dadurch lassen sich beide Finger aus der vorher kontrakten Stellung vollstreckig strecken. Nun Anlage mehrerer Z-Plastiken mit entsprechender Präparation der Hautlappen. Öffnen der Blutsperre. Sorgfältige Blutstillung, bis Bluttrockenheit herrscht. Kontrolle auf Bluttrockenheit, welche gegeben ist. Hautverschluss mittels Polypropylen-Einzelknopfnähten der Stärke 4-0. Steriler Verband.

Aufhebung der Lagerung. Verlegung in den Aufwachraum.

Nachbehandlung

Frühzeitiger freifunktioneller Handeinsatz, keine Schiene.

Anmerkungen

- Keine Vorteile durch postoperative Schienung, die sogar die Ergebnisse verschlechtern kann, indem sie die aktive Beugung einschränkt.
- Die Fasziektomie bietet im Vergleich zur Nadelfasziotomie langfristig überlegene Vorteile in Bezug auf die Ergebnisse.
- Die Fasziektomie ist im Vergleich zur Nadelfasziotomie ebenfalls hinsichtlich Rezidivrate und Patientenzufriedenheit überlegen, jedoch nur zu späteren Zeitpunkten.
- Die Dermofasziektomie mit Vollhauttransplantation ist mit einer niedrigeren Rezidivrate verbunden.
- Die Firebreak-Transplantate scheinen die Rezidivrate nicht wirksamer zu senken.

Literatur

De Ketele A, Degreef I (2023) Full-thickness skin grafting in preventing recurrence of Dupuytren's disease: A systematic review. Hand Surg Rehabil. 42(4):273–283

Hueston JT (1984) „Firebreak" grafts in Dupuytren's contracture. Aust N Z J Surg 54(3):277–281

Karam M, Kahlar N, Abul A, Rahman S, Pinder R (2021) Comparison of Hand Therapy with or without Splinting Postfasciectomy for Dupuytren's Contracture: Systematic Review and Meta-Analysis. J Hand Microsurg 14(4):308–314

Nann S, Kovoor J, Fowler J, Kieu J, Gupta A, Hewitt J, Ovenden C, Edwards S, Bacchi S, Jacobsen JHW, Harries R, Maddern G (2024) Surgical Management of Dupuytren Disease: A Systematic Review and Network Meta-analyses. Hand (N Y). 19(8):1283–1292

Raval P, Kulkarni K, Johnson N, Divall P, Nevill C, Sutton A, Dias J (2025) Frequency and Reporting of Complications after Dupuytren Contracture Interventions: A Systematic Review and Meta-Analysis. Plast Reconstr Surg 155(1):115–125

Rodrigues JN, Becker GW, Ball C, Zhang W, Giele H, Hobby J, Pratt AL, Davis T. Surgery for Dupuytren's contracture of the fingers. Cochrane Database Syst Rev. 2015;2015(12):CD010143

7.2   A1-Ringband-Spaltung bei Tendovaginitis stenosans

Varianten Perkutane Ringbandspaltung, ultraschallgesteuerte perkutane Ringbandspaltung.

Indikation Persistierendes Schnappphänomen des betroffenen Fingers nach erfolgloser konservativer Therapie, irreversible Fingerblockade in Beugestellung.

Aufklärung Rezidiv, Digitalnervendurchtrennung (Sensibilitätsstörung, Neurombildung), Bogensehnenphänomen.

Operationsschritte
Operation in Plexusanästhesie/Oberstanästhesie. Rückenlagerung mit Auslagerung der zu operierenden Extremität auf einem Armtisch unter adäquater Abpolsterung der druckbelasteten Körperstellen. Steriles Abwaschen und Abdecken des OP-Gebiet s. Team-Timeout nach WHO-Checkliste. Die zu operierende Seite ist markiert.

Zuwenden zum betroffenen Finger. Setzen einer lokalen Infiltrationsanästhesie im Bereich des A1-Ringbands mit 1 % Lidocainlösung, 1:100.000 versetzt mit Adrenalin. Überprüfung der Wirkung nach adäquater Einwirkzeit. Quere Inzision über dem A1-Ringband. Stumpfe Präparation in die Tiefe auf das A1-Ringband unter sicherer Schonung der neurovaskulären Strukturen. Darstellung des A1-Ringbands, welches sich deutlich verdickt zeigt. Longitudinales Spalten des A1-Ringbands mit dem Skalpell und anschließend mit der Schere nach proximal und distal nach vorheriger Sicherstellung keiner Überlagerung durch einen Nerv oder eine Arterie. Hervorluxieren beider Beugesehnen, die frei gleiten können. Überprüfung der Unversehrtheit der Beugesehne und des vollständigen Faustschlusses mit vollstreckiger Fingerstreckung. Sorgfältige Blutstillung, bis Bluttrockenheit herrscht. Hautverschluss mittels Polypropylen-Einzelknopfnähten der Stärke 4-0. Steriler Verband.

Aufhebung der Lagerung. Verlegung in den Aufwachraum.

Nachbehandlung
Frühzeitige Beübung des betroffenen Fingers.

Anmerkungen

- Kein Unterschied zwischen transversalen und longitudinalen Inzisionen hinsichtlich Narbenqualität, Beschwerdebesserung, Komplikationen.
- Die Spaltung des Karpaltunneldachs hat sich als Risikofaktor für das Auftreten einer Ringbandstenose nachgewiesen.
- Die perkutane Variante stellt ebenfalls eine sichere und effektive OP-Methode dar.
- Die Nervendurchtrennung ist die häufigste berichtete Komplikation nach der Freigabe des Schnappdaumens und betrifft in allermeisten Fällen den radialen Digitalnerv (N1).

Literatur
Casey JC, Daher M, Dworkin M, Cusano J, Garavito J, Gil JA (2024) Open versus percutaneous fixation of trigger finger: meta-analysis of clinical outcomes. J Hand Surg Am. 49(6):570–575

Fiorini HJ, Tamaoki MJ, Lenza M, Gomes Dos Santos JB, Faloppa F, Belloti JC (2018) Surgery for trigger finger. Cochrane Database Syst Rev. 2(2):CD009860

Kazmers NH, Holt D, Tyser AR, Wang A, Hutchinson DT (2019) A prospective, randomized clinical trial of transverse versus longitudinal incisions for trigger finger release. J Hand Surg Eur 44(8):810–815

Levit T, Lavoie DC, Dunn E, Gallo L, Thoma A (2024) Trigger finger release using wide-awake local Anesthesia no tourniquet versus local Anesthesia with a tourniquet: a systematic review and meta-analysis. Hand.15589447231222517

Lo YC, Lin CH, Huang SW, Chen YP, Kuo YJ (2023) High incidence of trigger finger after carpal tunnel release: a systematic review and meta-analysis. Int J Surg 109(8):2427–2434

Zhao JG, Kan SL, Zhao L, Wang ZL, Long L, Wang J, Liang CC (2014) Percutaneous first annular pulley release for trigger digits: a systematic review and meta-analysis of current evidence. J Hand Surg Am. 39(11):2192–2202

7.2.1   Pollex flexus congenitus

Indikation Persistierende Beugestellung des Daumens mit eingeschränkter Beweglichkeit, erfolglose konservative Maßnahmen für mindestens zwei Jahre.

Aufklärung Spontane Rückbildung, Rezidiv, Nervenverletzung (Sensibilitätsstörung, Neurombildung).

Operationsschritte

Operation in Allgemeinnarkose. Rückenlagerung mit Auslagerung der zu operierenden Extremität auf einem Armtisch nach Abpolsterung der Druckpunkte. Steriles Abwaschen und Abdecken des OP-Gebiets. Team-Timeout nach WHO-Checkliste. Die zu operierende Seite ist markiert und lässt sich auch anhand der vorliegenden Beugefehlstellung identifizieren.

Zuwenden zum betroffenen Daumen. Es zeigt sich ein Pollex flexus congenitus. Entschluss zur Ringbandspaltung. Leichte Abduktion des Daumens zur optimalen Exposition. Longitudinale, ca. 1,5 cm lange Hautinzision entlang der Beugefalte über der Flexor-pollicis-longus-Sehne im Bereich des A1-Ringbands. Durchtrennung des Subkutangewebes und Präparation in die Tiefe unter Schonung der neurovaskulären Strukturen. Darstellung des A1-Ringbands, welches sich deutlich verdickt zeigt. Longitudinales Spalten des A1-Ringbands mit dem Skalpell und anschließend mit der Schere nach proximal und distal nach vorheriger Sicherstellung keiner Überlagerung durch einen Nerv oder eine Arterie. Überprüfung der Freigängigkeit der FPL-Sehne. Es zeigt sich eine ungestörte Gleitbewegung ohne Blockade. Sorgfältige Blutstillung, bis Bluttrockenheit herrscht. Hautverschluss mittels Polypropylen-Einzelknopfnähten der Stärke 4-0. Steriler Verband.

Aufhebung der Lagerung. Verlegung in den Aufwachraum.

Nachbehandlung

Frühzeitige passive und wenn möglich auch aktive Beübung.

Anmerkungen

- Erstdiagnose mit sechs bis 24 Monaten.
- Differenzialdiagnose: Pollex adductus. Bei Pollex adductus ist das Daumengrundgelenk auch bei gebeugtem Handgelenk aktiv und passiv nicht streckbar.
- Die spontane Rückbildung des kindlichen Schnappdaumens liegt in den ersten zwei Jahren nach Diagnosestellung bei 43 %.

Literatur

Sirithiantong T, Woratanarat P, Woratanarat T, Angsanuntsukh C, Saisongcroh T, Unwanatham N, Thakkinstian A (2021) Network meta-analysis of management of trigger thumb in children. J Pediatr Orthop B 30(4):351–357
Tang Q, Miao X, Zhao K, Hu J, Ren X (2024) The prevalence of spontaneous resolution among pediatric trigger thumb: a systematic review and meta-analysis. J Orthop Surg Res 19(1):461

7.3   Spaltung des 1. Strecksehnenfachs bei Tendovaginitis stenosans de Quervain

Indikation Persistierende Schmerzen und Bewegungseinschränkungen des Daumens im Bereich des 1. Strecksehnenfachs trotz konservativer Therapie (Physiotherapie, Kortisoninjektionen).

Aufklärung Rezidiv, Durchtrennung des R. superficialis n. radialis (Sensibilitätsstörung, Neurombildung).

Operationsschritte

Operation in Plexusanästhesie/Lokalanästhesie. Rückenlagerung mit Auslagerung der zu operierenden Extremität auf einem Armtisch unter adäquater Abpolsterung der druckbelasteten Körperstellen. Steriles Abwaschen und Abdecken des OP-Gebiets. Team-Timeout nach WHO-Checkliste. Die zu operierende Seite ist markiert.

Zuwenden zur betroffenen Hand. Setzen einer lokalen Infiltrationsanästhesie im Bereich des A1-Ringbands mit 1 % Lidocainlösung, 1:100.000 versetzt mit Adrenalin. Überprüfung der Wirkung nach adäquater Einwirkzeit. Longitudinale, ca. 2–3 cm lange Hautinzision über dem 1. Strecksehnenfach entlang des radialen Handgelenks in Höhe der Processus styloideus, ulnar-lateral. Durchtrennung des Subkutangewebes und Präparation in die Tiefe. Darstellung des retinakulären Bands des 1. Strecksehnenfachs unter sicherer Schonung des R. superficialis n. radialis sowie der Sehnen des M. abductor pollicis longus (APL) und des M. extensor pollicis brevis (EPB). Vollständige Spaltung des Sehnenfachs sukzessiv mit dem Messer und der Schere. Ein akzessorisches Strecksehnenfach lässt sich ausschließen. Überprüfung der freien Sehnengleitfähigkeit mit dem Sehnenhaken. Sorgfältige Blutstillung, bis Bluttrockenheit herrscht. Kontrolle auf Bluttrockenheit, welche gegeben ist. Hautverschluss mittels Polypropylen-Einzelknopfnähten der Stärke 4-0. Steriler Verband.

Aufhebung der Lagerung. Verlegung in den Aufwachraum.

Nachbehandlung
Frühzeitige Beübung der betroffenen Seite.

Anmerkungen

- Die longitudinale Inzision ist der transversalen hinsichtlich der Narbenqualität und des Risikos von Nervenverletzungen überlegen.
- Patienten mit TVS de Quervain zeigen häufiger ein Septum, das das Sehnenfach unterteilt.
- Bei diesen Patienten tritt zudem häufiger nur ein einzelner Sehnenzug des M. abductor pollicis longus (APL) auf.

Literatur

Lee ZH, Stranix JT, Anzai L, Sharma S (2017) Surgical anatomy of the first extensor compartment: A systematic review and comparison of normal cadavers vs. De Quervain syndrome patients. J Plast Reconstr Aesthet Surg 70(1):127–131
Suwannaphisit S, Chuaychoosakoon C (2022) Effectiveness of surgical interventions for treating de Quervain's disease: A systematic review and meta-analysis. Ann Med Surg (Lond). 77:103620

8.1 Handgelenk

8.1.1 Handgelenksarthroskopie

Varianten Diagnostisch, therapeutisch.

Indikation V.a. TFCC-Läsion (mit ggf. kapsulärer/knöcherner Refixierung), V.a. SL-Band-Läsion (mit ggf. Refixierung), Ganglienentfernung, therapierefraktäre Synovialitis, ulnokarpales Impaktionssyndrom, Hamatumspitzensyndrom.

Aufklärung Infekt, Blutung, Nerven- und Gefäßverletzung, Bewegungseinschränkung, Kompartmentsyndrom, Algodystrophie, CRPS, Gelenksteife, Knorpelschäden, Folgeeingriffe, persistierende Schmerzen, Karpaltunnelsyndrom, Tendovaginitis de Quervain.

Operationsschritte (diagnostische Handgelenksarthroskopie)

Operation in Allgemeinnarkose/Plexusanästhesie. Kontrollierte Rückenlagerung mit Auslagerung des Arms auf dem Handtisch in Vollnarkose. Anlage einer Oberarmblutleere mit 300 mmHg. Installation des Arthroskopieturms sowie Fixierung des Oberarms. Steriles Abwaschen und Abdecken des Operationsgebiets. Team-Timeout nach WHO-Checkliste. Anlegen von 5 kg axialem Zug mit dem Mädchenfänger. Punktion der 3/4-Pforte (1 cm distal des T. listeri) mit der gelben Kanüle. Stichinzision der Haut mit dem 11er-Skalpell. Spülung mit Kochsalzlösung, sodass die sichere Lage im Gelenk festgestellt werden kann. Vorsichtiges Aufdehnen subkutan mit dem Klemmchen. Stumpfes Durchstoßen der streckseitigen Gelenkkapsel und Aufbougieren mit dem Klemmchen. Einbringen des Schafts mit dem Trokar. Nach Herausziehen des Trokars Einbringen der 30°-Optik und Inspektion des Gelenks. Es zeigt sich radiokarpal eine geringe Synovitis. Es findet sich eine regelrechte Gelenkfläche des Radius sowie Kahnbeins ohne jeglichen Knorpelschaden. Auch das Os lunatum sowie die Fossa lunata zeigen keinerlei pathologische Knorpelveränderungen. Nun Inspektion des ulnokarpalen Gelenkspalts. Hier ist ebenfalls leichte, reaktive Synovialitis zu sehen. Der TCFF erscheint intakt. Nun Punktion der 6R-Pforte (radial der Sehne des M. extensor carpi ulnaris) mit der Kanüle, Stichinzision mit dem 11er-Skalpell und Aufdehnen mit dem Klemmchen. Nun Präparation der Gelenkkapsel unter Kamerasicht. Einbringen des Tasthäkchens. Abtasten des TFCC. Dieses erscheint vollständig intakt. Nun Einbringen des Shavers durch die 6R-Pforte und vorsichtiges Shaven der Synovitis radiokarpal und ulnokarpal im Sinne einer partiellen Synovektomie. Herausziehen des Shavers und des Arthroskops. Einbringen von Triam 40 mg/Bucain 0,5 %. Steri-Strips. Steriler Wundverband.

Aufhebung der Lagerung. Verlegung in den Aufwachraum.

Anmerkungen

- Der Trampolintest überprüft die elastische Spannung sowie die Anheftung des TFCC an die Fovea ulnaris. Der Hakentest überprüft die Anheftung des TFCC an die Kapsel.
- Der Nutzen der therapeutischen Arthroskopie vs. offene Verfahren ist umstritten.
- Die allgemeine Komplikationsrate beträgt 2–5 %.
- Gefährdung spezifischer Nerven bei der Anlage von Portalen:
  - *Ramus dorsalis nervi ulnaris:* gefährdet bei den 6-Ulnar- und 6-Radial-Portalen.
  - *Ramus superficialis nervi radialis:* gefährdet bei den 1–2- und 3–4-Portalen.
  - *Nervus interosseus posterior:* gefährdet bei den 3–4- und 4–5-Portalen.

Literatur

Ahsan ZS, Yao J (2012) Complications of wrist arthroscopy. Arthroscopy 28(6):855–859

Karjalainen VL, Harris IA, Räisänen M, Karjalainen T (2023) Minimal invasions: is wrist arthroscopy supported by evidence? A systematic review and meta-analysis. Acta Orthop 94:200–206

Shyamalan G, Jordan RW, Kimani PK, Liverneaux PA, Mathoulin C (2016) Assessment of the structures at risk during wrist arthroscopy: a cadaveric study and systematic review. J Hand Surg Eur 41(8):852–858

8.1.2 Proximal-Row-Carpectomy (PRC)

Varianten Ggf. mit zusätzlicher querer Osteotomie des Os capitatum (Modifikation nach Salomon/Eaton).

Indikation Degenerative Arthrose, SNAC-Wrist Stadium III, SLAC-Wrist Stadium III bei intakter Knorpelfläche des Os capitatum und intakter Fossa lunata, Lunatummalazie.

Aufklärung Durchtrennung des Ligamentum radioscaphocapitatum, persistierende Schmerzen, Bewegungseinschränkung, Karpalinstabilität, Arthrose, Folgeeingriffe, z. B. Handgelenksarthrodese, Handgelenkfehlstellung.

Operationsschritte
Operation in Allgemeinnarkose/Plexusanästhesie. Rückenlagerung mit Auslagerung der zu operierenden Extremität auf einem Armtisch nach Abpolsterung der Druckpunkte. Steriles Abwaschen und Abdecken des OP-Gebiets. Team-Timeout nach WHO-Checkliste. Die zu operierende Seite ist markiert.

Zuwendung zum betroffenen Handgelenk. Dorsale S-förmige Hautinzision. Präparation in die Tiefe unter sicherer Schonung des R. superficialis des N. radialis sowie des R. dorsalis des N. ulnaris. Identifizierung der Sehne des M. extensor pollicis longus distal des Retinakulums. Retrograde Spaltung des 3. Strecksehnenfachs bis zum Tuberculum listeri. Anschließend Spaltung des dorsalen Retinakulums zwischen dem 3. und 4. Strecksehnenfach. Retraktion der EPL-Sehne nach radial mit dem Sehnenhaken und Erweiterung der Durchtrennung des Retinakulums nach proximal über der EPL-Sehne. Retraktion der Sehnen des 4. Strecksehnenfachs (M. extensor digitorum communis) nach ulnar. Freilegung der dorsalen Kapsel zur Inspektion der Knorpelfläche des proximalen Pols des Os capitatum und der Fossa lunata bei nachweislich guter Knorpelqualität. Entschluss zur Durchführung einer PRC.

Scharfe Abpräparation der Kapsel von den Handwurzelknochen und Einbringen eines Hohmann-Retraktors auf der ulnaren Seite des Os hamatum und Os triquetrum. Zunächst Exzision des Os triquetrum. Stumpfe Präparation zur Minimierung von Gewebeschäden. Durchtrennung des dorsalen Ligamentum lunotriquetrum, das direkt sichtbar ist. Fixierung des Os triquetrum mit einer Tuchklemme durch die nichtdominante Hand zur Manipulation des Knochens. Einbringen eines Carroll-Elevators der volaren Seite zur Trennung von den volaren ligamentären Verbindungen. Akustische Bestätigung der Vollständigkeit der Präparation durch ein knirschendes Geräusch. Sichere Durchtrennung der Bänder unter Sicht mithilfe eines Skalpells, wobei die Klinge direkt auf dem Knochen geführt wird, bis er vollständig entfernt wird. Anschließend gleiches Vorgehen und vollständige Exzision des Os lunatum unter besonderer Schonung der Knorpelfläche am proximalen Pol des Os capitatum. Nun Exzision des Os scaphoideum: stumpfe Präparation, insbesondere am distalen Pol zur Schonung des Ligamentum scaphotrapeziotrapezoideum. Verwendung des Skalpells ausschließlich bei direkter Sicht auf die Ligamente, wobei die Klinge eng an der Knochenoberfläche geführt wird zur sicheren Schonung des Ligamentum radioscaphocapitatum (RSC), welches erst nach Entfernung des Os scaphoideum sichtbar wird. Passive Ulnarabduktion des Handgelenks zur Überprüfung der Integrität des RSC-Bands, welche gegeben ist. Subtile Blutstillung, bis Bluttrockenheit herrscht. Verschluss der dorsalen Kapsel mittels Polydioxanon der Stärke 3-0 in Einzelknopftechnik nach vorheriger Überprüfung der korrekten Lage des Kopfs des Os capitatum. Rückverlagerung der EPL- und EDC-Sehne. Schichtweiser Verschluss des dorsalen Retinakulums mit Polydioxanon-Einzelknopfnähten der Stärke 3-0 und der Haut mit Polypropylen-Einzelknopfnähten der Stärke 4-0. Anlage einer kurzen Unterarmorthese und eines sterilen Verbands.

Aufhebung der Lagerung. Verlegung in den Aufwachraum.

Nachbehandlung
Kurze Unterarmorthese, die volle Fingerbeweglichkeit ermöglicht, und Wechsel auf einen Unterarmgips nach zehn Tagen. Entfernung des Gipses nach ca. drei Wochen. Patientenschulung zur konsequenten Durchführung von Griffkräftigungsübungen über mehrere Monate.

Anmerkungen

- Die Kombination mit Kapitatumosteotomie bietet mehr radiale Deviation, schlechtere Flexion, weniger Symptome und Schmerzen im Vergleich zu reiner PRC, jedoch ohne Unterschiede bei der Griffstärke. Bei ca. 40 % der PRC-Fälle tritt eine Arthrose auf, unabhängig von der Form des Os capitatum.
- Die wichtigste Struktur zu schonen ist das Ligamentum radioscaphocapitatum.

- Persistieren schwerer Beschwerden nach drei bis sechs Monaten deutet auf einen möglichen Misserfolg des Verfahrens hin.
- Die funktionellen Ergebnisse der PRC und der Four-Corner-Arthrodese sind vergleichbar, jedoch wird die PRC aufgrund der geringeren Komplikationsrate bevorzugt. Handgelenksarthrodese erfolgt bei 10 % der Fälle nach PRC vs. 5 % nach FCA.
- *Modifikation nach Salomon/Eaton:* wird bei erheblicher Knorpelschädigung am proximalen Pol des Os capitatum als Alternative zur Teil-/Vollarthrodese des Handgelenks eingesetzt. Nach Entfernung der drei Knochen wird der proximale Pol des Os capitatum mit einem Osteotom reseziert. Danach wird ein distalbasierter Kapsellappen in den entstandenen Raum interponiert und an die volare Kapsel genäht. Zur Stabilisierung wird eine Fixierung mit Steinmann-Pins für drei Wochen empfohlen.
- Manche Autoren empfehlen die Spaltung des Os scaphoideum mittig mit einem Meißel und die Entfernung des proximalen Anteils. Ein K-Draht wird in den distalen Anteil eingebracht und als Joystick verwendet, um die Bänder vorsichtig zu lösen und Knorpelschäden zu vermeiden, bevor das distale Fragment entfernt wird.

Literatur

Green DP, Perreira AC, Longhofer LK (2015) Proximal Row Carpectomy. J Hand Surg Am. 40(8):1672–1676

Hones KM, Rakauskas TR, Hao KA, Densley S, Kim J, Wright TW, Chim H (2024) Proximal row carpectomy with and without capitate resurfacing: a preliminary systematic review and meta-analysis. JBJS Rev. 12(4)

Kalb K, Dornberger JE (2015) Aseptische Knochennekrosen. In: Die Handchirurgie. Sauerbier M, Krimmer H, Partecke BD, Schaller HE (Hrsg). Elsevier Urban & Fischer Verlag, München, S 273

Reyniers P, van Beek N, De Schrijver F, Goeminne S (2023) Proximal row carpectomy versus four-corner arthrodesis in the treatment of SLAC and SNAC wrist: meta-analysis and literature review. Hand Surg Rehabil. 42(3):194–202

8.1.3 Handgelenksdenervierung

Varianten Totale Handgelenksdenervierung (nach Wilhelm), partielle Handgelenksdenervierung (nach Berger).

Indikation Therapieresistente Handgelenksschmerzen bei z. B. Neuralgie des N. interosseus dorsalis im dorsalen Handgelenk- und Handwurzelbereich, Styloiditis radii, Arthrose.

Aufklärung Rezidiv, Sensibilitätsstörung, neuromartige Schmerzen, CRPS.

Operationsschritte (totale Handgelenksdenervierung)

Operation in Allgemeinnarkose/Plexusanästhesie/Oberstanästhesie. Rückenlagerung mit Auslagerung der zu operierenden Extremität auf einem Armtisch nach Abpolsterung der Druckpunkte. Steriles Abwaschen und Abdecken des OP-Gebiets. Team-Timeout nach WHO-Checkliste. Die zu operierende Seite ist markiert.

Zuwenden dorsal. Quere Hautinzision etwa 3 cm proximal des Handgelenks. Präparation in die Tiefe. Aufsuchen des N. interosseus posterior zwischen Ulna und Radius unter ulnarem Weghalten der Fingerstrecksehnen. Stumpfe Präparation bis auf die Membrana interossea. Darstellung des Nervs mit den begleitenden Gefäßen. Koagulation und möglichst proximale Durchtrennung des Nervs mit ca. 2 cm langer Resektion. Zuwenden radiodistal. Kleine Hautinzision über dem 1. Intermetakarpalgelenk. Präparation zwischen den Basen des 1. und 2. Mittelhandknochens und Aufsuchen des R. articularis spatii interosseus I, der nach seinem Abgang vom R. superficialis n. radialis nach palmar hin verläuft. Koagulation und Resektion des Nervs in einer Länge von ca. 1 cm. Zuwenden zu den Intermetakarpalgelenken II und III. Hier kleine dorsale, querverlaufende Hautinzisionen und Präparation in die Tiefe mit Koagulation des Bindegewebes über den Basen der Mittelhandknochen. Darstellung der Rr. articulares spatii interossei II und III nach deren Abgang aus dem tiefen Endast des N. ulnaris. Anschließend Durchtrennung und Resektion der Rami. Zuwenden dorsoulnar. „Lazy-S-Hautinzision", über dem Processus styloideus ulnae. Epifasziale Abpräparation des Hautweichteilgewebes unter sicherer Schonung des R. dorsalis n. ulnaris. Durchtrennung der Gelenkäste des N. ulnaris, des N. cutaneus antebrachii posterior und des N. cutaneus antebrachii medialis. Verschluss aller Wunden mittels Polypropylen-Einzelknopfnähten der Stärke 4-0.

Zuwenden palmar. Bogenförmige Hautinzision vom Os trapezium bis über den Pronator quadratus reichend. Abpräparation des Hautweichteilgewebes um den Processus styloideus radii. Darstellung und sichere Schonung der Rr. superficiales n. radialis. Durchtrennung der von ihnen abgehenden Gelenkäste. Über den gleichen Schnitt Darstellung und

Durchtrennung der paravasal zur A. radialis verlaufenden Gelenkäste des N. cutaneus antebrachii lateralis. Eingehen zwischen der A. radialis und der Sehne des M. flexor carpi radialis zur Darstellung des distalen M. pronator quadratus. Weghalten des N. medianus sowie der Beugesehnen nach ulnar. Durchtrennung und Koagulation des Bindesgewebes am distalen Rand des M. pronator bis auf das Periost des Radius parallel zur Gelenkfläche samt dem darin befindlichen N. interosseus anterior und seinen Ästen. Zuwenden zum distalen Ende der Inzision. Präparation in die Tiefe. Darstellung und anschließend Durchtrennung des Gelenkasts des R. palmaris n. mediani. Wundverschluss mittels Polypropylen-Einzelknopfnähten der Stärke 4-0. Steriler Verband.

Aufhebung der Lagerung. Verlegung in den Aufwachraum.

Anmerkungen

- Es handelt sich um eine palliative, funktionserhaltende, sensible Neurotomie.
- Eine präoperative Testblockade ist durchzuführen.
- Bei der partiellen Handgelenksdenervierung wird eine Resektion lediglich der Äste des N. interosseus posterior und anterior durchgeführt.
- Beide Methoden führen zu vergleichbaren Ergebnissen. Die Zahl der Komplikationen bleibt bei der totalen Handgelenksdenervierung mit 2 % niedrig, wenngleich sie höher ist als bei der partiellen Denervierung.
- Die Denervierung kann eine Alternative zur Arthroplastik oder Arthrodese bei schmerzhaften Handgelenksgelenken sein.

Literatur

Berger RA (1998) Partial denervation of the wrist: a new approach. Tech Hand Up Extrem Surg 2(1):25–35

Pedrotti GF, Galvarro Vargas AS, Braga SJ (2024) Denervation of the hand and wrist: A systematic review. Hand Surg Rehabil. 43(5):101784

Rudigier J, Meier R (2014) Kurzgefasste Handchirurgie. Klinik und Praxis. Georg Thieme Verlag, S 182–185

Smeraglia F, Basso MA, Famiglietti G, Eckersley R, Bernasconi A, Balato G (2020) Partial wrist denervation versus total wrist denervation: A systematic review of the literature. Hand Surg Rehabil. 39(6):487–491

Wilhelm A (1972) Die Eingriffe zur Schmerzausschaltung durch Denervierung. In: Wachsmuth W, Wilhelm A, eds. Die Operationen an den Extremitäten. 3. Teil: Die Operationen an der Hand. Berlin: Springer

8.2 Daumengrundgelenk (Rhizarthrose-OP)

8.2.1 Resektions-Suspensions-Arthroplastik

Varianten
Resektions-Suspensions-Arthroplastik nach Sigfusson-Lundborg, nach Epping, nach Weilby, ggf. Modifikation nach Wulle.

Indikation Symptomatische Rhizarthrose, frustrane konservative Therapie, ggf. mit beginnender symptomatischer STT-Arthrose, Stadium II–IV nach Eaton und Littler.

Aufklärung Misserfolg, persistierende Beschwerden, Arthrose (STT), Proximalisierung Os metakarpale I, Sensibilitätsstörung (Verletzung R. superficialis des N. radialis), Sehnenverletzung (FCR), CRPS, Folgeeingriffe, z. B. Revision, Arthrodese, Endoprothetik.

Operationsschritte
Operation in Allgemeinnarkose/Plexusanästhesie. Rückenlagerung mit Auslagerung der zu operierenden Extremität auf einem Armtisch nach Abpolsterung der Druckpunkte. Steriles Abwaschen und Abdecken des OP-Gebiets. Team-Timeout nach WHO-Checkliste. Die zu operierende Seite ist markiert.

Einzeichnen der beabsichtigen Hautinzision. Hautinzision dorsoradial über der rechten Foveola radialis. Schichtweise Präparation unter sicherer Schonung aller Äste des Ramus superficialis des N. radialis im Subkutangewebe. Anschließend Präparation, Darstellung und Schonung der A./V. radialis im Bereich der Tabatière. Anschlingen und Beiseitehalten der

Gefäße. Eröffnen der Kapsel. Verifikation des Os trapezium, des Os trapezoideum, des Os scaphoideum unter Bildwandlerkontrolle. Periossäre Durchtrennung der Bänder des Os trapezium. Anschließend stückweise Exstirpation des Os trapezium in mehreren Fragmenten unter Verwendung eines kleinen Meißels und einer Luer-Zange. Darstellung der FCR-Sehne im Wundgrundbereich. Hier kann eine ST-Arthrose ausgeschlossen werden. Spülung der Wunde mit Kochsalzlösung. Darstellung und Spaltung des 1. Strecksehnenfachs. Darstellung der APL-Sehne, die dreifach angelegt ist. Die radiale APL-Sehne wird mobilisiert und weit proximal im tendomuskulären Übergang abgesetzt. Mobilisierung nach distal hin bis zum Ansatz an der Metakarpale-I-Basis. Spaltung der FCR-Sehne weit distal. Nun Führung des APL-Sehnenstreifens durch die gespaltene FCR-Sehne unter leichter Längsextension des Daumens. Basisnahe Fixierung der APL-Sehne mit sich selbst mittels Polydioxanon-U-Nähten der Stärke 3-0. Interposition des überschüssigen Sehnenanteils in die Resektionshöhle. Readaptierender Kapselverschluss mit Raffung mittels Polydioxanon-Einzelknopfnähten der Stärke 3-0. Hautverschluss mittels Polypropylen der Stärke 4-0 intrakutan fortlaufend. Anlegen eines sterilen Verbands sowie einer radialumgreifenden Unterarmgipsschiene mit Einschluss des Daumengrundglieds.

Aufhebung der Lagerung. Verlegung in den Aufwachraum.

Nachbehandlung
Radialumgreifende Schiene mit Einschluss des DGG und freiem EG für eine Woche, nach Abschwellen Daumenhülse bis Abschluss der vierten Woche, danach belastungsfreie Mobilisierung.

Anmerkungen

- Derzeit gibt es keine Evidenz für ein spezifisches postoperatives Regime.
- Methodenbeschreibung:
  - *Resektions-Suspensions-Arthroplastik nach Sigfusson-Lundborg:* Ein distal gestielter Sehnenstreifen der radial gelegenen APL-Sehne wird durch den ansatznahen Teil der FCR-Sehne und den verbliebenen Teil der APL-Sehne geschlungen (8-förmig) und mit sich selbst unter Spannung vernäht.
  - *Modifikation nach Wulle:* Der APL-Sehnenstreifen wird durch die FCR-Sehne geführt (oder um sie herum gelegt) und anschließend direkt mit sich selbst vernäht, ohne dass er 8-förmig durch die APL-Sehne geführt wird, um ein breiteres Netz als Aufhängeplastik zu bilden.
  - *Resektions-Suspensions-Arthroplastik nach Weilby:* Ein FCR-Sehnenstreifen wird um die APL-Sehne gezogen und unter Spannung vernäht, während der verbleibende Teil der Sehne zur Interposition eingesetzt wird.
  - *Resektions-Suspensions-Arthroplastik nach Epping:* Ein distal gestielter FCR-Sehnenstreifen wird durch ein Bohrloch in der Basis des Metakarpale I geführt und mit sich selbst unter Spannung vernäht.
- Therapiemodalitätenvergleich:
  - *Trapezektomie vs. Resektions-Suspensions-Arthroplastik (RSA):* Eine Metaanalyse fand keine Unterschiede. Eine andere zeigte, dass die RSA-Gruppe nach einem Jahr zwar eine bessere Griff- und Spitzgriffstärke aufwies, jedoch ohne Unterschiede bei Schlüsselgriffstärke und Schmerzlinderung. Die RSA war zudem mit höheren Komplikationsraten, Verletzungen und Kosten verbunden. Daher wird eine einfache Trapezektomie empfohlen, wenn keine besonderen Kraftanforderungen bestehen.
  - *Endoprothetik vs. Trapezektomie:* Die Endoprothetik bietet in den ersten drei Monaten Vorteile hinsichtlich Handfunktion und Schmerzen, zeigt jedoch nach einem Jahr keine Unterschiede mehr zur Trapezektomie. Sie kann bei Patienten mit Wunsch auf schneller Genesung bevorzugt werden.
  - *Endoprothetik vs. Resektions-Suspensions-Arthroplastik:* Die Endoprothetik hat mehr Komplikationen, sodass sie die RSA nicht ersetzen sollte.

Literatur
Liu Q, Xu B, Lyu H, Lee JH (2022) Differences between simple trapeziectomy and trapeziectomy with ligament reconstruction and tendon interposition for the treatment of trapeziometacarpal osteoarthritis: a systematic review and meta-analysis. Arch Orthop Trauma Surg 142(6):987–996
Liukkonen R, Karjalainen VL, Kvist R, Vaajala M, Ponkilainen V, Karjalainen T (2024) Total joint arthroplasty for thumb carpometacarpal joint osteoarthritis: a systematic review and meta-analysis of randomized controlled trials. Acta Orthop 95:325–332

Qureshi MK, Halim UA, Khaled AS, Roche SJ, Arshad MS (2021) Trapeziectomy with Ligament Reconstruction and Tendon Interposition versus Trapeziometacarpal Joint Replacement for Thumb Carpometacarpal Osteoarthritis: A Systematic Review and Meta-Analysis. J Wrist Surg. 11(3):272–278

Rosales RS, Gonzalez-Garcia A, Dorta-Fernandez A, Heras-Palou C (2022) A Meta-Analysis of the Outcomes of Ligament Reconstruction Compared to No Reconstruction with or without Tendon Interposition Following Trapeziectomy for Thumb Carpometacarpal Joint Osteoarthritis. J Hand Surg Asian Pac 27(1):22–31

Sigfusson R, Lundborg G (1991) Abductor pollicis longus tendon arthroplasty for treatment of arthrosis in the first carpometacarpal joint. Scand J Plast Reconstr Surg Hand Surg 25(1):73–77

Weilby A (1988) Tendon interposition arthroplasty of the first carpo-metacarpal joint. J Hand Surg Br. 13(4):421–425

Wouters RM, Tsehaie J, Hovius SER, Dilek B, Selles RW (2018) Postoperative Rehabilitation Following Thumb Base Surgery: A Systematic Review of the Literature. Arch Phys Med Rehabil 99(6):1177–1212.e2

Wulle C (1993) Die Abductor pollicis longus-Plastik zur Behandlung der Daumensattelgelenkarthrose. Handchir Mikrochir Plast Chir 25:250–255

8.3 Fingergelenke

8.3.1 Permanente Arthrodese

Indikation Destruierte/nichtrekonstruierbare Gelenkflächen durch Verletzung, Arthrose oder Infekt (Panaritium articulare). Schmerzen, erhebliche Fehlstellung, starke Instabilität.

PIP-Gelenk: Knopflochdeformität mit Streckdefizit >90°.

DIP-Gelenk: ältere isolierte FDP-Durchtrennung.

Aufklärung Infekt, Nonunion, Schmerzen, Immobilität, Re-OP, Hyperextension.

Operationsschritte (Arthrodese PIP-Gelenk wg. Verletzung)

Operation in Allgemeinnarkose/Plexusanästhesie. Rückenlagerung mit Auslagerung der zu operierenden Extremität auf einem Armtisch nach Abpolsterung der Druckpunkte. Steriles Abwaschen und Abdecken des OP-Gebiets. Team-Timeout nach WHO-Checkliste. Die zu operierende Seite ist markiert.

Zuwendung zum betroffenen PIP-Gelenk. Inspektorisch zeigt sich eine schräg verlaufende Wunde dorsalseitig bis zum proximalen Mittelglied reichend mit Kapseldurchtrennung und offenem PIP-Gelenk ohne Anhalt einer Gefäß-Nerven-Bündel-Verletzung. Exploration der Wunde. Débridement, Wundspülung. Präparation in die Tiefe. Es zeigt sich eine vollständige Destruktion des PIP-Gelenks mit ausgeprägtem Knochendefekt des Grundglieds. Die proximale Gelenkfläche fehlt vollständig und die distale ist nur zu 30 % intakt. Zuwendung zu Weichteilen. Es zeigt sich hier eine Durchtrennung der Extensor-digitorum-Sehne mit ca. 2 cm Sehnendefekt. Bei o. g. Befunden Entschluss zur definitiven PIP-Gelenksarthrodese. Einbringen zweier anterograder K-Drähte zur Stabilisierung des PIP-Gelenks in Funktionsstellung nach vorheriger konischer Entknorpelung der Gelenkflächen. Es wird auf eine weitere Knochenkürzung verzichtet. Bildwandlerkontrolle. Ausgiebige Wundspülung. Anschließend Kapselverschluss mittels Polydioxanon in Einzelknopftechnik. Es zeigt sich ein stabiles PIP-Gelenk. Hautverschluss mittels Polypropylen-Einzelknopfnähten der Stärke 4-0. Steriler Verband, Fingerschiene.

Aufhebung der Lagerung. Verlegung in den Aufwachraum.

Nachbehandlung

Schiene zwei Wochen. Frühzeitige aktive Beübung ohne Belastung.

Anmerkungen

- Konische Resektion der Gelenkflächen.
- *DIP-Gelenk:*
  - Arthrodese in 10–20° Beugestellung. H-förmige Hautinzision.
  - Der Winkel der Fusion mit einer retrograden, kopflosen Kompressionsschraube ist auf 0–10° begrenzt. In anterograder Position kann ein größerer Winkel erreicht werden, Dies gelingt leichter mit einer K-Drahtosteosynthese.

- *PIP-Gelenk:*
  - Arthrodese in 30–50° Beugestellung. Bogenförmige Längsinzision.
  - Die Kompressionsschrauben zeigen die niedrigste Rate an Nonunion mit 3,9 % und die schnellste Konsolidierung (acht Wochen).

Literatur

Dickson DR, Mehta SS, Nuttall D, Ng CY (2014) A systematic review of distal interphalangeal joint arthrodesis. J Hand Microsurg 6(2):74–84

Faulkner H, An V, Lawson RD, Graham DJ, Sivakumar BS (2023) Proximal interphalangeal joint arthrodesis techniques: a systematic review. Hand (N Y). 18(1):74–79

Millrose M, Gesslein M, Ittermann T, Kim S, Vonderlind HC, Ruettermann M (2022) Arthrodesis of the proximal interphalangeal joint of the finger – a systematic review. EFORT Open Rev. 7(1):49–58

Indikation Akutes Kompartmentsyndrom, nach Verbrennung (>60 % der Fälle), Trauma, OP (Befundpersistenz 30 min nach Gipsabnahme). *Five Ps: pain, pallor, paresthesia, paralysis, and pulselessness.*

Aufklärung Folgeeingriffe (60 %), motorische/neurologische Defizite, Muskelnekrose, CRPS, Kontrakturen, ggf. Amputation im Verlauf.

Operationsschritte (Dekompression aller Kompartimente Unterarm [4] und Hand [10])

Operation in Allgemeinnarkose/Plexusanästhesie. Rückenlagerung mit Auslagerung der zu operierenden Extremität auf einem Armtisch nach Abpolsterung der Druckpunkte. Steriles Abwaschen und Abdecken des OP-Gebiets. Team-Timeout nach WHO-Checkliste. Die zu operierende Seite ist markiert.

Zuwenden zum proximalen Unterarm, palmar. Hautinzision 1 cm proximal und 2 cm lateral zum medialen Epikondylus, schräg kreuzend die Ellenbeuge und über die palmare Fläche der radialen Muskelgruppe verlaufend. Weiterer Verlauf der Inzision medial mit Erreichen der Mittellinie an der Grenze des mittleren und distalen Drittels des Unterarms. Fortführung der Inzision direkt ulnar der Palmaris-longus-Sehne zur Schonung der R. palmari n. mediani. Kreuzung der Handgelenkspalte quer und Fortsetzung der Inzision bis in die Mitte der Handfläche über den Karpaltunnel. Durchtrennung der Haut und des Subkutangewebes. Darstellung und Spaltung des Lacertus fibrosus. Darstellung der Faszie, die längs eröffnet wird, über dem Flexor carpi ulnaris. Der Muskel zeigt sich ödematös, aber vital. Retraktion des Flexor carpi ulnaris nach ulnar und des Flexor digitorum superficialis nach radial. Darstellung der Faszie des tiefen palmaren Kompartiments unter sicherer Schonung des N. ulnaris und der A. ulnaris. Eröffnung der tiefen palmaren Faszie. Auch hier zeigt die Muskulatur vital. Fortsetzung distal und Eröffnung des Karpaltunnels.

Zuwenden zum proximalen Unterarm, dorsal. Longitudinale Inzision 2 cm dorsal des Epicondylus radialis und Fortsetzung des Schnitts nach distal bis zum Tuberculum dorsale radii. Durchtrennung des Subkutangewebes. Darstellung und Lokalisierung des M. extensor digitorum communis und des M. extensor carpi radialis brevis. Retraktion des M. extensor digitorum communis nach ulnar und des M. extensor carpi radialis brevis nach radial. Hierbei werden die Faszienstrukturen eröffnet. Es zeigen sich massiv geschwollene Muskelverhältnisse, eine Muskelnekrose lässt sich jedoch ausschließen.

Zuwenden zur distalen dorsalen Hand. Hier longitudinale Hautinzision über den 2. und 4. Mittelhandknochen. Präparation entlang der Seiten jedes Mittelhandknochens. Inzision der Faszienstrukturen über den dorsalen M. interossei. Weiterführende Präparation entlang der radialen Seite des 2. Mittelhandknochens zur Freilegung des Adduktorkompartments. Gleiches Vorgehen entlang der radialen und ulnaren Seite jedes Mittelhandknochens und Dekompression der volaren Interossäen.

Supination der Hand und Zuwenden radial. Seitliche, longitudinale Inzision am Übergang der palmaren zur dorsalen Haut über der radialen Seite des ersten Mittelhandknochens unter sicherer Schonung des R. superficialis n. radialis. Eröffnung der Faszie und Dekompression des Thenarkompartiments.

Zuwenden ulnar. Gleiches Vorgehen mit Inzision am Übergang der palmaren zur dorsalen Haut über der ulnaren Seite des 5. Mittelhandknochens, Eröffnung der Faszie und Dekompression des Hypothenarkompartiments.

Ausgiebige Wundspülung. Subtile Blutstillung, bis Bluttrockenheit vorherrscht. Anschließend erneute Kontrolle des Unterarms und der Hand. Alle Muskeln tasten sich weich, sind nun erholt und gut durchblutet. Entschluss zur offenen Wundbehandlung. Einbringen von Polyhexanid-getränkten Bauchtüchern sowie Kompressen. Anlegen eines sterilen Verbands unter Druckvermeidung.

Aufhebung der Lagerung. Verlegung in den Aufwachraum.

© Der/die Autor(en), exklusiv lizenziert an Springer-Verlag GmbH, DE, ein Teil von Springer Nature 2025
M. Papadakis und P. Lytsikas-Sarlis, *Operationsberichte Plastische Chirurgie*, https://doi.org/10.1007/978-3-662-71871-1_9

Nachbehandlung

Engmaschige Überwachung (Intensivbehandlung) mit stündlicher Überprüfung der peripheren Durchblutung, Motorik und Sensibilität, ggf. Second Look bei Bedarf.

Anmerkungen

- **Relevante Anatomie Unterarm:** vier Kompartimente. Selbst wenn nur ein oder zwei Kompartimente betroffen sind, wird empfohlen, alle vier zu dekomprimieren (palmare und dorsale Inzision).
  - *Palmares Kompartiment:* Das palmare Kompartiment enthält den N. medianus, den N. ulnaris, die A. radialis und die A. ulnaris. Der Medianusnerv, der zwischen dem Flexor digitorum superficialis und dem Flexor digitorum profundus verläuft, ist der am häufigsten betroffene Nerv bei einem Unterarmkompartmentsyndrom. Er kann zudem unter dem Ligamentum carpi transversum komprimiert werden.

    Oberflächiges palmares Beugerkompartiment: durch eine Faszie vom tiefen Beugerkompartment getrennt. Inhalt: M. flexor carpi radialis, M. flexor carpi ulnaris, Mm. flexores digitorum superficialis, M. pronator teres, M. palmaris longus.

    Tiefes palmares Beugerkompartiment: besonders anfällig für Schäden durch Ischämie oder Druck, da es zwischen der starren M. interossea und dem oberflächlichen palmaren Beugerkompartment liegt. Inhalt: Mm. flexores digitorum profundus, M. flexor pollicis longus, M. pronator quadratus.
  - *Dorsales Kompartiment:* begrenzt ventral durch die M. interossea. Inhalt: alle Finger- und Daumenstrecker, M. abductor pollicis, M. extensor carpi ulnaris, R. profundus des N. radialis.

- *Radiales Kompartiment:* begrenzt durch den Radius. Inhalt: M. extensor carpi radialis longus, M. extensor carpi radialis brevis, M brachioradialis *(mobile wad)*.

- **Relevante Anatomie Hand:** zehn Kompartimente: Hypothenar, Thenar, acht Mittelhandkompartimente (sieben Interossei, ein Adductor pollicis).

- Bei Erwachsenen ist die häufigste Ursache eines Unterarmkompartmentsyndroms eine distale Radiusfraktur. Ein Unterarmkompartmentsyndrom tritt bei distaler Radiusfraktur mit ipsilateraler Ellenbogenverletzung in 15 % der Fälle auf (vs. 0,25 % bei isolierter Radiusfraktur).

- Die Häufigkeit von Unterarmkompartmentsyndromen bei Kindern durch suprakondyläre Frakturen ist rückläufig, vermutlich durch verbesserte Behandlungsansätze wie perkutane Drahtosteosynthese und Gipsruhigstellung mit maximal 90° Beugung im Ellenbogen.

- Bei verbleibender Muskelspannung nach der Faszieneröffnung ggf. Epimysiotomie durchführen.

Literatur

Alsaedi O, Alshahir AA, Alsuhaibani O, Beek A, Alduheim M, Alzahim A, Alzolaibani SM, Alhusaini B (2023) Etiology of trauma-related acute compartment syndrome of the hand: A systematic review. Cureus. 15(4):e38218

Kalyani BS, Fisher BE, Roberts CS, Giannoudis PV (2011) Compartment syndrome of the forearm: a systematic review. J Hand Surg Am. 36(3):535–543

Ogrodnik J, Oliver JD, Cani D, Boczar D, Huayllani MT, Restrepo DJ, Sisti A, Manrique OJ, Broer PN, Forte AJ (2021) Clinical case of acute non-traumatic hand compartment syndrome and systematic review for the upper extremity. Hand (N Y). 16(3):285–291

Sigamoney K, Khincha P, Badge R, Shah N. Compartment syndrome: challenges and solutions. Orthop Res Rev. 2015:137–48

10.1 Resektion eines Handgelenkganglions

Indikation Subjektive Behinderung (funktionell/ästhetisch), Bewegungseinschränkung, Schmerzen, Zunahme der Größe, neurologische Symptome, erfolglose konservative/minimalinvasive Therapie.

Aufklärung Rezidiv (~30 %), Verletzung A. radialis, Verletzung R. superficialis n. radialis (Sensibilitätsstörung).

Operationsschritte (radiopalmares Ganglion)
Operation in Allgemeinnarkose/Plexusanästhesie. Rückenlagerung mit Auslagerung der zu operierenden Extremität auf einem Armtisch nach Abpolsterung der Druckpunkte. Steriles Abwaschen und Abdecken des OP-Gebiets. Team-Timeout nach WHO-Checkliste. Die zu operierende Seite ist markiert.

Palmare bogenförmige Hautinzision radiokarpal. Durchtrennen des Subkutangewebes. Präparation in die Tiefe unter sicherer Schonung der A. radialis. Es zeigt sich ein Ganglion, das aus dem skapholunären-Bereich ausgeht. Darstellung des Stiels. Der Stiel wird bis zur Gelenkkapsel nachverfolgt und an der Gelenkkapsel koaguliert. Exzision des Ganglions in toto. Blutstillung, bis Bluttrockenheit herrscht. Hautverschluss mit Polypropylen-Einzelknopfnähten der Stärke 4-0. Steriler Verband.

Aufhebung der Lagerung. Verlegung in den Aufwachraum.

Nachbehandlung
Frühzeitige Beübung.

Anmerkungen

- Der Nutzen der Anwendung einer postoperativen Schiene ist umstritten.
- Etwa 70 % der Ganglien treten im dorsalen Bereich des Handgelenks auf.
- Keine OP-Indikation, wenn das Ganglion zum Operationszeitpunkt nicht tastbar ist.
- Operation intraossärer Ganglien, nur wenn andere Schmerzursachen ausgeschlossen sind.

Literatur
Head L, Gencarelli JR, Allen M, Boyd KU (2015) Wrist ganglion treatment: systematic review and meta-analysis. J Hand Surg Am. 40(3):546–53.e8

Horvath A, Zsidai B, Konaporshi S, Svantesson E, Hamrin Senorski E, Samuelsson K, Zeba N (2022) Treatment of primary dorsal wrist ganglion – a systematic review. J Wrist Surg. 12(2):177–190

Wong CR, Karpinski M, Hatchell AC, McRae MH, Murphy J, McRae MC (2023) Immobilization of the wrist after dorsal wrist ganglion excision: A systematic review and survey of current practice. Hand (N Y). 18(2):254–263

10.2   Enchondromenukleation mit Spongiosaplastik

Variante Anwendung von Knochenersatzmaterialien statt Spongiosa.

Indikation V.a. maligne Entartung, subjektive Behinderung, Schmerzen, pathologische Fraktur.

Aufklärung Rezidiv, Infektion, persistierende Schmerzen an der Entnahmestelle, Reossifikationsstörung (Nonunion, Osteophytenbildung), Gelenksteifheit.

Operationsschritte

Operation in Allgemeinnarkose/Plexusanästhesie. Rückenlagerung mit Auslagerung der zu operierenden Extremität auf einem Armtisch nach Abpolsterung der Druckpunkte. Steriles Abwaschen und Abdecken des OP-Gebiets. Team-Timeout nach WHO-Checkliste. Die zu operierende Seite ist markiert.

Zuwenden zum betroffenen Finger. Bildwandlerkontrollierte Identifizierung der zystischen Knochenstruktur, die sich wabig und osteolytisch mit kleinen Verkalkungen darstellt. Radiodorsale „Lazy-S-Inzision" der Haut und Präparation bis auf den Sehnenapparat. Lateralisierung des Sehnenapparats und vorsichtiges Abschieben des Periosts vom Knochen, welcher sich stabil zeigt. Ausmeißeln eines ausreichend großen, quadratischen Kortikalisdeckels. Radikale Entfernung und Exkochleieren des sich klinisch a. e. als enchondromtypisch darstellenden, pastenartigen Gewebes mittels scharfen Löffels. Abgabe des gesammelten Enukleats zur histopathologischen Begutachtung. Die Kortikaliswand zeigt sich klinisch sowie röntgenologisch allseits stabil und intakt. Ausgiebige Spülung der Defekthöhle. Entschluss zur Spongiosaplastik.

Zuwenden zum ipsilateralen Beckenkamm. Hautinzision auf der Crista iliaca zwei Fingerbreit kranial der Spina iliaca anterior superior. Präparation bis auf den Knochen. Gewinnung von hinreichend Spongiosamaterial mittels Shepard-Zylinderosteotom. Einlage von Hämostyptikum aus oxidierter regenerierter Cellulose (Tabotamp®) in den Spongiosaentnahmekanal. Aufbereitung des Spongiosamaterials. Zuwenden zum betroffenen Finger. Schichtweise Transplantation des aufbereiteten Spongiosamaterials in die ossäre Defekthöhle. Einbringen und Refixierung des zuvor entnommenen Kortikalisdeckels, welche die Fensterung vollständig verschließt. Fortlaufende Periostnaht mittels Polydioxanon der Stärke 5-0. Abschließende Bildwandlerkontrolle zur Überprüfung der Ausstopfung der Defekthöhle mit Spongiosa in zwei Ebenen, die gegeben ist. Hautverschluss mittels Polypropylen-Einzelknopfnähten der Stärke 4-0. Zuwenden zum Beckenkamm. Schichtweiser Wundverschluss mittels Polyglactin- und Polypropylen-Einzelknopfnähten der Stärke 3-0 bzw. Stärke 4-0. Steriler Verband. Am Finger Kompressenverband und Anlage einer Zweifinger-Castschiene in Intrinsic-Plus-Position.

Aufhebung der Lagerung. Verlegung in den Aufwachraum.

Nachbehandlung

Frühzeitige aktive Beübung.

Anmerkungen

- Die meisten Enchondrome sind Zufallsbefunde.
- Lokalisierung: Phalangen 79 %, Metakarpale 20 %, Karpus 1 %.
- Bei Frakturen ist meist eine ergänzende Osteosynthese notwendig.
- Bei stabiler Kortikalis wird häufig von einer Spongiosaplastik abgeraten, da auch ohne diese eine gute Reossifikation erreicht wird.
- Komplikationsrate bei Kürettage <1 %, bei Kürettage mit Autograft 3,5 %.
- Der Einsatz von Hydroxylapatit-Kollagen-Knochenersatz in Granulatform anstelle eines autologen Knochentransplantats verkürzt die Operationsdauer.
- Der Einsatz von autologem Knochenmaterial kann die Rate des Tumorrezidivs erhöhen.

Literatur

Bachoura A, Rice IS, Lubahn AR, Lubahn JD (2015) The surgical management of hand enchondroma without post-curettage void augmentation: authors' experience and a systematic review. Hand (N Y). 10(3):461–471

Gaulke R (2002) The distribution of solitary enchondromata at the hand. J Hand Surg Br. 27(5):444–445

Nazarova NZ, Umarova GS, Vaiman M, Asilova SU, Abba M, Foonberg M, Shterenshis M (2021) The surgical management of the cavity and bone defects in enchondroma cases: A prospective randomized trial. Surg Oncol 37:101565

11.1 Operative Sanierung einer Sehnenscheiden-Infektion

Indikation Sehnenscheideninfektion.

Aufklärung Stationäre Behandlung (ca. eine Woche), Sehnenbeteiligung, Sehnenresektion mit ggf. sekundärer Rekonstruktion, Re-OP, Beuge-/Streckdefizit, bei fortgeschrittenen Fällen ggf. Amputation notwendig, Ausbreitung der Infektion und Entstehung einer V-Phlegmone oder einer Phlegmone am Unterarm.

Operationsschritte

Operation in Allgemeinnarkose/Plexusanästhesie. Rückenlagerung mit Auslagerung der zu operierenden Extremität auf einem Armtisch nach Abpolsterung der Druckpunkte. Steriles Abwaschen und Abdecken des OP-Gebiets. Team-Timeout nach WHO-Checkliste. Die zu operierende Seite ist markiert und kann auch anhand der Infektion identifiziert werden.

Zuwenden zum betroffenen Finger. Markierung einer Bruner-Zickzack-Inzision entlang des gesamten Fingers. Zunächst Hautinzision der proximalen und distalen Inzisionslinie und Präparation in die Tiefe zur Darstellung des A1- und A5-Ringbands. Longitudinales Eröffnen des A1-Ringbands. Es entleert sich reichlich seropulentes Sekret. Anschließend Eröffnen des A5-Ringbands. Anterogrades Einbringen eines 16-Gauge-Plastikkatheters auf Höhe des A1-Ringbands. Wiederholte Spülung der Sehnenscheide mit antibiotikahaltiger Ringerlösung, wobei der Finger während der Spülung passiv gebeugt und gestreckt wird, um die Sehnenspülung zu maximieren. Sehnendébridement und Entfernung von Biofilm und Synoviaresten. Blutstillung, bis Bluttrockenheit herrscht. Hautverschluss mittels Polypropylen-Einzelknopfnähten der Stärke 4-0. Steriler Verband.

Aufhebung der Lagerung. Verlegung in den Aufwachraum.

Nachbehandlung

Postoperative antibiogrammgerechte Antibiose für mindestens zehn bis 14 Tage.

Anmerkungen

- Häufigste Keimerreger: Staphylococcus aureus (~75 %), MRSA (~30 %), Staphylococcus epidermidis, β-hämolysierende Streptokokken, Pseudomonas aeruginosa. Bei >60 % der Fälle polymikrobielle Infektion.
- Falls die Exposition zu begrenzt ist, um die Infektion ausreichend zu beseitigen, kann die gesamte markierte Inzision geöffnet werden. Hierbei soll das A2- und das A4-Ringband unbedingt erhalten werden.
- Bei fortgeschrittenen Fällen kann der Katheter belassen werden, sodass die Spülung auch nach der Operation fortgeführt werden kann.
- Bei Sehnenbeteiligung wird die betroffene Sehne reseziert und eine Redondrainage unter die Ringbänder bis zum Abklingen der Entzündung eingebracht.
- Der Einsatz von Antibiotika als Teil der Therapie und die Anwendung einer Katheterspülung anstelle einer offenen Spülung führen zu besseren Ergebnissen im Bewegungsumfang, mit 54 bzw. 71 % exzellenten Ergebnissen im Vergleich zu 14 bzw. 26 % ohne diese Maßnahmen.
- Der durchschnittliche Krankenhausaufenthaltsdauer beträgt sechs Tage.
- Infektionen am Kleinfinger oder Daumen können eine sog. V-Phlegmone verursachen, die sich über die durchgehenden Sehnenscheiden der Beugesehnen bis in den Handgelenkbereich ausbreiten kann.
- Infektionen der Finger II–V können sich entlang der Sehnenscheiden in die tiefe Hohlhand ausbreiten, von wo aus die Entzündung über den Karpaltunnel auf den Unterarm (Paronaraum) übergreifen kann.

M. Papadakis und P. Lytsikas-Sarlis, *Operationsberichte Plastische Chirurgie*, https://doi.org/10.1007/978-3-662-71871-1_11

Literatur

Chapman T, Ilyas AM (2019) Pyogenic flexor tenosynovitis: evaluation and treatment strategies. J Hand Surg Am 44(11):981–985

Draeger RW, Bynum DK Jr (2012) Flexor tendon sheath infections of the hand. J Am Acad Orthop Surg 20(6):373–382

Giladi AM, Malay S, Chung KC (2015) A systematic review of the management of acute pyogenic flexor tenosynovitis. J Hand Surg Eur 40(7):720–728

Rudigier J, Meier R (2014) Kurzgefasste Handchirurgie. Klinik und Praxis. Georg Thieme Verlag, S 317

11.2 Panaritium/Paronychie

Varianten Panaritium paranguale (Paronychie), Panaritium subunguale, Panaritium cutaneum, Panaritium subcutaneum, Kragenknopfpanaritium, Panaritium tendinosum, Panaritium ossale, Panaritium articulare.

Aufklärung Rezidiv, Nageldeformität, Arthrodese.

Operationsschritte
Operation in Oberstanästhesie. Rückenlagerung mit Auslagerung der zu operierenden Extremität auf einem Armtisch nach Abpolsterung der Druckpunkte. Steriles Abwaschen und Abdecken des OP-Gebiets. Team-Timeout nach WHO-Checkliste. Die zu operierende Seite ist markiert und wird erneut abgefragt und bestätigt.

Zuwenden zum betroffenen Finger. Es zeigt sich ein Panaritium subcutaneum. Mediolaterale, schmal-ovaläre Hautinzision dorsal des Gefäß-Nerven-Bündels zur Vermeidung einer Sensibilitätsstörung. Präparation in die Tiefe. Es entleert sich reichlich Eiter. Ausgiebige Wundspülung mittels Kochsalz. Einbringen zweier adaptierender Nähte, die einen ungestörten Abfluss ermöglichen. Steriler Verband.

Aufhebung der Lagerung. Verlegung in den Aufwachraum.

Nachbehandlung
Orale Antibiose, keine Schiene.

Anmerkungen
- *Paronychie:*
  - wird hauptsächlich durch Staphylococcus aureus, Enterococcus faecalis, γ-hämolysierende Streptokokken, Enterobacter cloacae, Viren und Pilze verursacht.
  - Matrixschonung bei Paronychie der proximalen Nagelmatrix.
- *Panaritium subcutaneum:* keine Inzision der Fingerkuppe (Sensibilitätsstörung).
- *Panaritium cutaneum:* tangentiale Blasenabtragung, Spülung, Sondierung des Wundgrunds auf einen Fistelgang zum Ausschluss eines Kragenknopfpanaritiums. Bei Kragenknopfpanaritium Spaltung des Fistelgangs und Débridement der Abszesshöhle mit dem scharfen Löffel.
- *Panaritium ossale:* Knochendébridement, ggf. Spongiosaplastik nach acht Wochen.
- *Panaritium tendinosum:*
  - bei intakter Sehne: Eröffnen der Sehnenscheide, Spülung.
  - bei betroffener Sehne: Resektion grünlich-nekrotischer Sehnen unter Erhalt der Ringbänder, Spülung.
- *Panaritium articulare:* Gelenkeröffnung, keine Kapselnaht, Arthrodese in Funktionsstellung nur bei Knorpeldestruktion und nicht frühzeitig (<acht Wochen).

Literatur
Iorizzo M, Pasch MC (2021) Bacterial and viral infections of the nail unit. Dermatol Clin 39(2):245–253

Iorizzo M, Pasch MC (2024) Bacterial and viral infections of the nail unit: tips for diagnosis and management. Hand Surg Rehabil 43S:101502

Papadakis M (2022) Chirurgie der Haut und der Hautanhangsgebilde. In: Klinikleitfaden Allgemeinchirurgie Viszeralchirurgie. Urban & Fischer, S 316

12.1 Lokale Lappenplastiken

Einteilung

- *Nach Gefäßversorgung:*
  - *Axialer-Typ-Lappenplastik (Axial-Pattern):* Lappenplastik mit mindestens einer definierten Blutversorgung aus einem bestimmten, meist längeren Blutgefäß (dem sogenannten Axialgefäß), welches entlang der Lappenachse verläuft.
  - *Randomisierter-Typ-Lappenplastik (Random-Pattern):* Lappenplastik mit Zufallsversorgung vom subdermalen Plexus. Das Basis-Länge-Verhältnis variiert je nach Körperregion (Extremitäten 1:1, Gesicht bis 1:4).
- *Nach Lappenverlagerung:*
  - Verschiebelappenplastik (eindimensionale Gewebeverlagerung).
  - Rotationslappenplastik (zweidimensionale Gewebeverlagerung).
  - Transpositionslappenplastik (dreidimensionale Gewebeverlagerung).

Literatur

Lucas JB (2017) The physiology and biomechanics of skin flaps. Facial Plast Surg Clin North Am 25(3):303–311

Papadakis M (2022) Chirurgie der Haut und der Hautanhangsgebilde. In: Klinikleitfaden Allgemeinchirurgie Viszeralchirurgie. Urban & Fischer S 296–7

Petres J, Rompel R (2008) Prinzipien lokaler Lappenplastiken. In: Operative Dermatologie: Lehrbuch und Atlas. Springer Medizin Verlag, Heidelberg S 174–5

12.1.1 Verschiebelappenplastik

Varianten Verschiebeplastik mit ggf. Resektion der Ausgleichsdreiecke (Burow-Dreiecke), Variante mit Back Cut, A-T-Plastik, U-Plastik, H-Plastik (bilaterale U-Plastik), V-Y-Plastik.

Indikation Defektform: rund, ovalär, triangulär, rechteckig. Klassische Defektlokalisierungen: Stirn, Augenbraue, Nase (z. B. Rintala-Lappen), Wange, Lippen, Kinn, Ohren.

Aufklärung Lappenteilnekrose, Wunddehiszenz, Wundheilungsstörung, ungünstige Narbenbildung, sichtbare Narbe, Folgeeingriffe.

Operationsschritte (H-Plastik bei Stirndefekt)
Operation in Allgemeinnarkose/Lokalanästhesie. Rückenlagerung mit Abpolsterung der Druckpunkte. Steriles Abwaschen und Abdecken des OP-Gebiets. Team-Timeout nach WHO-Checkliste. Zuwenden zur Stirn. Es zeigt sich ein rechteckiger, ca. 2×2 cm großer Defekt, im Z.n. In-sano-Exzision eines Basalioms. Entschluss zum Verschluss mittels H-Plastik. Markierung einer H-Lappenplastik mit Burow-Dreiecken. Bilaterale tangentiale Schnitterweiterung an Ober- und Unterkante des Defekts in Richtung der Hautspannungslinien. Subkutane Präparation von medial nach lateral, bis ein Basis-Länge-Verhältnis von 1:3/1:4 erreicht wird. Blutstillung, bis Bluttrockenheit herrscht. Überprüfung der ausreichenden Lappenmobilität nach vorheriger Resektion der Ausgleichsdreiecke. Verschiebung des Lappens in den Defekt, der sich vollständig verschließen lässt. Spannungsfreie Fixierung mittels Polypropylen-Einzelknopfnähten der Stärke 5-0. Steriler Verband.
   Verlegung in den Aufwachraum.

Anmerkungen
- Es handelt sich um eine eindimensionale Gewebeverlagerung (lineare Verschiebung).
- Die Ausgleichsdreiecke (nach Burow) am Primärdefekt und am lateralen Ende der Schnittverlängerung können eingezeichnet, sollten jedoch erst nach der Lappenverschiebung entfernt werden.
- Ein Vorteil dieser Methode ist, dass die Schnittführung bei Bedarf jederzeit erweitert werden kann, bis eine spannungsfreie Adaptation erreicht wird.
- Die Schnittführung beginnt an der breitesten Basis des Defekts und wird dann seitlich in Richtung des verfügbaren Gewebereservoirs zur Deckung weitergeführt.
- Die V-Y-Plastik stellt eine Sonderform der Verschiebelappenplastik dar.

Literatur
Ebrahimi A, Nejadsarvari N (2013) Upper forehead skin reconstruction with h-flap. J Cutan Aesthet Surg 6(3):152–4
Kruter L, Rohrer T (2015) Advancement flaps. Dermatol Surg 41(10):239–46
Petres J, Rompel R (2008) Grundlegende Lappenplastiken. In: Operative Dermatologie: Lehrbuch und Atlas. Springer Medizin Verlag: Heidelberg, S 179–182
Schultz TA, Cunningham K, Bailey JS (2014) Basic flap design. Oral Maxillofac Surg Clin North Am 26(3):277–303

12.1.2 Rotationslappenplastik

Varianten Rotationsplastik mit ggf. Resektion eines Burow-Dreiecks drehpunktnah, Variante mit Back Cut, doppelte Rotationsplastik, O-Z-/O-S-Plastik (doppelte Rotationsplastik mit gegensinnig konfigurierten Lappen), Yin-Yang-Variante, Triple Rotation.

Indikation Defekte in Bereichen mit geringer Gewebemobilität, wenn eine Verschiebelappenplastik nicht ausreicht oder eine sehr lange Schnitterweiterung erforderlich ist. Klassische Defektlokalisierungen: Unterlid (z. B. Tenzel/Mustardé-Lappen), Wange, Skalp, Nase (z. B. Rieger-Lappen), Rücken, Sakrum.

Aufklärung Lappenteilnekrose, Wunddehiszenz, Wundheilungsstörung, ungünstige Narbenbildung, sichtbare Narbe, Folgeeingriffe.

Operationsschritte (O-S-Plastik bei Skalpdefekt)

Operation in Allgemeinnarkose/Lokalanästhesie. Rückenlagerung mit Abpolsterung der Druckpunkte. Steriles Abwaschen und Abdecken des OP-Gebiets. Team-Timeout nach WHO-Checkliste. Zuwenden zum Kapillitium. Es zeigt sich ein kreisförmiger, ca. 6×6 cm großer Defekt, im Z.n. In-sano-Exzision eines Basalioms. Entschluss zum Verschluss mittels O-S-Plastik. Markierung der beabsichtigen Hautinzisionen. Einschreiben eines Quadrats um den Defekt herum, sodass die Seitenlänge des Quadrats dem Durchmesser des Defekts entspricht. Markierung zweier weiterer gleich großer Quadrate auf beiden Seiten des ersten Quadrats, sodass der Schnittpunkt der Diagonalen des resultierenden Rechtecks dem Mittelpunkt des Defekts entspricht. Die Tangentialpunkte des Kreises an den Quadraten dienen als Drehpunkte für die entgegengesetzten Lappen. Der Radius der Lappen entspricht dem Durchmesser des Defekts. Der Kreisbogen des Rotationslappens beträgt das Vierfache der Defektbreite. Hautinzision entlang der Markierung nach vorheriger Hydrodissektion mittels 0,5 % Lidocainlösung. Subgaleale Präparation von proximal nach distal in beiden Richtungen unter sicherer Schonung des Periosts sowie des supragalealen Gefäßnetzes. Blutstillung, bis Bluttrockenheit herrscht. Überprüfung der ausreichenden Lappenmobilität, welche gegeben ist. Einrotieren beider Lappen in das Defektareal. Der Defekt lässt sich dadurch vollständig verschließen. Spannungsfreie Lappenfixierung mit Polypropylen-Einzelknopfnähten der Stärke 4-0. Hierbei werden die Lappenspitzen reseziert. Steriler Verband.

Verlegung in den Aufwachraum.

Anmerkungen

- Es handelt sich um eine zweidimensionale Gewebeverlagerung (Verschiebungs- plus Rotationskomponente).
- Rotationslappen werden in der Regel großzügig geplant, sodass der Bogen etwa 1/4 eines Kreises umfasst. Eine stärkere Lappenkrümmung ermöglicht einen größeren Rotationswinkel, entlastet den Stiel und schafft mehr Bewegungsfreiheit.
- Die Rotation verkürzt die effektive Länge des Lappens. So führt eine Rotation von 90° zu einem Längenverlust von 15 %, während bei einer Rotation von 45° die Länge nur um 5 % reduziert wird.
- Der Kreisbogen des Rotationslappens sollte mindestens das Vierfache der Defektbreite betragen. Der Radius des Lappens sollte mindestens das Zweifache der Defektbreite ausmachen.
- Im Gesicht soll die Lappenplastik die ästhetischen Einheiten respektieren und möglichst nicht überqueren.

Literatur

Goldman GD (2005) Rotation flaps. Dermatol Surg 31(8 Pt 2):1006–13

LoPiccolo MC (2015) Rotation flaps-principles and locations. Dermatol Surg 41(10):247–54

Petres J, Rompel R (2008) Grundlegende Lappenplastiken. In: Operative Dermatologie: Lehrbuch und Atlas. Springer Medizin Verlag, Heidelberg, S 179–182

Schultz TA, Cunningham K, Bailey JS (2014) Basic flap design. Oral Maxillofac Surg Clin North Am 26(3):277–303

Talevi D, Torresetti M, Recchi V, Di Benedetto G (2024) Moving from the O-Z flap to the O-S flap for scalp reconstruction: A new geometrical model. JPRAS Open 42:178–185

12.1.3 Transpositionslappenplastik *(Syn: Schwenklappenplastik)*

Varianten Single-lobed-Lappenplastik (Rhomboidlappenplastik nach Limberg/nach Dufourmentel/nach Webster), Bilobed Lappenplastik nach Esser, Trilobed Lappenplastik (nach Weerda), zweizeitiges Vorgehen.

Indikation Defektform: rund, ovalär, triangulär, wobei deren schmalste Ausläufer häufig in Richtung des Rotationspunkts gelagert sind. Klassische Defektlokalisierungen: Unterlid, Kanthus, Schläfe, Nase (z. B. defekte Nasenflügel, Nasolabialfalte), Wange, Hals, Axilla (z. B. bei Hidradenitis suppurativa), Rücken, Sakrum (z. B. bei Sinus pilonidalis).

Aufklärung Lappenteilnekrose, Wunddehiszenz, Wundheilungsstörung, ungünstige Narbenbildung, sichtbare Narbe, Folgeeingriffe, Falltürphänomen.

Anzeichnung

- *Limberg-Lappenplastik:* Zunächst rautenförmige Anpassung des Defekts. An der Längsseite des rautenförmigen Defekts wird ein dreieckiger Lappen markiert, dessen defektnaher Schenkel einer Verlängerung der kurzen Rhombusdiagonale entspricht, indem er zum Wundrand einen Winkel von 120° nicht überschreitet. Die äußere Schnittlinie verläuft in einem Winkel von ca. 60° parallel zum Wundrand. Die Schenkellängen entsprechen den Abmessungen der Defektseite.

- *Dufourmentel-Lappenplastik:* Zunächst rautenförmige Anpassung des Defekts. Anzeichnung der Verlängerung der kurzen Rhombusdiagonale (erste Linie) sowie der Verlängerung eines Defektrands (zweite Linie). Markierung der Winkelhalbierenden des durch diese beiden Linien gebildeten Winkels, welche den defektnahen Schenkel des Lappens darstellt. Vom Endpunkt diesen Schenkels ausgehend wird eine Schnittlinie markiert, die parallel zur langen Diagonalen des Defekts verläuft, die den defektfernen Schenkel des Lappens darstellt. Die Schenkellängen entsprechen den Abmessungen der Defektseite.

Operationsschritte (Dufourmentel-Lappenplastik bei Axilladefekt links)

Operation in Allgemeinnarkose/Lokalanästhesie. Kontrollierte Rechtsseitenlagerung mit Abpolsterung der Druckpunkte. Steriles Abwaschen und Abdecken des OP-Gebiets. Team-Timeout nach WHO-Checkliste.

Zuwenden zur Axilla links. Zunächst Inspektion des Befunds. Es zeigt sich ein spindelförmiger, ca. 12×8 cm großer Defekt, im Z.n. operativer Sanierung bei Hidradenitis suppurativa. Entschluss zur Defektdeckung mittels Rhomboidlappenplastik nach Dufourmentel. Überprüfen des Gewebereservoirs bei überstreckter Extremität. Nachresektion, sodass ein rautenförmiger Defekt entsteht. Einzeichnen eines Transpositionslappens nach Dufourmentel vom kaudoventral: Markierung der Verlängerung der kurzen Diagonalen und der Fortsetzung des kaudomedialen Defektrands, sodass der gebildete Winkel makroskopisch ca. 150° beträgt. Die innere Schnittlinie wird entlang der Winkelhalbierenden diesen Winkels und die äußere Schnittlinie wird parallel zur langen Diagonalen des Defekts platziert, wobei die Schnittlinien den Abmessungen der Defektseite entsprechen. Hautinzision entlang der Markierung nach vorheriger Hydrodissektion mittels 0,5 % Lidocainlösung. Subkutane Präparation. Blutstillung, bis Bluttrockenheit herrscht. Überprüfung der ausreichenden Lappenmobilität, welche gegeben ist. Transposition des Lappens in das Defektareal bei weiterhin überstreckter Extremität. Der Defekt lässt sich dadurch vollständig verschließen. Spannungsfreie Lappenfixierung mit Polypropylen-Einzelknopfnähten der Stärke 4-0. Zuwenden zur Hebestelle. Hier weitreichende Mobilisierung der Wundränder zur Überbrückung des nicht durch lediglich eine primäre, einfache Naht zu verschließenden Hebedefekts. Überprüfung der Lappenperfusion, welche gegeben ist. Steriler Verband.

Verlegung in den Aufwachraum.

Anmerkungen

- Es handelt sich um eine dreidimensionale Gewebeverlagerung (Verschiebungs-, Rotations- plus Anhebungs-/Überbrückungskomponente), welche sowohl dem randomisierten als auch dem axialen Typ der Gefäßversorgung angehören kann.
- Die Z-Plastik (Abschn. 17.1) und die W-Plastik (Abschn. 17.2) stellen Modifikationen der Transpositionslappenplastik dar.
- *Dufourmentel- bzw. Limberg-Lappen:*
  - Für jeden angegebenen Defekt gibt es vier verschiedene Lappenplastiken, die angehoben werden können. Die optimale Lappenorientierung wird durch das in der angrenzenden Region vorhandene Gewebereservoir bestimmt.
  - Bei korrekter Indikation und Ausführung ist der Verschluss der Hebestelle schwieriger als der Verschluss des Defekts.
  - Der Dufourmentel-Lappen wurde als Winkelvariante (90°) vorgeschlagen, um einen kürzeren Rotationsbogen als beim klassischen Limberg-Lappen zu erreichen. Seine Vorteile: geringere Drehpunkteinschränkung (bzw. Notwendigkeit eines Back Cuts), weniger Spannung an der Lappenspitze, breiterer Stiel.
  - Der Begriff „Rhomboidlappen" ist umstritten und wurde kritisiert, da es sich hier um Rhombuslappen handelt (Rhombus ist ein Rhomboid, bei dem allen Seiten gleich lang sind).

Literatur

Ardelt M, Settmacher U (2016) Limberg flap is rhombic, not rhomboid. Plast Reconstr Surg 137(2):494e–495e

Blake BP, Simonetta CJ, Maher IA (2015) Transposition flaps: Principles and locations. Dermatol Surg 41(Suppl 10):255–64

Chandra R, Singh AK (1985) Understanding dufourmentel flap design. Indian J Plast Surg 18(2):1–6

Hon HH, Chandra SR (2020) Rhomboid flap. Atlas Oral Maxillofac Surg Clin North Am 28(1):17–22

Limberg AA (1946) Mathematical principles of local plastic procedures on the surface of the human body. Leningrad, Medgis

Lohuis PJ, Godefroy WP, Baker SR, Tasman AJ (2011) Transposition flaps in nasal reconstruction. Facial Plast Surg Clin North Am 19(1):85–106

Petres J, Rompel R (2008) Grundlegende Lappenplastiken. In: Operative Dermatologie: Lehrbuch und Atlas. Springer Medizin Verlag: Heidelberg, S 179–182

Rohrer TE, Bhatia A (2005) Transposition flaps in cutaneous surgery. Dermatol Surg 31(8 Pt 2):1014–23

Sebastian M, Sroczyński M, Rudnicki J (2017) The dufourmentel modification of the limberg flap: Does it fit all? Adv Clin Exp Med 26(1):63–67

12.2 Freie Lappenplastiken

12.2.1 Freie Gracilislappenplastik

Varianten Funktioneller Muskeltransfer, myokutane Variante (i.S. Transverse-upper-Gracilis, TUG) für die Rekonstruktion von Thoraxdefekten bzw. Defekten nach Ablatio mammae, Hebung mit horizontaler Schnittführung (halbmondförmige Resektion, sog. Secret-Scar-Variante), Hebung mit Erhaltung des distalen Muskels (sog. Nugget-Gracilis), U-förmige Lappenhebung zur Gesichtsreanimation.

Indikation Defektdeckung im Bereich der Extremitäten, des Thorax, Perineums, funktioneller Muskeltransfer an der oberen Extremität (Plexuschirurgie), funktionelle Rekonstruktion am Kopf/Hals.

Aufklärung Notwendigkeit einer Hauttransplantation, venöse Stauung, Anastomoseninsuffizienz, Ischämie, Lappenverlust, Teillappennekrose, Wundheilungsstörung, Wunddehiszenz, Nachblutung, Hämatom, Infekt, Thrombose, Embolie, Morbidität der Entnahmestelle (z. B. Serombildung), Folgeeingriffe.

Anzeichnung Verwendung eines Dopplergeräts. Anzeichnung des dominanten Gefäßstiels ca. 10 cm distal des Muskelursprungs bzw. der distal liegenden, segmentalen Gefäßstiele. Anzeichnung der Längsachse des Muskels etwa zwei Querfinger dorsal des M. adductor longus.

Operationsschritte (Hautweichteildefekt untere Extremität)

Operation in Allgemeinnarkose. Rückenlagerung mit Abpolsterung der Druckpunkte. Steriles Abwaschen und Abdecken des OP-Gebiets. Team-Timeout nach WHO-Checkliste. Single-Shot-Antibiose.

Zuwenden zur betroffenen Extremität. Zunächst erfolgt das Débridement der Empfängerstelle, hier nochmals ausgiebige Spülmaßnahmen und allschichtiges Débridement. Anfrischen der Wundränder. Inspektion des Befunds. Es zeigt sich ein ca. 20×6 cm großer Hautweichteildefekt am Malleolus medialis mit freiliegender Tibia im Z.n. Osteosynthese bei Sprunggelenkfraktur. Bei gut durchbluteten und sauberen Verhältnissen Entschluss zur Defektdeckung mittels freier Gracilislappenplastik vom kontralateralen Oberschenkel.

Anschließend Darstellung der Empfängergefäße. Inzision im Verlauf der Arteria und Vena tibialis anterior, diese wird in der Tiefe dargestellt. Diese zeigt sich intraoperativ kaliberstark mit adäquater Pulsation und weist einen suffizienten arteriellen Flow auf, sodass der Entschluss fällt, die Lappenplastik an die Arteria tibialis anterior anzuschließen. Schnitterweiterung im Verlauf der Arteria tibialis anterior und Freipräparation der Arterie mit den zwei Begleitvenen auf einer Strecke von ca. 4 cm.

Zuwenden zur kontralateralen Extremität zur Lappenhebung. Hier Tasten des M. adductor longus in supinierter, leicht flexierter Hüftposition sowie flexierter Knieposition. Erneutes Anzeichnen der longitudinalen Schnittführung. Anschließend Inzision mit dem Skalpell und weitere subkutane Präparation mit der Schere durch das Fettgewebe bis auf die Muskelfaszie. Scharfes Durchtrennen der Faszie und sicheres Darstellen des M. adductor longus sowie des M. gracilis. Hierbei werden die oberflächlich liegende V. saphena magna sowie der N. saphenus identifiziert, geschont sowie beiseitegehalten. Darauffolgend Identifizieren des Gefäßstiels, welcher ca. 10 cm kaudal des Muskelansatzes am Os ischium in den M. gracilis unter dem M. adductor longus auf dem M. adductor magnus hineinzieht. Unter sicherer Schonung des Stiels nun Präparation des Muskels nach distal und schließlich distales Absetzen am muskulotendinösen Übergang. Selbiges Vorgehen nach proximal und auch hier Absetzen des Muskels ansatznah. Es erfolgt nun die vollständige Freipräparation des Stiels bis zu seinen Abgängen aus den tiefen femoralen Gefäßen (A. circumflexa femoris medialis).

Identifizieren sowie Schonen des N. obturatorius. Der in den M. gracilis hineinziehende motorische Ast dessen wird hierbei identifiziert und hier nach Elektrokoagulation durchtrennt. Der Stiel zeigt eine Arterie mit zwei Begleitvenen (Venae comitantes). Der distale Stiel *(minor pedicle)* wird ligiert. Abtrennen des Muskels sowohl distal als auch proximal und Absetzen des Stiels.

Hinzuziehen des Mikroskops. Es werden arterielle und venöse Klemmchen gesetzt. Es erfolgt anschließend die End-zu-Seit-Anastomose der Arterie mit einem monofilen, nicht resorbierbaren Polyamid-6/6-Faden der Stärke 8-0. Die venösen Anastomosen erfolgen mit zwei 2,0 mm großen Venenkopplern an die Begleitvenen. Intravenöse Gabe von 2000 IE Heparin und Öffnen aller Gefäßklemmen. Die Lappenplastik zeigt sich gut durchblutet mit pulsierender Lappenarterie und gutem venösem Rückfluss. Einnähen der Muskellappenplastik mit Polyglactin-Einzelknopfnähten der Stärke 3-0. Anschließend Entnahme von Spalthaut der Schichtdicke 0,2 mm vom ipsilateralen Oberschenkel, Meshen 1:1,5. Zurechtschneiden auf den Defekt und Fixierung mittels Klammernähten.

Der Hebedefekt wird nach Spülung und sorgfältigster Blutstillung mittels Subdermalnaht mit Polyglactin der Stärke 3-0 sowie intrakutan fortlaufender Hautnaht mit Poliglecapron-25 der Stärke 3-0 nach Einlage einer 12er-Redondrainage schichtweise verschlossen. Anlage eines sterilen Verbands allseits ohne jegliche Kompression auf der Lappenplastik und Anlage einer Unterschenkel-Castschiene am rechten Unterschenkel. Die Lappenplastik zeigt sich bis zuletzt gut durchblutet. Überprüfung des Dopplersignals. Es zeigt sich eine klare Pulsatilität, welche auf eine suffiziente Lappenperfusion hinweist. Dopplersonografisch gesteuerte Fadenmarkierung des Anastomosenbereichs an der Lappenplastik. Steriler Verband.

Verlegung in den Aufwachraum.

Nachbehandlung

Intensivstationäre Überwachung für 24–48 h, Normotonie anzustreben (MAD > 65 mmHg), initial stündliche Lappenkontrollen (Dopplersignal, Hautkolorit, -turgor, -temperatur und Rekapillarisierung), im Verlauf Verlängerung des Kontrollintervalls, Ruhigstellung in Unterschenkelschiene bis zur gesicherten Wundkonsolidierung, keine direkte Druckeinwirkung bzw. Scherkräfte, Thromboseprophylaxe, breitspektrumantibiotische Therapie für sieben bis zehn Tage, im Verlauf Abstrich beachten und ggf. antibiotische Therapie absetzen.

Anmerkungen

- Bei einer myokutanen Gracilislappenplastik wird die Hautinsel über dem oberen Drittel des Muskels platziert. Das versorgende Gefäßbündel tritt etwa 8–12 cm unterhalb des Schambeins in den Muskel ein und gibt Haut- und Muskeläste ab, die transversal verlaufen. Die Hautinsel sollte deswegen quer angelegt werden – so ist die Durchblutung am zuverlässigsten. Längs ist sie weniger sicher durchblutet.
- Zur Reanimation des Nervus facialis werden häufig der Nervus massetericus oder sog. Cross-Face-Nerventransplantate verwendet – beide Methoden zeigen ähnlich gute Ergebnisse.

Literatur

Bui MA, Vu TT (2023) Modified gracilis muscle flap in facial reanimation: U-shaped design. J Plast Reconstr Aesthet Surg 80:182–189

Garcia RM, Ruch DS (2016) Free flap functional muscle transfers. Hand Clin 32(3):397–405

Reed AJ, Claireaux HA, Wormald JC, Thurley N, Shirley R, Chan JK (2022 Mar) Free functional muscle transfer for upper limb paralysis – a systematic review. J Plast Reconstr Aesthet Surg 75(3):1001–1017

Roy M, Corkum JP, Shah PS, Borschel GH, Ho ES, Zuker RM, Davidge KM (2019) Effectiveness and safety of the use of gracilis muscle for dynamic smile restoration in facial paralysis: A systematic review and meta-analysis. J Plast Reconstr Aesthet Surg 72(8):1254–1264

Tremp M, Oranges CM, Wang WJ, Wettstein R, Zhang YX, Schaefer DJ, Kalbermatten DF (2017) The „nugget design": a modified segmental gracilis free flap for small-sized defect reconstruction on the lower extremity. J Plast Reconstr Aesthet Surg 70(9):1261–1266

Tremp M, Wettstein R, Raffoul W, Schaefer DJ, Kalbermatten DF (2012) Secret scar free gracilis flap. J Reconstr Microsurg 28(5):341–4

Vila PM, Kallogjeri D, Yaeger LH, Chi JJ (2020) Powering the gracilis for facial reanimation: a systematic review and meta-analysis of outcomes based on donor nerve. JAMA Otolaryngol Head Neck Surg 146(5):429–436

12.2.2 Freie ALT-(Anterolateral-Thigh-)Lappenplastik

Varianten Fasziokutane Lappenplastik, adipokutane Lappenplastik (suprafasziale Hebung), chimärer Lappen (Fascia lata/M. vastus lateralis), Durchflusslappen, gestielte Variante. Laterales/mediales Vorgehen (Präparation von lateral nach medial/ von medial nach lateral).

Indikation Sehr breites Spektrum, Workhorse-Lappenplastik. Defektdeckung im Bereich der Extremitäten, des Thorax, Perineums, Kopfs/Halses. Phalloplastik in der geschlechtsangleichenden Chirurgie.

Aufklärung Intraoperativer Umstieg auf andere Verfahren (z. B. AMT-[Antero-medial-Thigh-]Lappenplastik), venöse Stauung, Anastomoseninsuffizienz, Ischämie, Lappenverlust, Teillappennekrose, Wundheilungsstörung, Wunddehiszenz Nachblutung, Hämatom, Infekt, Thrombose, Embolie, Morbidität der Entnahmestelle (z. B. Serombildung, Sensibilitätsstörung), Folgeeingriffe, Notwendigkeit einer Hauttransplantation bei Lappenbreite >8 cm zum Verschluss der Entnahmestelle.

Anzeichnung Verwendung eines Dopplergeräts. Anzeichnen der Achse zwischen der Spina iliaca anterior superior und der lateralen Patella. Markierung der septo- sowie transmuskulären Perforatorstellen unter dopplersonografischer Kontrolle. Markierung der medialen Perforatorstellen im Falle eines Umstiegs auf AMT-Lappen.

Operationsschritte (Mediales Vorgehen bei Hautweichteildefekt dorsaler Unterschenkel mit freiliegender Achillessehne im Z.n. Trauma):

Operation in Allgemeinnarkose. Rückenlagerung mit Abpolsterung der Druckpunkte. Steriles Abwaschen und Abdecken des OP-Gebiets. Team-Timeout nach WHO-Checkliste. Single-Shot-Antibiose.

Zuwenden zur betroffenen Extremität. Zunächst erfolgt das Débridement der Empfängerstelle, hier nochmals ausgiebige Spülmaßnahmen und allschichtiges Débridement. Anfrischen der Wundränder. Inspektion des Befunds. Es zeigt sich ein ca. 6×8 cm großer Hautweichteildefekt mit freiliegender Achillessehne. Bei gut durchbluteten und sauberen Verhältnissen Entschluss zur Defektdeckung mittels freier ALT-Lappenplastik vom ipsilateralen Oberschenkel.

Anschließend Darstellung der Empfängergefäße. Inzision im Verlauf der Arteria tibialis posterior, diese in der Tiefe dargestellt. Die Arterie zeigt sich intraoperativ kaliberstark mit adäquater Pulsation und weist einen suffizienten arteriellen Flow auf, sodass der Entschluss fällt, die Lappenplastik an die Arteria tibialis posterior anzuschließen. Freipräparation der Arterie mit den zwei Begleitvenen auf einer Strecke von ca. 6 cm.

Zuwendung zum vormarkierten Oberschenkel zur Lappenhebung. Erneute Markierung sowie Zentrierung der spindelförmigen Hautinsel des ALT-Lappens, sodass alle dopplersonografisch markierten Perforatoren des R. descendens der A. circumflexa femoris lateralis enthalten sind. Zunächst Hautinzision im Bereich des medialen Rands des Lappenumrisses und weitere subkutane anteriore Präparation von medial nach lateral. Identifizieren der Fascia lata sowie des lateralen Asts der V. saphena magna, welcher dem M. rectus femoris aufliegt. Aufgehen auf die Faszie und Inzision derselben. Nun subfasziales Präparieren nach lateral und Darstellen des präoperativ dargestellten septokutanen Perforators. Dieser wird bis zu seinem Gefäßabgang intraseptal weiter abpräpariert. Nun Vervollständigung der Präparation von dorsal nach ventral. Proximal Darstellen zusätzlicher kaliberschwacher transmuskulärer Perforatoren. Temporäres Clippen derer und Prüfung der Lappenperfusion. Diese zeigt sich adäquat, sodass die Entscheidung zur Stielung des Lappens am intraseptalen Perforator fällt.

Darauffolgend vollständige Umschneidung der Lappenplastik und ebenso Inzision der Faszie zirkulär. Darstellen der Lappengefäßachse sowohl von medial als auch von lateral. Nach Münden in den Ramus descendens wird der Stiel bis zur Mündung in die Arteria profunda femoris vollständig freipräpariert. Kleinere Gefäßabgänge werden mittels Clips versorgt, der Ramus descendens wird schließlich nach distal ligiert und durchtrennt. Hierbei werden die Nervenäste der Muskulatur dargestellt und geschont. Darstellen der Hauptgefäßachse mit zwei Vv. comitantes.

Hiernach Ligieren des R. descendens der A. femoris circumflexa lateralis am Abgang von der A. profunda femoris und vollständiges Abtrennen der Lappenplastik. Diese wird anschließend in den Defekt eingebracht. Resektion einer Hautbrücke zwischen Defekt und Anschlussgefäßen. Nach proximaler Ligierung Durchtrennung der Begleitvenen sowie der A. tibialis posterior. Es folgt nun die mikrochirurgische Anastomose unter dem Mikroskop. Die Arteriennaht erfolgt in End-zu-Seit-Technik an die Arteria tibialis posterior mit nichtresorbierbarem Polyamid-6-Faden der Stärke 7-0 in Einzelknopfnahttechnik. Die mikrochirurgische Venenanastomose wird mit dem 2,5 mm großen Venenkoppler durchgeführt. Anschließend Entfernen aller Gefäßklemmen bzw. -clips an den proximalen Gefäßabschnitten.

Die Lappenplastik zeigt sich hiernach gut perfundiert, die Anastomosen zeigen sich dicht und durchgängig. Einmalige intravenöse Gabe von 1500 IE Heparin. Spannungsfreies Einnähen der Lappenplastik mittels Polypropylenfaden der Stärke 3-0 in Einzelknopfnahttechnik nach Drainageanlage im Bereich der Lappenplastik.

Ausgiebige Spülung des operativen Wundsitus. Sorgfältigste Hämostase mit dem Bipolar, bis Bluttrockenheit herrscht. Schichtweiser Wundverschluss der Entnahmestelle mit Subdermalnähten mittels Polyglactin der Stärke 2-0 sowie Hautverschluss mit Klammernaht. Abschließend sterile Verbandanlage sowie Ruhigstellung der betroffenen Extremität in einer angepassten Unterschenkel-Castschiene. Dopplersonografisch gesteuerte Fadenmarkierung des Anastomosenbereichs an der Lappenplastik. Hieraus ergibt sich ein starkes Dopplersignal. Steriler Verband.

Verlegung in den Aufwachraum.

Nachbehandlung

Intensivstationäre Überwachung für 24–48 h, Normotonie anzustreben (MAD > 65 mmHg), initial stündliche Lappenkontrollen (Dopplersignal, Hautkolorit, -turgor, -temperatur und Rekapillarisierung), im Verlauf Verlängerung des Kontrollintervalls, Ruhigstellung in Unterschenkelschiene bis zur gesicherten Wundkonsolidierung, keine direkte Druckeinwirkung bzw. Scherkräfte, Thromboseprophylaxe, breitspektrumantibiotische Therapie für sieben bis zehn Tage, im Verlauf Abstrich beachten und ggf. antibiotische Therapie absetzen. Lappentraining *(wrapping and dangling)* ab dem siebten postoperativen Tag möglich.

Anmerkungen

- Der Hautlappen kann eine Größe von bis zu 8 × 20 cm erreichen, wobei ein primärer Verschluss möglich ist. Bei größeren Lappen kann die Entnahmestelle mit einem Hauttransplantat gedeckt werden.
- Die ALT-Lappenplastik verfügt über ein großkalibriges Gefäßstielsystem, jedoch kann die Anatomie der Perforatorgefäße variabel sein. In den meisten Fällen erfordert die Hebung eines ALT-Lappens die Präparation myokutaner Perforatoren. Septokutane Perforatoren versorgen den Lappen nur selten allein.
- Die arterielle Versorgung des anterolateralen Oberschenkellappens erfolgt über den absteigenden Ast (Ramus descendens) der Arteria circumflexa femoris lateralis. Dieser Ast entspringt aus dem Truncus profundus femoris. Die Arteria circumflexa femoris lateralis teilt sich in aufsteigende und absteigende Äste, wobei Letztere die Perforatoren des anterolateralen Oberschenkellappens versorgen. Der absteigende Ast verläuft tief im Raum zwischen dem Musculus rectus femoris und dem Musculus vastus lateralis (auf der Oberfläche des Musculus vastus intermedius), häufig tief im septalen Bereich, gelegentlich jedoch auch innerhalb des Musculus vastus lateralis, wenn er distal verläuft. Der septale Bereich kann genutzt werden, um die Arterie und die Blutversorgung der Perforatoren des Lappens zu identifizieren. In den meisten Fällen gibt der R. descendens der A. circumflexa femoris lateralis myokutane Perforatoren zur Versorgung des Lappens ab. Hierbei erschwert sich die Präparation intramuskulär.
- Der aufsteigende Ast der Arteria circumflexa femoris lateralis versorgt den Tensor-fasciae-latae-(TFL-)Lappen und kann auch einen Perforator für den oberen Bereich des anterolateralen Oberschenkels bereitstellen. Dieser obere Perforator ist nützlich als ultima ratio, wenn sich die üblichen ALT-Perforatoren als unzureichend erweisen.
- Der Gefäßstiel kann eine Länge von 7–8 cm erreichen. Je nach Ligationspunkt variiert der Durchmesser der Arterie zwischen 1 und 3 mm, wobei die Hauptabflussvene etwas größer ist. In der Regel begleiten zwei Venen die Arterie und vereinigen sich schließlich an der Mündungsstelle in die V. profunda femoris zu einer Vene.
- Der Lappen kann durch einen Hauptast des N. cutaneus femoris lateralis innerviert werden.
- Die Lappenausdünnung kann die Durchblutung gefährden und sollte daher vermieden werden.

Literatur

Collins J, Ayeni O, Thoma A (2012) A systematic review of anterolateral thigh flap donor site morbidity. Can J Plast Surg 20(1):17–23

Forner D, Mundi N, Rigby M, Hart R, Trites J, Taylor SM, et al (2022) Pectoralis major versus anterolateral thigh free flap for pharyngeal reconstruction: A Canadian head and neck society systematic review and meta-analysis. J Otolaryngol Head Neck Surg 51(1):35

Hirche C, Xiong L, Heffinger C, et al (2023) Plastisch-chirurgische Rekonstruktion der unteren Extremität bei komplexen Defekten. Orthopäde 52(5):367–380

Hsu CC, Loh CYY, Wei FC (2021) The anterolateral thigh perforator flap: its expanding role in lower extremity reconstruction. Clin Plast Surg 48(2):235–248

Morsy M, Koo BK, Tian T, Lee JH, Jang YJ, Suh JW, et al (2023) Complications of pectoralis major myo-cutaneous flap, anterolateral thigh flap and radial forearm free flap for pharyngeal reconstruction after total laryngectomy with partial pharyngectomy: A systematic review and network meta-analysis. Clin Otolaryngol 48(2):159–1684

Pu JJ, Atia A, Yu P, Su YX (2024) The anterolateral thigh flap in head and neck reconstruction. Oral Maxillofac Surg Clin North Am 36(4):451–462

Sharabi SE, Hatef DA, Koshy JC, Jain A, Cole PD, Hollier LH Jr (2010) Is primary thinning of the anterolateral thigh flap recommended? Ann Plast Surg 65(6):555–9

Shen Z, Sun C, Xia RH, Wu LC, Yang X, Shao Z, et al (2021) Comparison of the efficacy of the anterolateral thigh flap and the radial forearm free flap in head and neck reconstruction: A systematic review and meta-analysis. Microsurgery 41(2):148–1557

12.2.3 Freie Latissimus-dorsi-Lappenplastik

Varianten Muskellappenplastik (ggf. mit Hauttransplantation), myokutane Lappenplastik, Insellappenplastik, Hebung samt vaskularisiertem Rippensegment (9. oder 10. Rippe), muskelerhaltende Variante, Perforatorvarianten.

Indikation Sehr breites Spektrum. Workhorse-Lappenplastik. Defektdeckung im Bereich der Extremitäten, des Thorax, Perineums, Rückens, Kopfs/Halses, Neophalloplastik.

Aufklärung Notwendigkeit einer Hauttransplantation, venöse Stauung, Anastomoseninsuffizienz, Ischämie, Lappenverlust, Teillappennekrose, Fettgewebsnekrose, Wundheilungsstörung, Wunddehiszenz, Nachblutung, Hämatom, Infekt, Thrombose, Embolie, Morbidität der Entnahmestelle (z. B. Serombildung, Sensibilitätsstörung), Folgeeingriffe.

Operationsschritte (Hautweichteildefekt Malleolus lateralis im Z.n. Trauma):

Operation in Allgemeinnarkose. Kontrollierte Rechts-/Linksseitenlagerung, sodass alle gewichtsexponierten Körperstellen gut abgepolstert sind. Steriles Abwaschen und Abdecken des OP-Gebiets. Team-Timeout nach WHO-Checkliste.

Zuwenden zur betroffenen Extremität. Zunächst erfolgt das Débridement der Empfängerstelle, hier nochmals ausgiebige Spülmaßnahmen und allschichtiges Débridement. Anfrischen der Wundränder. Inspektion des Befunds. Es zeigt sich ein ca. 8×25 cm großer Hautweichteildefekt des Malleolus lateralis mit freiliegendem Knochen. Bei gut durchbluteten und sauberen Verhältnissen Entschluss zur Defektdeckung mittels freier Latissimus-dorsi-Lappenplastik von der ipsilateralen Rückenseite. Anschließend Darstellung der Empfängergefäße. Inzision im Verlauf der Arteria tibialis posterior, diese wird in der Tiefe dargestellt. Die Arterie zeigt sich intraoperativ kaliberstark mit adäquater Pulsation und weist einen suffizienten arteriellen Flow auf, sodass der Entschluss fällt, die Lappenplastik an die Arteria tibialis posterior anzuschließen. Freipräparation der Arterie mit den zwei Begleitvenen auf einer Strecke von ca. 6 cm.

Zunächst Planung der Lappenhebung. Hier Anzeichnen der Landmarken des Musculus latissimus dorsi mit einer Hautspindel. Anschließend „Lazy-S-förmige" Hautinzision der lateralen Begrenzung der Hautinsel und weitere subkutane Präparation mit der monopolaren Diathermie. Prämuskuläre Präparation bis zum Vorderrand des M. latissimus dorsi. Anschließend Inzision der dorsalen Grenze der Hautspindel und Präparation prämuskulär bis zu den Processi spinosi sowie zum hinteren Beckenkamm. Es folgt nun die submuskuläre Präparation von kaudal nach kranial des Musculus latissimus dorsi. Ca. 12 cm unterhalb der Axilla zeigt sich der neurovaskuläre Stiel (A. und V. thoracodorsalis) in den Muskel hineingehend und kann hier geschont werden. Es folgt nun die vorsichtige Präparation des Stiels bis zu den Abgängen aus der A. und V. subscapularis. Hierbei werden die Äste zum Teres major, zum Subscapularis und zum Serratus anterior mittels Clips versorgt. Zuletzt erfolgt die Durchtrennung des kranialen Ursprungs des muskulotendinösen Übergangs.

Durchtrennen des Stiels und Beginn der Ischämiezeit. Hinzuziehen des OP-Mikroskops. Mikrochirurgischer Anschluss des M. latissimus dorsi mit einer End-zu-End-Anastomose an die Arteria tibialis posterior sowie mit einem 3,0 mm starken Venenkoppler an die kaliberstärkere Begleitvene. Die Arteriennaht erfolgt unter dem Mikroskop mit monofilem Polyamid-6/6-Faden der Stärke 8-0 in Einzelknopfnahttechnik. Anschließend Entfernen aller Gefäßklemmen bzw. -clips an den proximalen Gefäßabschnitten. Die Lappenplastik zeigt sich hiernach gut perfundiert, die Anastomosen zeigen sich dicht und durchgängig. Der venöse Rückfluss zeigt sich ebenso suffizient. Einmalige intravenöse Gabe von 1500 IE Heparin. Die Hautspindel wird in den Defekt am Malleolus medialis gelegt. Spannungsfreies Einnähen mittels Polypropylenfaden der Stärke 3-0 in Einzelknopfnahttechnik nach Drainageanlage im Bereich der Lappenplastik.

Zuwenden thorakal. Hier ausgiebige Spülung und sorgfältigste Hämostase mit dem Bipolar, bis Bluttrockenheit herrscht. Anlage und Fixierung zweier Redondrainagen. Großflächige Dehnungsplastik und schichtweiser Wundverschluss mit Subdermalnähten mittels Polyglactin der Stärke 2-0 sowie Hautverschluss mit Klammernaht. Anlage eines sterilen Verbands sowie Ruhigstellung der betroffenen Extremität in einer angepassten Unterschenkel-Castschiene. Dopplersonografisch gesteuerte Fadenmarkierung des Anastomosenbereichs an der Lappenplastik. Hieraus ergibt sich ein starkes Dopplersignal. Steriler Verband.

Verlegung in den Aufwachraum.

Nachbehandlung

Intensivstationäre Überwachung für 24–48 h, Normotonie anzustreben (MAD > 65 mmHg), initial stündliche Lappenkontrollen (Dopplersignal, Hautkolorit, -turgor, -temperatur und Rekapillarisierung), im Verlauf Verlängerung des Kontrollintervalls, Ruhigstellung in Unterschenkelschiene bis zur gesicherten Wundkonsolidierung, keine direkte Druckeinwirkung bzw. Scherkräfte, Thromboseprophylaxe, breitspektrumantibiotische Therapie für sieben bis zehn Tage, im Verlauf Abstrich beachten und ggf. antibiotische Therapie absetzen. Lappentraining *(wrapping and dangling)* ab dem siebten postoperativen Tag möglich.

Anmerkungen

- Steppnähte *(quilting sutures)* an der Entnahmestelle erbringen keinen wesentlichen Vorteil in Bezug auf die Serombildungsrate.
- Es gibt keinen Konsens bezüglich des Zeitpunkts des Beginns des Lappentrainings.
- Die Rate vollständiger Lappennekrosen und Revisionsoperationen unterscheidet sich nach traumabedingter Defektrekonstruktion der unteren Extremität nicht signifikant zwischen muskulären (z. B. LD) und fasziokutanen (z. B. ALT) freien Lappenplastiken.

Literatur

Dow T, ElAbd R, McGuire C, Corkum J, Youha SA, Samargandi O, Williams J (2023) Outcomes of free muscle flaps versus free fasciocutaneous flaps for lower limb reconstruction following trauma: a systematic review and meta-analysis. J Reconstr Microsurg 39(7):526–539

Gatto A, Parisi P, Brambilla L, Simonelli I, Vestri A, Torto FL, Giovanazzi R, Marchesi A (2022) Thoracodorsal artery perforator flap, muscle-sparing latissimus dorsi, and descending branch latissimus dorsi: A multicenter retrospective study on early complications and meta-analysis of the literature. J Plast Reconstr Aesthet Surg 75(11):3979–3996

Kim JT (2003) Latissimus dorsi perforator flap. Clin Plast Surg 30(3):403–31

Kojovic V, Marjanovic M, Radenkovic A, Ilic P, Simic R, Bojovic B (2020) Latissimus dorsi free flap phalloplasty: a systematic review. Int J Impot Res 33(7):746–753

McGhee JT, Cooper L, Orkar K, Harry L, Cubison T (2017) Systematic review: Early versus late dangling after free flap reconstruction of the lower limb. J Plast Reconstr Aesthet Surg 70(8):1017–1027

12.2.4 Freie Profunda-Arterien-Perforator-(PAP-)Lappenplastik

Varianten Stacked PAP-Lappenplastik, mosaic Fleur-de-PAP-Lappenplastik, innervierte diagonale PAP-Lappenplastik.

Indikation Sehr breites Spektrum. Defektdeckung im Bereich der Extremitäten, des Thorax, Perineums (z. B. Vulvarekonstruktion), Kopfs/Halses. Spezielle Indikation: autologe Brustrekonstruktion nach brusterhaltender Mastektomie.

Aufklärung Intraoperativer Umstieg auf andere Lappenplastiken, venöse Stauung, Anastomoseninsuffizienz, Ischämie, Lappenverlust, Teillappennekrose, Wundheilungsstörung, Wunddehiszenz Nachblutung, Hämatom, Infekt, Thrombose, Embolie, Morbidität der Entnahmestelle (z. B. Serombildung, Sensibilitätsstörung), Folgeeingriffe.

Anzeichnung Hautmarkierung der Perforatorstellen. Präoperative Anzeichnung der ellipsenförmigen Hautinsel an der Hebestelle im Bereich der medialen Oberschenkelkontur mit dem Oberrand unmittelbar unterhalb der Gesäßfalte und dem Unterrand 6–7 cm kaudal, angepasst an den individuellen Gewebebedarf. Die laterale Ausdehnung erstreckt sich über

26 cm entlang der unteren Glutealfalte, wobei die identifizierten Perforatoren möglichst zentral im Lappendesign platziert werden.

Operationsschritte

Operation in Allgemeinnarkose. Kontrollierte Rückenlagerung der Patientin mit hüftflektierten und außenrotierten Oberschenkeln („Froschbeinstellung"), um einen optimalen Zugang zur medialen Oberschenkelregion und Thoraxwand zu gewährleisten. Steriles Abwaschen und Abdecken des OP-Gebiets. Team-Timeout nach WHO-Checkliste.

Zunächst Zuwendung zur betroffenen Brust. Narbenexzision der stattgehabten, subkutanen Mastektomie. Explantation des einliegenden Expanders in toto. Abstrichentnahme aus dem Wundsitus und Einsenden zur mikrobiologischen Untersuchung. Anschließend Abpräparation des Subkutangewebelagers für das Einbringen der geplanten PAP-Lappenplastik. Beginn der Präparation der Gefäße der Empfängerstelle. Hierzu Darstellung des M. pectoralis major, Spaltung desselben in Faserrichtung sowie Erweiterung der Inzision nach kranial. Darstellung der M. intercostales zwischen der 3. und 4. Rippe und Spaltung derselben in vertikaler Richtung auf einer Gesamtbreite von ca. 2 cm. In der Tiefe Darstellung der Vena und Arteria mammaria interna. Aufgrund eines engen Interkostalraums erfolgte die Teilresektion der 3. Rippe. Hierzu Ablösen des ventralen Perichondriums der 3. Rippe teils mittels Skalpells sowie mit dem Elevatorium. Anschließend Resektion der Rippe aus dem Perichondriumschlauch unter Belassen des intakten dorsalen Perichondriums. Es folgt nun die sorgfältige zirkuläre Präparation der A. und V. mammaria interna auf der gesamten Strecke im Interkostalintervall. Ligatur der kleineren Seitenäste. Hierbei wird eine adäquate Mobilisierung der Empfängergefäße erreicht. Hiernach Spülung der thorakalen Wunde und temporäres Einbringen eines getränkten Bauchtuchs, bis die geplante Lappenplastik anschlussbereit ist.

Die Lappenhebung erfolgte parallel zu den thorakalen operativen Schritten durch ein zweites Operationsteam. Hautinzision entlang des medialen Markierungsrands bis auf die Fascia lata. Die subfasziale Präparation wird von medial nach lateral unter Schonung des M. gracilis durchgeführt, wobei die Faszie des M. adductor magnus dorsal des M. gracilis eröffnet wird. Durch stumpfe Präparation im Muskelbauch wird der dominante Perforator identifiziert und bis zu seinem Ursprung aus der A. profunda femoris verfolgt. Der Gefäßstiel wies eine durchschnittliche Länge von 12 cm auf, bei einem Kaliber der Arterie von 2,3 mm und der Vene von 2,1 mm. Der Lappenstiel konnte jetzt vor dem Abgang aus der A. profunda femoris nach entsprechender Ligatur mittels Clips abgetrennt werden. Der Lappen ist 28×9 cm groß und 420 g schwer.

Nun Einbringen der Lappenplastik in die vorgesehene Höhle thorakal. Der Gefäßstiel sowie die Empfängergefäße werden nun approximiert. Hierbei zeigten sich zwei gut aneinanderpassende Gefäßstümpfe. Unter dem Mikroskop erfolgte der Anschluss der A. mammaria interna mittels Polypropylenfaden der Stärke 9-0. Die Begleitvene der Lappengefäßachse wird an die V. mammaria interna mittels eines 2,5 mm großen Venenkopplers angeschlossen. Intravenöse Gabe von 1500 IE Heparin. Öffnen aller Gefäßklemmen. Der Lappen zeigte sich gut durchblutet mit punktuellen Blutungen aus dem subkutanen Fettgewebe, die anastomosierten Gefäßabschnitte zeigten sich intakt, ohne Anhalt für Leckage. Konfigurieren der gehobenen Lappenplastik zu einer größensymmetrischen Brust im Seitenvergleich. Nun Einlage einer Redondrainage. Ausleitung lateral entlang der vorderen Axillarlinie. Fixierung der Drainage. Sorgfältige Blutstillung allseits sowie ausgiebige Spülung. Bluttrockenheit herrscht. Darauffolgend schichtweiser Wundverschluss und Einnähen der Lappenplastik. Dies erfolgte mit Polyglactin der Stärke 3-0 in Einzelknopfnahttechnik. Anschließend Hautnaht mittels Polypropylenfaden der Stärke 4-0. Dopplersonografische Kontrolle. Hierbei ergab sich ein starkes Signal. Hautmarkierung der Anastomosenstelle an der Haut der Lappenplastik. Der Donor-Site-Verschluss erfolgte mehrschichtig mit Ankerung der Gesäßfalte zur Reduktion des Dead Space und Einlage einer Redondrainage subkutan. Anlage eines sterilen Verbands, an der Entnahmestelle elastokompressiver Sekundärverband.

Verlegung in den Aufwachraum.

Nachbehandlung

Intensivstationäre Überwachung für 24–48 h, Normotonie anzustreben (MAD > 65 mmHg), initial stündliche Lappenkontrollen (Dopplersignal, Hautkolorit, -turgor, -temperatur und Rekapillarisierung), im Verlauf Verlängerung des Kontrollintervalls. Elastokompressiver Sekundärverband ggf. Kompressionsstrumpfhose als Seromprophylaxe für die Hebestelle.

Anmerkungen

- Die Gefäßversorgung des ALT-Lappens kann recht variabel sein, während der PAP-Lappen eine konstantere vaskuläre Anatomie aufweist.

- Der PAP-Lappen eignet sich besonders gut für beidseitige Rekonstruktionen mit unauffälliger Narbenlage und ist ideal für schlanke Patientinnen mit wenig Bauchgewebe, da ausreichend Gewebe am Oberschenkel verfügbar ist.
- Die Hautinsel entspricht der, der TMG-Lappenplastik, der Unterschied liegt in der unterschiedlichen Gefäßversorgung.

Literatur

Allen RJ, Haddock NT, Ahn CY, Sadeghi A (2012) Breast reconstruction with the profunda artery perforator flap. Plast Reconstr Surg 129(1):16e–23e

Cohen Z, Azoury SC, Matros E, Nelson JA, Allen RJ Jr (2023) Modern approaches to alternative flap-based breast reconstruction: profunda artery perforator flap. Clin Plast Surg 50(2):289–299

Ito R, Huang JJ, Wu JC, Lin MC, Cheng MH (2016) The versatility of profunda femoral artery perforator flap for oncological reconstruction after cancer resection-Clinical cases and review of literature. J Surg Oncol 114(2):193–201

Marchi F, Iandelli A, Pace GM, Bellini E, Tirrito A, Costantino A, Cerri L, Greco A, Polimeni A, Parrinello G, Peretti G, De Virgilio A (2025) Surgical outcomes of profunda artery perforator flap in head and neck reconstruction: a systematic review and meta-analysis. Head Neck 47(1):98–111

Wilson R, Cave T, Entezami P, Ware E, Chang BA (2024) Systematic review of the profunda artery perforator free flap for head and neck reconstruction. OTO Open 8(4):e70028

13.1 Kongenitale Störungen

13.1.1 Cheiloschisis-OP (Lippenspaltenchirurgie)

Varianten Geradlinige Techniken (Lippenplastik nach Veau), Rotation-Advancement-Techniken (nach Millard, Modifikation nach Noordhoff), Transpositionslappentechniken (Z-Plastik, Lippenplastik nach Tennison und Randall), Techniken mit gekrümmten Linien (Wellenschnittverfahren nach Pfeifer). Kombination mit Gaumenspaltenrekonstruktion (einzeitiges Verfahren).

Indikation Uni-/bilaterale Lippenspalte. Funktionelle/ästhetische Indikation.

Aufklärung Nachblutung, Blutübertragung, Hämatom, Infekt, Wunddehiszenz, hypertrophe Narbenbildung, Keloidbildung, Narbenkontraktur, Granulombildung, Asymmetrie, kurze Lippe (sog. Pfeifer-Deformität), lange Lippe, Philtrum-Asymmetrie, sekundäre Nasendeformitäten, Folgeeingriffe.

Operationsschritte (doppelte unilaterale Z-Plastik bei Pfeifer-Deformität)
Operation in Allgemeinnarkose mit orotrachealer Intubation. Rückenlagerung mit Abpolsterung der Druckpunkte. Steriles Abwaschen und Abdecken des OP-Gebiets. Team-Timeout nach WHO-Checkliste.

Zunächst erfolgt die Anzeichnung: Markierung der vertikalen Narbe, beginnend am subalaren Sulcus. Zuwenden zur nichtgespaltenen Seite. Markierung einer Linie, die sich vom Mittelpunkt des Kupidobogens bis zum medialen Endpunkt des Kupidbogens ca. 2 mm über der weißen Rolle erstreckt. Parallel zur dieser Linie wird kaudal eine zweite Linie markiert, die sich entlang der Grenzen der roten Rolle erstreckt. Zuwendung zur gespaltenen Seite. Hier werden zwei dreieckige Lappen vom Lateralsegment markiert, so-

dass deren Schenkel genau so lang wie die Linien auf der nichtgespaltenen Seite sind. Die obere Seite des kranialen Dreiecks wird 2 mm über der weißen Rolle platziert. Die obere Seite des kaudalen Dreiecks wird entlang der Grenzen der roten Rolle platziert.

Hautinzision mit der 11er-Klinge entlang der Markierungen durch die Haut und das subkutane Gewebe auf beiden Seiten. Ausschneiden der vorhandenen Narbe. Befreiung des muskulären Anteils von jedem Segment. Schichtweiser Wundverschluss mittels Polyglactin-910-Einzelknopfnähten der Stärke 5-0 und Polypropylen-Einzelknopfnähten der Stärke 6-0 als Hautnaht. Anlage von Mupirocin-Salbe.

Verlegung in den Aufwachraum.

Anmerkungen
- *Geradlinige Techniken:*
  - Obsolet.
  - Sie führen zu Gewebeverlust der Oberlippe, irreversiblen Asymmetrien und hypertropher Narbenbildung.
- *Rotation-Advancement-Techniken:*
  - Vorteile: Schnittführung, die die ästhetischen Einheiten der Lippe respektiert, Einfachheit der Technik.
  - Nachteile: Die Begrenzung, eine vertikale Lippenaugmentation bei gleichzeitigem Erhalt von Breite und Ala-Basis zu erreichen, welches die Gefahr asymmetrischer Ergebnisse mit sich bringt. Darüber hinaus: hypertrophe Lippennarbe, sichtbare subnasale Narbe, erschwerte Rekonstruktion der weißen Rolle.
  - Die beliebteste Technik ist die Lappenplastik nach Millard: Die Lippe auf der nichtgespaltenen Seite wird nach medial rotiert und die Lippe der gespaltenen Seite nach lateral vorverlagert. Es verbleibt eine vertikal gekrümmte Narbe.
  - Die bekannteste Modifikation der Millard-Methode ist die Modifikation nach Noordhoff: Ein dreieckiger

Lappen wird vom Lateralsegment herausgeschnitten und in einen Schnitt am medialen Lippenelement auf der Ebene der Schleimhaut-Vermilion-Grenze eingesetzt. Die Noordhoff-Technik minimiert die Kerbentiefe und ermöglicht die Rekonstruktion asymmetrischer Lippenkonturen.

- *Z-Plastik-Techniken:*
  - Vorteil: Sie ermöglichen eine Lippenverlängerung ohne Beeinträchtigung des lateralen Segments oder der Position der Nasenbasis und führen dadurch zu einer besseren Symmetrie.
  - Nachteil: sichtbare Narbenbildung am Philtrum, da der Narbenverlauf die ästhetische Einheit der Lippe nicht respektiert.
- *Durchführung:* Obwohl nichtresorbierbare Nähte kosmetisch teils bessere Wundheilung zeigen, sind resorbierbare Nähte (mit/ohne Gewebekleber) vergleichbar und führen zu weniger Komplikationen und höherer Patientenzufriedenheit. Aufgrund unklarer Bias-Risiken in den Studien ist die Evidenz jedoch schwach und mit Vorsicht zu interpretieren.
- *Nachbehandlung:* keine postoperative Fixierung notwendig. Frühzeitige Ernährung, keine prophylaktische Antibiose.

Literatur

Egbunah UP, Adamson O, Fashina A, Adekunle AA, James O, Adeyemo WL (2022) Comparing the treatment outcomes of absorbable sutures, nonabsorbable sutures, and tissue adhesives in cleft lip repair: a systematic review. Cleft Palate Craniofac J 59(1):110–120

Kantar RS, Rifkin WJ, Cammarata MJ, Maliha SG, Diaz-Siso JR, Farber SJ, Flores RL (2018) Single-stage primary cleft lip and palate repair: a review of the literature. Ann Plast Surg 81(5):619–623

Parham MJ, Simpson AE, Moreno TA, Maricevich RS (2023) Updates in cleft care. Semin Plast Surg 37(4):240–252

Ranzer M, Daniele E, Purnell CA (2021) Perioperative management of cleft lip repair: a meta-analysis and clinical practice guideline. Cleft Palate Craniofac J 58(10):1217–1225

Rogers A, Tse R (2025) Cleft lip. Clin Plast Surg 52(2):137–155

Rossell-Perry P (2024) Atlas der unerwünschten Ergebnisse in der Chirurgie von Lippen-Kiefer-Gaumenspalten. Springer Nature

Vyas RM, Warren SM (2014) Unilateral cleft lip repair. Clin Plast Surg 41(2):165–77

Zhang JX, Arneja JS (2017) Evidence-based medicine: the bilateral cleft lip repair. Plast Reconstr Surg 140(1):152e–165e

13.1.2 Palatoschisis-OP/Palatoplastik (Gaumenspaltenchirurgie)

Varianten Einzeitiges Verfahren (Schließung des harten und weichen Gaumens), zweizeitiges Verfahren (Schließung des weichen/harten Gaumens, gefolgt von der Schließung des harten/weichen Gaumens). Zwei-Lappen-Technik mit intravelarer Veloplastik, Furlow-Technik, Kombination mit Lippenspaltenrekonstruktion.

Indikation Gaumenspalte, primär funktionelle Indikation.

Aufklärung Palatenfistel, velopharyngeale Insuffizienz, Maxillahypoplasie, palatale Dehiszenz, Nekrose des Gaumenlappens.

Operationsschritte (doppelte Opposition-Z-Plastik nach Furlow)
Operation in Allgemeinnarkose mit nasotrachealer Intubation. Rückenlagerung mit Abpolsterung der Druckpunkte. Steriles Abwaschen und Abdecken des OP-Gebiets. Team-Timeout nach WHO-Checkliste.

Ansetzen des Mundretraktors. Zunächst erfolgt die Anzeichnung: Die Markierungen beinhalten die velaren Entlastungsinzisionen, die Hamuli pterygoidei, die mediale Übergangslinie zwischen Palatum durum und Palatum molle, die Basen der Uvulae, den medialen Spaltrand sowie die medialen Uvularflächen, die für die Demukosalisierung vorgesehen sind. Die velaren Entlastungsinzisionen verlaufen entlang der Mukosafalte zwischen vertikalen Wangenanteilen und horizontalen Gaumenplatten – von der Tuberositas maxillae bis zum Trigonum retromolare, anterior entlang der Gingiva adherens des harten Gaumens. Die lateralen Inzisionen der Lappen verlaufen in einem Winkel von ca. 60–90° zwischen den markierten Strukturen. Eine Mukosabrücke zwischen Entlastungsinzision und lateraler Lappenbasis muss erhalten bleiben.

Zunächst Demukosalisierung der medialen Uvularhälften. Anlage von Haltefäden. Inzision des Spaltrands links sowie des lateralen Z-Schenkels zur Präparation eines posteriorbasierten Mukosalappens. Identifizierung des M. levator veli palatini an seinem abnormen Ansatz. Ablösung des Muskels und Fortsetzung der Präparation nach lateral. Durchtrennung der Verbindung mit der Tensoraponeurose und mit dem M. constrictor pharyngis superior. Dadurch vollständige Mobilisierung des Levators, der in seine anatomisch transversale Position reponiert wird. Anschließend Inzision des rechten Spaltrands sowie des lateralen Z-Schenkels zur Präparation eines anteriorbasierten Mukosalappens. Dieser wird unter Mitnahme der Submukosa angehoben, während der M. palatopharyngeus und der M. palatoglossus im hinteren Velum belassen werden. Die Präparation wird anterior bis zum hinteren Rand des Palatum durum fortgesetzt.

Bei breiter Spalte Entschluss zu velaren Entlastungsinzisionen. Sie werden vom Trigonum retromolare bis zur Tuberositas maxillae gesetzt. Inzision mit der Klinge parallel zur Wange und senkrecht zum Velum, um eine laterale Eröffnung des Corpus adiposum buccae zu vermeiden. Die Inzision wird über die Tuberositas auf das Palatum durum geführt – entlang der Mukosa-Gingiva-Falte. Der Hamulus pterygoideus wird durch die Inzision getastet und die Sehne des M. tensor veli palatini wird medial davon identifiziert und durchtrennt. Präparation des Weichgewebes entlang des hinteren Gaumenrands von medial nach lateral. Präparation eines mukoperiostalen Lappens von lateral nach medial. Hierbei vorsichtige Mobilisierung des Stiels.

Subperiostale Ablösung der nasalen Mukosa medial, sodass sich zwei nasale Lappen entstehen.

Der linksseitige anteriorbasierte nasale Mukosalappen wird nach Retraktion des korrespondierenden oralen Lappens nach dorsal Richtung Pharynxhinterwand angelegt. Die Inzision beginnt medial am Übergang von Uvulabasis und Velum und verläuft lateral bis zur Schädelbasis, wo der linke M. levator veli palatini austritt. Die Schnittführung entspricht der des linksseitigen oralen Lappens und ergibt einen ca. 60°-Lappen. Der rechtsseitige posteriorbasierte nasale muskulomukosale Lappen wird nach vollständiger Mobilisierung des Levators von seinen abnormalen Insertionen am hinteren Rand des Palatum durum, der Aponeurosis musculi tensoris veli palatini und dem M. constrictor pharyngis superior angelegt. Die subperiostale Präparation des rechten harten Gaumens erfolgt bis zur Junktion von Palatum durum und molle. Von dort beginnt die Inzision am medial gelegenen Ansatz des mobilisierten Levators und wird lateral in Richtung Hamulus pterygoideus fortgeführt.

Gegenseitige Transposition der Lappen zur Mittellinie. Überprüfung der korrekten, zentralen Uvulaposition, welche gegeben ist. Freipräparation des rechten M. levator veli palatini von der darunterliegenden Mukosa des posteriorbasierten Lappens, um eine muskelfreie Nahtführung an der Mukosakante zu ermöglichen. Rekonstruktion der Uvula mit Einzelknopfnähten in ca. 1 mm Abstand sowohl nasal als auch oral. Der rechtsseitige posteriorbasierte nasale muskulomukosale Lappen wird über die Spalte hinweg in die linke laterale Naseninzision eingenäht. Der linksseitige anteriorbasierte nasale

Mukosalappen wird ebenso in die rechte laterale Naseninzision eingenäht. Die Fixierung erfolgt mit Polyglactin-Einzelknopfnähten der Stärke 3-0. Abschließend Mukosaadaptation der Lappenenden der Z-Plastik mittels Polyglactinnähten der Stärke 5-0.

Verlegung in den Aufwachraum.

Nachbehandlung

Entfernung des nasopharyngealen Atemwegs am ersten postoperativen Tag. Kostaufbau: flüssige Kost für eine Woche, danach Einführung weicher Kost, nach zwei Wochen Vollkost.

Anmerkungen

- *Anatomie:* Bei einer Gaumenspalte verlaufen die Levatoren sagittal, von hinten nach vorn, und setzen am hinteren Rand des harten Gaumens an. Durch diese Lage können sie ihre natürliche Zugrichtung nach oben, hinten und zur Seite nicht entfalten.
- *Ziel:* Primäres Ziel der Operation ist die velopharyngeale Kompetenz ohne Bildung von Gaumenfisteln. Die Rekonstruktion muss eine vollständige Mobilisierung des Musculus levator veli palatini von seinen aberranten Insertionen beinhalten: medial vom posterioren Rand des harten Gaumens, lateral von der Aponeurosis musculi tensoris veli palatini sowie vom Musculus constrictor pharyngis superior.
- *Durchführung:*
  - Es sollen laterale Entlastungsinzisionen entlang der palatogingivalen Schleimhautlinie gesetzt werden. Dies erfolgt meist elektrochirurgisch.
  - Die Skelettierung des Gaumenstiels ist notwendig.
  - Die Präparation der nasalen Lappen sollte in der subperiostalen Ebene erfolgen.
  - Der Verschluss der Schleimhaut sollte auf zwei Ebenen (oral und nasal) mit resorbierbaren Nähten der Stärke 5-0 durchgeführt werden.
  - Alle Verbindungen des M. levator veli palatini – einschließlich seiner Insertion am hinteren Rand des Palatum durum, der Verbindung zur Aponeurosis musculi tensoris veli palatini sowie zum M. constrictor pharyngis superior – müssen vollständig durchtrennt werden, um eine anatomiegerechte Reposition in seine transversale Verlaufsrichtung zu ermöglichen.
- *Zeitpunkt der Operation:* Es besteht kein Konsens in der Literatur hinsichtlich des optimalen Zeitpunkts und der Technik der Gaumenverschlussoperation. Es gibt keine überzeugende Evidenz, die gegen eine frühe, sprachfördernde einzeitige Operation im Alter von etwa einem Jahr spricht.
- Interdisziplinäre langfristige Nachbehandlung erforderlich.

Literatur

Applebaum SA, Aronson S, Termanini KM, Gosain AK (2024) Evidence-based practices in cleft palate Ssurgery. Plast Reconstr Surg 153(2):448e–461e

Chinta SR, Segrera S, Friedman R, Shah AR, Kantar RS, Volk AS, Staffenberg D, Rodriguez ED (2024) Reshaping faces, redefining risks: a systematic review of orthognathic surgery outcomes in cleft lip and palate patients. J Clin Med 13(19):5703

Furlow LT Jr (1986) Cleft palate repair by double opposing Z-plasty. Plast Reconstr Surg 78(6):724–38

Rossell-Perry P (2024) Atlas der unerwünschten Ergebnisse in der Chirurgie von Lippen-Kiefer-Gaumenspalten. Springer Nature

Smith DM, Losee JE (2014) Cleft palate repair. Clin Plast Surg 41(2):189–210

13.2 Defektdeckung

13.2.1 Lidrekonstruktion

Indikation Palpebrale Hautweichteildefekte (kongenital, Z.n. Trauma/Tumorexzision).

Oberlidrekonstruktion

- *Defekte <25 % der Lidbreite:* primärer Verschluss der anterioren und posterioren Lamelle.
- *Defekte 25–50 % der Lidbreite:* primärer Verschluss der anterioren und posterioren Lamelle plus laterale Kantholyse/ Kanthotomie).
- *Defekte 50–75 % der Lidbreite:* reverse Tenzel-Lappenplastik, tarsokonjunktivale Lappenplastik, z. B. modifizierte Cutler-Beard-Lappenplastik nach Lee (posteriore Lamelle) plus Hautlappen/-transplantat (anteriore Lamelle).
- *Defekte >75 % der Lidbreite:* umfangreiche Lappenplastiken, großer Tarsuslappen/Tarsusersatz (posteriore Lamelle) plus Hautlappen/-transplantat (anteriore Lamelle), z. B. Cutler-Beard-Lappenplastik, Mustardé-Lappenplastik, reverse Hughes-Lappenplastik plus myokutaner Verschiebelappen.

Unterlidrekonstruktion

- *Defekte <25 % der Lidbreite:* primärer Verschluss der anterioren und posterioren Lamelle.
- *Defekte 25–50 % der Lidbreite:* primärer Verschluss der anterioren und posterioren Lamelle plus laterale Kantholyse/ Kanthotomie).
- *Defekte 50–75 % der Lidbreite:* Tenzel-Lappenplastik, tarsokonjunktivale Lappenplastik (posteriore Lamelle) plus Hauttransplantat oder Hautlappen (anteriore Lamelle).
- *Defekte >75 % der Lidbreite:* umfangreiche Lappenplastiken, großer Tarsuslappen/Tarsusersatz (posteriore Lamelle), Hautlappen/-transplantation (anteriore Lamelle), z. B. Hughes-Lappenplastik plus myokutaner Verschiebelappen.

Literatur

Dhar SI, Kopp R, Tatum SA (2016) Advances in eyelid reconstruction. Curr Opin Otolaryngol Head Neck Surg 24(4):352–8

Fin A, De Biasio F, Lanzetta P, Mura S, Tarantini A, Parodi PC (2019) Posterior lamellar reconstruction: a comprehensive review of the literature. Orbit 38(1):51–66

Kopecky A, Rokohl AC, Heindl LM (2018) Rekonstruktionstechniken der posterioren Augenlidlamelle. Klin Monbl Augenheilkd 235(12):1415–1428

Lu GN, Pelton RW, Humphrey CD, Kriet JD (2017) Defect of the eyelids. Facial plast Surg Clin North Am 25(3):377–392

13.2.1.1 Semizirkuläre Muskel-Hautlappen-Plastik nach Tenzel

Varianten Reverse Tenzel-Lappenplastik (Oberliddefekte).

Indikation Ober-/Unterliddefekte 30–75 % der Lidlänge, wenn eine tarsokonjunktivale Lappenplastik nach Hughes nicht erwünscht ist.

Aufklärung Wundheilungsstörung, Lappennekrose, Lidfehlstellung (z. B. Ectropium/Lagophthalmus, narbenbedingte Lidretraktion), Infekt, Folgeeingriffe, sichtbare Narbe, Asymmetrie.

Operationsschritte

Operation in Allgemeinnarkose/Lokalanästhesie. Rückenlagerung mit Auslagerung der zu operierenden Extremität auf einem Armtisch nach Abpolsterung der Druckpunkte. Steriles Abwaschen und Abdecken des OP-Gebiets. Team-Timeout nach WHO-Checkliste.

Zuwenden zum Unterlid rechts. Inspektorisch zeigt sich ein ca. 30-%-Defekt im Z.n. Tumorexzision. Entschluss zur Rekonstruktion mittels Tenzel-Lappen. Markierung eines semizirkulären Schnitts am lateralen Kanthus. Schnittführung entlang der Markierung, sodass die Haut und der M. orbicularis oculi miteingeschlossen werden. Präparation in die Tiefe und Durchführung einer lateralen Kantholyse mit Durchtrennung des Ligamentum canthi laterale. Mobilisierung des Muskel-Haut-Lappens nach medial. Der Defekt lässt sich vollständig und spannungsfrei verschließen. Schichtweiser Defektverschluss mittels Polyglactin-Einzelknopfnähten der Stärke 5-0, beginnend an der Tarsalplatte. Kürzen der Fadenanteile, sodass sie die Hornhaut nicht reizen. Lappenfixierung mittels Polypropylen-Einzelknopfnähten der Stärke 6-0. Anschließend Durchführung einer Kanthopexie am Periost mittels Polydioxanon der Stärke 5-0 im Sinne einer vertikalen Matratzennaht. Überprüfung der Symmetrie, welche gegeben ist. Steriler Verband.

Verlegung in den Aufwachraum.

Anmerkungen
- Nach Verschluss des Defekts richtet sich der halbkreisförmige Lappen auf und bildet den lateralen Anteil des Lids.
- Ein dreieckiges Areal unterhalb des Defekts muss oft zur spannungsfreien Defektdeckung reseziert werden.

Literatur

Cha JA, Lee KA (2020) Reconstruction of periorbital defects using a modified Tenzel flap. Arch Craniofac Surg 21(1):35–40

Levine MR, Buckman G (1986) Semicircular flap revisited. Arch Ophthalmol 104(6):915–7

Tenzel RR (1975) Reconstruction of the central one half of an eyelid. Arch Ophthalmol 93(2):125–6

Tenzel RR, Stewart WB (1978) Eyelid reconstruction by the semicircle flap technique. Ophthalmology 85(11):1164–9

13.2.1.2 Brückenlappenplastik nach Cutler-Beard

Varianten Modifikation nach Rajak (Rekonstruktion der posterioren Lamelle mit Tarsokonjunktivaltransplantat aus dem kontralateralen Oberlid und Rekonstruktion der anterioren Lamelle durch einen Hautlappen des ipsilateralen Unterlids), Modifikation nach Mandal (Knorpeltransplantat aus dem Ohr als Tarsusersatz), Modifikation nach Lee (Trennung der anterioren und posterioren Lamelle des Unterlids, Präparation eines tarsokonjunktivalen Lappens zur Rekonstruktion der posterioren Oberlidlamelle, Rekonstruktion der anterioren Lamelle des Oberlids mit überschüssiger Unter-/Oberlidhaut oder Hauttransplantat).

Indikation Vollschichtige Oberliddefekte >50 % der Lidlänge mit vertikalem Gewebeverlust >15 mm.

Aufklärung Zweizeitiges Verfahren (Stieldurchtrennung nach vier bis sechs Wochen), Wundheilungsstörung, Lappennekrose, Oberlidfehlstellung (z. B. Entropium, Lagophthalmus, narbenbedingte Lidretraktion), Unterlidfehlstellung (z. B. Ektropium), Nekrose der Unterlidbrücke, Symblepharon, Madarosis, Infekt, Folgeeingriffe, sichtbare Narbe, Asymmetrie.

Operationsschritte

Operation in Allgemeinnarkose/Lokalanästhesie. Rückenlagerung mit Auslagerung der zu operierenden Extremität auf einem Armtisch nach Abpolsterung der Druckpunkte. Steriles Abwaschen und Abdecken des OP-Gebiets. Team-Timeout nach WHO-Checkliste.

Zuwenden zum Oberlid rechts. Inspektorisch zeigt sich ein ca. 70 % Defekt im Z.n. Tumorexzision. Entschluss zur Rekonstruktion mittels Cutler-Beard-Lappen. Zuwenden zum ipsilateralen Unterlid. Markierung eines vollschichtigen Verschiebelappens, 5 mm kaudal der grauen Linie beginnend. Die Breite des Lappens entspricht der Länge des Defekts. Hautinzision entlang der Markierung. Schnitterweiterung vertikal und Präparation eines Kutaneomuskulokonjunktivallappens bis zum Fornix conjunctivae inferior im Sinne eines invertierten, U-förmigen Lappens. Hierbei Erhaltung einer Unterlidbrücke mit Schonung der Lidkante, des Tarsus und der A. tarsalis. Durchziehen des Lappens nach kranial, dorsal der Unterlidbrücke und Verschiebung in den Defekt. Der Defekt lässt sich vollständig und spannungsfrei verschließen. Schichtweiser Wundverschluss. Verschluss der Konjunktiva mittels Polyglactin-Einzelknopfnähten der Stärke 6-0, beginnend an der Tarsalplatte. Fixierung des M. orbicularis oculi des Unterlids an der Levatoraponeurose und am Orbikularismuskel des Oberlids. Diese erfolgt mittels Polyglactin-Einzelknopfnähten der Stärke 5-0. Anschließend Hautverschluss mit Poliglecapron-25-Einzelknopfnähten der Stärke 5-0. Überprüfung der Symmetrie, welche gegeben ist. Steriler Verband.

Verlegung in den Aufwachraum.

Nachbehandlung

Lappenstieldurchtrennung in vier Wochen.

Anmerkungen
- Es handelt sich um einen Kutaneomuskulokonjunktivallappen.
- Bei ausgedehnten Oberliddefekten von mehr als 75 % der Lidbreite kann zur Stabilisierung zwischen Konjunktiva und Muskulatur entweder Tarsusgewebe des kontralateralen Oberlids oder ein Knorpeltransplantat aus der Concha als Tarsusersatz verwendet werden. Die Fixierung erfolgt an der Levatoraponeurose des Oberlids.

Literatur

Cutler NL, Beard C (1955) A method for partial and total upper lid reconstruction. Am J Ophthalmol 39(1):1–7
Franzolin E, Quaranta Leoni F, Quaranta Leoni FM (2024) The cutler-beard flap for upper eyelid reconstruction: Surgical indications revisited. Eur J Ophthalmol 34(6):1795–1802
Jennings E, Krakauer M, Nunery WR, Aakalu VK (2021) Advancements in the repair of large upper eyelid defects: A 10-year review. Orbit 40(6):470–480
Kopecky A, Koch KR, Bucher F, Cursiefen C, Heindl LM (2016) Ergebnisse nach Cutler-Beard-Plastik zur Rekonstruktion ausgedehnter Oberliddefekte nach Tumorexzision. Ophthalmologe 113(4):309–13

13.2.1.3 Tarsokonjunktivale Lappenplastik nach Hughes

Varianten Präparation mit oder ohne Müller-Muskel, reverse Hughes-Lappenplastik (Oberliddefekte).

Indikation Vollschichtige Unterliddefekte >50 % der Lidlänge, narbenbedingte Lidretraktion im Z.n. Voroperationen.

Aufklärung Zweizeitiges Verfahren (Stieldurchtrennung nach vier Wochen), ggf. mit Notwendigkeit einer Hauttransplantation, Verletzung der Levatoraponeurose, Infekt, Lappendehiszenz, Wundheilungsstörung, Lappennekrose, Oberlidfehlstellung (z. B. Lidretraktion), Unterlidfehlstellung (z. B. Ektropium, Lidretraktion), Madarosis, Granuloma pyogenicum, Folgeeingriffe, sichtbare Narbe, Asymmetrie.

Operationsschritte

Operation in Allgemeinnarkose/Lokalanästhesie. Rückenlagerung mit Auslagerung der zu operierenden Extremität auf einem Armtisch nach Abpolsterung der Druckpunkte. Steriles Abwaschen und Abdecken des OP-Gebiets. Team-Timeout nach WHO-Checkliste.

Zuwenden zum Unterlid rechts. Inspektorisch zeigt sich ein subtotaler Defekt im Z.n. Tumorexzision. Entschluss zur Rekonstruktion mittels Hughes-Lappen vom ipsilateralen Oberlid. Messung des Unterliddefekts mittels Kaliper, Markierung der Länge auf der evertierten Konjunktivalseite des Oberlids. Horizontale Markierung 4 mm oberhalb der Oberlidkante. Vertikale Markierungen entlang der medialen und lateralen Begrenzung, ausgerichtet bis zum Fornix conjunctivae superior. Inzision entlang der Markierung. Präparation eines Tarsokonjunktivallappens auf der Suborbicularis-Ebene. Ablösung der Müller'schen Muskelplatte unter sicherer Schonung der Levatoraponeurose. Mobilisierung des Tarsokonjunktivallappens nach kaudal und Verschiebung in den Defekt. Der Defekt lässt sich vollständig und spannungsfrei verschließen. Verschluss der Konjunktiva mittels Polyglactin-Einzelknopfnähten der Stärke 6-0 nach vorheriger Fixierung an medialem und lateralem Tarsus mit demselben Nahtmaterial. Zuwenden zur anterioren Lamelle. Entschluss zur Rekonstruktion mit einem myokutanen Hautlappen via subziliäre Inzision. Markierung eines semizirkulären Lappens bis zum äußeren Lidwinkel. Inzision mit Skalpell Nr. 15. Präparation des Haut-Muskel-Lappens vom orbitalen Septum. Verschieben des Lappens nach medial und spannungsfreie Deckung des Defekts. Sicherung mit Polyglactin der Stärke 6-0 intermittierend und fortlaufend. Hautverschluss subziliär mit Poliglecapron-25 der Stärke 6-0 intrakutan fortlaufend. Steriler Verband.

Verlegung in den Aufwachraum.

Nachbehandlung

Lappenstieldurchtrennung nach vier Wochen.

Anmerkungen

- Es handelt sich um einen Lappen zur Rekonstruktion der posterioren Lamelle. Die vordere Lamelle muss zusätzlich rekonstruiert werden (Hauttransplantat z. B. vom kontralateralen Oberlid/myokutaner Verschiebelappen).
- Bei der zweiten Sitzung wird der Lappen horizontal durchtrennt, etwa 1 mm oberhalb der geplanten Unterlidkante. Nach Eversion des Oberlids erfolgt die Entfernung überschüssigen und voluminösen Lappengewebes.
- Die Schonung der Levatoraponeurose und die Abpräparation der Müller-Muskelplatte minimieren das Risiko postoperativer Oberlidkomplikationen (Retraktion).

Literatur

Hishmi AM, Koch KR, Matthaei M, Bölke E, Cursiefen C, Heindl LM (2016) Modified Hughes procedure for reconstruction of large full-thickness lower eyelid defects following tumor resection. Eur J Med Res 21(1):27
Hughes WL (1937) A new method for rebuilding a lower lid. Arch Ophthalmol 17:1008–17

Juniat V, Ryan T, O'Rourke M, Ng S, O'Donnell B, McNab AA, Selva D (2022) Hughes flap in the management of lower lid retraction. Orbit 41(6):733–738

Zhang L, Pan Y, Li J, Zhao H (2024) Comparative evaluation of conventional and modified Hughes procedures in reconstructing large full-thickness defects of the lower eyelid. JPRAS Open 42:152–161

13.2.2 Nasale Rekonstruktion

13.2.2.1 Stirnlappenplastik (*Syn: indische Lappenplastik*)

Varianten Mediane Stirnlappenplastik, paramediane Stirnlappenplastik, möwenflügelartige Lappenplastik (nach Millard) zur Rekonstruktion der Nasenflügel, ggf. Kombination mit freien Knorpeltransplantaten und lokalen Schleimhautlappen, ggf. Delay-Lappenpastik.

Indikation *Partielle Nasenrekonstruktion:* Defekte >1,5 cm.

Totale Nasenrekonstruktion: Weichteildefekte mit Verlust von Knorpel und Innenauskleidung. *Rekonstruktive Lidchirurgie:* Defekte des medialen Augenwinkels und der Infraorbitalregion.

Aufklärung Zwei-/dreizeitiges Vorgehen (Lappendurchtrennung in drei Wochen, Lappenausdünnung im Verlauf), Hämatom, Wundheilungsstörung, Lappenverlust, Einziehung des Nasenflügelrands (*alar notching*), Folgeeingriffe.

Operationsschritte
Operation in Allgemeinnarkose. Rückenlagerung mit Oberkörperhochlagerung und Reklination des Kopfs. Steriles Abwaschen und Abdecken des OP-Gebiets. Team-Timeout nach WHO-Checkliste.

Zunächst erfolgt das Débridement des Wundgrunds. Ausgiebige Wundspülung des Situs. Bei reizlosen Verhältnissen Entschluss zur Defektdeckung mit einem medianen Stirnlappen. Zurechtschneiden einer Kompresse zur Anfertigung einer Schablone. Simulation der Verlagerung zur Bestimmung der notwendigen Lappenstiellänge mithilfe einer ausgezogenen Mullkompresse. Zuwenden zur Stirn. Einzeichnung der beabsichtigten Hautinzision. Überprüfung des Signals der A. supratrochlearis mit dem Dopplergerät. Einzeichnen des Stiels beginnt im Bereich der medialen Augenbraue, die Stielbreite beträgt ca. 1,5 cm. Vertikale Einzeichnung des Stirnlappens nach nochmaliger Längenmessung. Hautinzision distal am eingezeichneten Lappenrand bis in die Subkutis. Darstellen des M. frontalis. Inzision des M. frontalis bis auf die Galea. Vorpräparation unter den Lappen und anschließend Inzision der Galea ca. 1 cm kranial der Augenbraue. Weitere Präparation erfolgt subgaleal. Präparation nach proximal bis kurz vor den Orbitarand. Nochmals dopplersonografische Identifizierung der A. supratrochlearis. Der Lappen zeigt sich gut durchblutet. Einschwenken des Stirnlappens in den Defekt. Spannungslose Fixierung des Lappens mit Polypropylen der Stärke 5-0 in Einzelknopftechnik. Bedeckung des hautfreien Lappenstiels mit Epigard. Weitreichende Mobilisierung der Wundränder des Hebedefekts zur Überbrückung des nicht durch lediglich primäre einfache Naht zu verschließenden Hebedefekts. Der Defekt lässt sich distal trotzdem nicht komplett primär verschließen. Schichtweiser Wundverschluss der vertikalen Schenkel. Entschluss zur temporären Bedeckung distal. Einbringen und Anpassen eines zurechtgeschnittenen Epigardverbands. Fotodokumentation. Steriler Verband. Abschlusskontrolle. Der Lappen zeigt sich gut durchblutet. Verlegung in den Aufwachraum.

Nachbehandlung
Überprüfung der Lappenperfusion, Planung der Durchtrennung des Lappens in drei Wochen.

Anmerkungen
- *Relevante Anatomie:*
  - Es handelt sich um eine axial versorgte Lappenplastik (A. supratrochlearis). Das etwa 1 mm dicke Gefäß verläuft nach dem Durchtritt durch das Septum orbitale oberflächlich im M. orbicularis oculi nach kranial und zieht nach ca. 2 cm in der subkutanen Schicht stirnwärts weiter.
  - Der paramediane Stiellappen wird mit axialen Gefäßen aus der A. supratrochlearis, der A. supraorbitalis oder den dorsalen Ästen der A. angularis versorgt.
  - Die Lappengröße beträgt bis zu 8×6 cm. Die Lappenspitze kann über die Haargrenze hinausreichen, wenn der behaarte Anteil die Naseninnenauskleidung bildet.

- Die Stirnhautentnahme soll großzügiger erfolgen, da die konvexe Nasenkontur die Defektgröße unterschätzt erscheinen lässt. Die Entnahmestelle lässt sich auch sekundär heilen, wenn der primäre Verschluss unter Spannung steht.
- Die Nasenflügelrekonstruktion wird bevorzugt mit dem Nasolabiallappen durchgeführt. Komplikationen sind in beiden Gruppen ähnlich. Ein Vergleich der ästhetischen Ergebnisse erfordert weitere Untersuchungen.
- Die Lappendurchtrennung erfolgt in der Regel nach drei Wochen, obwohl eine Durchtrennung nach zehn Tagen keine Lappenverluste zur Folge hat.
- Ein Dopplergerät kann verwendet werden, identifiziert jedoch 8 % der intakten supratrochlearen Arterien nicht.

Literatur

Chakraborty SS, Goel AD, Sahu RK, Midya M, Acharya S, Shakrawal N (2023) Effectiveness of nasolabial flap versus paramedian forehead flap for nasal reconstruction: a systematic review and meta-analysis. Aesthetic Plast Surg 47(1):313–329

Hammer D, Williams F, Kim R (2020) Paramedian forehead flap. Atlas Oral Maxillofac Surg Clin North Am 28(1):23–28

Ma CC, Si C, Adegboye F, Lee J, Lee I, Stephan SJ, Patel PN, Yang SF (2025) Early Division of the paramedian forehead flap: a systematic review and retrospective analysis. Laryngoscope 135(7):2233–2240

Veldhuizen IJ, Budo J, Kallen EJJ, Sijben I, Hölscher MC, van der Hulst RRWJ, Hoogbergen MM, Ottenhof MJ, Lee EH (2021) A systematic review and overview of flap reconstructive techniques for nasal skin defects. Facial Plast Surg Aesthet Med 23(6):476–481

13.2.2.2 Bilobed-Lappenplastik *(Syn: zweiflügelige Lappenplastik, zweizipflige Lappenplastik)*

Varianten Klassischer Bilobed-Lappen (nach Esser), modifizierter Bilobed-Lappen mit 90- bis 110°-Rotation (nach Zitelli), erweiterter Bilobed-Lappen.

Indikation Hautweichteildefekte mit einem Durchmesser von 0,5–1,5 cm in der talgdrüsenreichen Haut der Nase (Nasenspitze, Nasenrücken, Nasenflügel).

Aufklärung Lappenverlust, Nekrose, Wundheilungsstörung, kosmetische Störungen (z. B. *buffalo hump*), Funktionseinschränkungen der Nasenmimik, Infekt, sichtbare Narben, Asymmetrie der Nasenspitze, nasale Obstruktion, Retraktion/Einziehung der Nasenflügel (*alar notching*), hypertrophe Narbenbildung, Erythem, Telangiektasen, Pincushioning („Falltüreffekt", wenn der verschobene Hautlappen höher als die umgebende Haut steht, 3 % der Fälle).

Operationsschritte

Operation in Allgemeinanästhesie/Lokalanästhesie. Rückenlagerung mit Oberkörperhochlagerung und Reklination des Kopfs. Steriles Abwaschen und Abdecken des OP-Gebiets. Team-Timeout nach WHO-Checkliste. Infiltration von 6 ml einer 1 % Lidocainlösung, 1:100.000 versetzt mit Adrenalin. Nach Abwarten der Einwirkzeit Inzision mit dem Skalpell und weitere subkutane Präparation mit der Schere.

Hebung des doppelten Transpositionslappens mit einem stabilen Stiel aus dem subkutanen Gefäßplexus. Der erste Lappen wird zur Deckung des Primärdefekts verwendet, der zweite zur Deckung des Hebedefekts. Jeder Lappen wird um maximal 50° rotiert, sodass eine Gesamtrotation von 100° nicht überschritten wird. Der Drehpunkt wird in einem Abstand von einem Radius vom Rand des Defekts gewählt. Rückschneiden der Burow-Dreiecke zwischen Defekt und Drehpunkt. Hineinrotieren des Lappens in den Defektbereich. Sorgfältige Blutstillung. Lappenfixierung mit Einzelknopfnähten mittels Polydioxanon der Stärke 6-0. Zuwenden zum Hebedefekt. Primärer Verschluss des sekundären Hebedefekts mit Polydioxanon-Einzelknopfnähten der Stärke 6-0. Steriler Verband.

Nachbehandlung

Regelmäßige Lappenkontrollen.

Anmerkungen

- Es handelt sich um eine Transpositionslappenplastik.
- Der Lappen weist eine hohe Erfolgsrate und gute ästhetische Ergebnisse auf. Im Vergleich zu anderen lokalen Lappenplastiken bietet der Bilobed-Lappen den Vorteil einer guten Farbübereinstimmung und minimalen Entnahmestellenmorbidität.
- Durchführung:
  - *Defektgröße:* An der Nase ist die Technik für Defekte von 0,5–1,5 cm Durchmesser geeignet.

– *Rotationswinkel:* Der Lappen sollte um maximal 90–110° rotiert werden, um eine optimale Durchblutung zu gewährleisten. Der Drehpunkt liegt etwas mehr als einen Durchmesser vom Mittelpunkt des Defekts entfernt.
– *Lappengröße:* Der erste Lappen sollte gleich groß wie der Defekt sein, während der zweite Lappen kleiner als der
 erste gewählt werden sollte. Der zweite Hautlappen ist als dreieckiger Lappen geplant, der einen Radius über den
 primären Bogen hinausgeht. Die Basisbreite dieses Hautlappens beträgt 80–100 % der Breite des Defekts (und der
 Basis des sekundären Lappens).
– *Gewebeversorgung:* Die Technik ist auf einen stabilen Stiel aus dem subkutanen Gefäßplexus angewiesen.
– *Narbenverlauf:* Die resultierende Narbe kann aufgrund der komplexen Lappengeometrie auffällig sein, was in ästhetisch sensiblen Bereichen berücksichtigt werden muss.

Literatur

Okland TS, Lee YJ, Sanan A, Most SP (2020) The bilobe flap for nasal reconstruction. Facial Plast Surg 36(3):276–280
Salgarelli AC et al (2011) The bilobed flap in nasal reconstruction: a critical review with evaluation of 190 cases. J Cranio-
maxillofac Surg 39(2):157–164
Xu Q et al (2020) Bilobed flap versus nasolabial flap for reconstruction of nasal ala defects: A systematic review and meta-
analysis. Ann Plast Surg 84(5):597–605
Zitelli JA (1989) The bilobed flap for nasal reconstruction. Arch Dermatol 125(7):957–959

13.2.2.3 Glabellalappenplastik

Varianten Klassischer Glabellalappen (nach Rintala), modifizierter Glabellalappen mit erweiterter Basis, bilobärer Glabellalappen. V-Y-Verschiebelappenplastik, V-Y-Transpositionslappenplastik, V-Y-Rotationslappenplastik, dorsale Nasenlappenplastik nach Rieger oder Marchac, Kombination mit Cutler-Beard-Lappenplastik bei gleichzeitigem Oberliddefekt,
Kombination mit der transkonjunktivalen Lappenplastik nach Hughes bei gleichzeitigem Unterliddefekt.

Indikation Hautweichteildefekt im Bereich der Nasenwurzel, des medialen Augeninnenwinkels und des kranialen Nasen-
abhangs.

Aufklärung Lappenverlust, Nekrose, Wundheilungsstörung, Hebestellenmorbidität (Parästhesie, Hypästhesie, Wunddehiszenz), Funktionseinschränkungen der Stirnmimik, Infekt, ungünstige Narbenbildung, Hämatom, störende Kosmesis.

Operationsschritte

Operation in Allgemeinanästhesie/Lokalanästhesie. Rückenlagerung mit Auslagerung der zu operierenden Extremität auf
einem Armtisch nach Abpolsterung der Druckpunkte. Steriles Abwaschen und Abdecken des OP-Gebiets. Team-Timeout
nach WHO-Checkliste. Zuwenden zur Glabella. Es zeigt sich ein 2×2 cm großer Defekt. Anzeichnung eines umgekehrten
„V" in der Stirnmitte, wobei ein Schenkel bis zum lateralen Rand des Defekts und der andere bis zum medialen Rand der
gegenüberliegenden Augenbraue verläuft. Infiltration von 6 ml einer 1 % Lidocainlösung, 1:100.000 versetzt mit Adrenalin. Nach Abwarten der Einwirkzeit Inzision mit dem Skalpell und weitere subkutane Präparation mit der Schere. Hebung
des Lappens präfaszial bis zur Glabella, dabei Schonung der supratrochlearen Gefäße. Der Lappen wird so präpariert, dass er
sich spannungsfrei in den Defekt einpassen lässt. Sorgfältige Blutstillung. Einschwenken des Lappens in den Defektbereich.
Hierbei wird der Gewebeüberschuss reseziert. Lappenfixierung mit Einzelknopfnähten mittels Polypropylenfaden der Stärke
6-0. Verschluss des Hebedefekts durch direkte Adaptation der Wundränder. Steriler Verband.
 Verlegung in den Aufwachraum.

Nachbehandlung

Regelmäßige Lappenkontrollen.

Anmerkungen

- Der Glabellalappen weist eine hohe Erfolgsrate und gute ästhetische Ergebnisse auf. Er bietet den Vorteil einer guten
 Farbübereinstimmung und minimaler Hebestellenmorbidität.
- *Lappenmarkierung:*
  - *V-Y-Verschiebelappenplastik:* Die Spitze des umgekehrten „V" wird in der Mitte der Glabellaregion oberhalb der
   Augenbraue platziert. Der erste Schenkel des „V" verläuft superomedial vom Defekt aus zur Spitze über die mediale

Augenbraue. Der zweite Schenkel erstreckt sich von der Spitze aus kaudal zum gegenüberliegenden Rand des Defekts.

– *V-Y-Transpositions-/Rotationslappenplastik:* Die Spitze des umgekehrten „V" liegt in der gleichen Achse wie die Mitte der Glabellaregion. Falls eine Rotation erforderlich ist, sollten beide Lappensegmente unterhalb der Augenbraue verlaufen. Der erste Schenkel erstreckt sich superomedial vom Defekt zur Spitze. Die Länge dieses ersten Schenkels ist entscheidend und sollte größer sein, da er dem am weitesten inferior gelegenen Rand des Defekts entsprechen muss. Der zweite Schenkel verläuft vom Scheitelpunkt des „V" inferior zum gegenüberliegenden Rand des Defekts, in der Regel in einem Winkel von 45° und stets unter 60°.

- Bei kaudal gelegenen Defekten, wird die dorsale Nasenlappenplastik nach Rieger *(random pattern)* oder Marchac (axial) verwendet.

Literatur

Fattahi TT (2003) An overview of facial aesthetic units. J Oral Maxillofac Surg 61(10):1207–11

Koch CA, Archibald DJ, Friedman O (2011) Glabellar flaps in nasal reconstruction. Facial Plast Surg Clin North Am 19(1):113–22

Sanjuan-Sanjuan A, Ogledzki M, Ramirez CA (2020) Glabellar Flaps for Reconstruction of Skin Defects. Atlas Oral Maxillofac Surg Clin North Am 28(1):43–48

Thornton JF et al (2008 Nasal reconstruction: an overview and nuances. Semin Plast Surg 22(4):257–68

13.2.2.4 Nasolabiallappenplastik

Varianten V-Y-Verschiebelappenplastik, Transpositionslappenplastik, kranial gestielt, kaudal gestielt, Perforatorvariante, Insellappenvariante.

Indikation Orale submuköse Fibrose, nasale und perinasale Defekte, Defekte der Wange, der Lippen, der Zunge, des Mundbodens, kleine bis mittelgroße Defekte der oralen Schleimhaut, Fistelverschluss.

Aufklärung Lappenverlust, Nekrose, Wundheilungsstörung, Hebestellenmorbidität (Parästhesie, Hypästhesie, Wunddehiszenz), Funktionseinschränkungen der Gesichtsmimik, Infekt, ungünstige Narbenbildung, Hämatom, störende Kosmesis.

Operationsschritte

Operation in Allgemeinanästhesie/Lokalanästhesie. Rückenlagerung mit Auslagerung der zu operierenden Extremität auf einem Armtisch nach Abpolsterung der Druckpunkte. Steriles Abwaschen und Abdecken des OP-Gebiets. Team-Timeout nach WHO-Checkliste. Zuwenden zur betroffenen Wange. Es zeigt sich ein 2×2 cm großer Hautweichteildefekt am Nasenflügel mit freiliegendem Knorpel. Anzeichnung eines ca. 6 cm langen und ca. 2 cm breiten, kranial gestielten Nasolabiallappens. Infiltration von 6 ml einer 1 % Lidocainlösung, 1:100.000 versetzt mit Adrenalin. Nach Abwarten der Einwirkzeit Inzision mit dem Skalpell und weitere subkutane Präparation mit der Schere unter sicherer Schonung des SMAS. Sorgfältige Blutstillung. Transposition ca. 90° und Einschwenken des Lappens in den Defektbereich. Hierbei wird der Gewebeüberschuss reseziert. Lappenfixierung mit Einzelknopfnähten mittels Polypropylenfaden der Stärke 6-0. Verschluss des Hebedefekts durch direkte Adaptation der Wundränder mittels Polypropylen-Einzelknopfnähten. Steriler Verband.

Verlegung in den Aufwachraum.

Nachbehandlung

Regelmäßige Lappenkontrollen.

Anmerkungen

- Der Nasolabiallappen zeigt bei der oralen, submukösen Fibrose bessere Ergebnisse als der Bukkalfettlappen hinsichtlich Mundöffnung und Kommissurbreite.
- Um eine Verformung des Augenlids beim Verschluss des Spenderareals zu vermeiden, sollte die Breite medial des medialen Kanthus begrenzt werden.
- Bei der Hebung einer Insellappenplastik sollte die Dissektion im supraperiostalen Plan erfolgen, um die A. facialis und ihre Perforatoren einzuschließen, da der subdermale Plexus zirkulär unterbrochen wird.

Literatur
Chakraborty SS, Goel AD, Sahu RK, Midya M, Acharya S, Shakrawal N (2023) Effectiveness of nasolabial flap versus para-median forehead flap for nasal reconstruction: a systematic review and meta-analysis. Aesthetic Plast Surg 47(1):313–329
Patel AA, Cheng A (2020) The nasolabial flap. Atlas Oral Maxillofac Surg Clin North Am 28(1):7–12
Tiwari P, Bera RN, Chauhan N (2020) What is the optimal reconstructive option for oral submucous fibrosis? a systematic review and meta-analysis of buccal pad of fat versus conventional nasolabial and extended nasolabial flap versus platysma myocutaneous flap. J Maxillofac Oral Surg 19(4):490–497

13.2.3 Lippenrekonstruktion

Indikation Periorale Hautweichteildefekte (kongenital, Z.n. Trauma/Tumorexzision).

- *Defekte ≤ 30 % der Lippenlänge:* primärer Verschluss mit atraumatischer Nahttechnik zur Wahrung der Sphinkterfunktion. Möglich bei guter Gewebemobilität, Geringes Risiko funktioneller Einschränkungen.
- *Defekte 30–50 % der Lippenlänge:* lokale Lappenplastiken (aus der Lippe selbst) mittels transoraler Cross-Lippen-Lappen, z. B. Abbé- oder Estlander-Lappen, oder zirkumoraler Rotationslappen (z. B. Karapandzic-Lappen). Erhalt der Sphinkterfunktion durch muskelführende Lappen. Symmetrische Rekonstruktion durch Lappenrotation von Gegenseite.
- *Defekte 50–80 % der Lippenlänge:* regionale Lappenplastiken, z. B. Nasolabiallappen, Wangenlappen, Kinnlappen. Teilweise funktionserhaltend, aber Sphinkterfunktion oft eingeschränkt. Kombination mit Z-Plastiken oder Kommissuroplastiken zur funktionellen Verbesserung.
- *Defekte > 80 % der Lippenlänge/totale Lippenverluste:* komplexe Rekonstruktion mit freien Lappen, z. B. freier anterolateraler Oberschenkellappen (ALT). Rekonstruktion von Volumen, Schleimhaut und ggf. Sphinkterfunktion.

Anmerkungen
- Die Unterlippe ist funktionell wichtiger (z. B. beim Mundschluss).
- Ziele der Rekonstruktion: Wiederherstellung von Oralverschluss, Sphinkterfunktion, Ästhetik, Sensibilität.
- Stufenweise Rekonstruktion bei sehr großen oder komplexen Defekten möglich.
- Die ästhetischen Untereinheiten sollen, wenn möglich, respektiert werden.

Literatur
Anvar BA, Evans BCD, Evans GRD (2007) Lip reconstruction. Plast Reconstr Surg 120(4):57e–64e
Geelan-Hansen K, Clark JM, Shockley WW. Reconstruction of Defects Involving the Lip and Chin. Facial Plast Surg Clin North Am. 2019;27(1):67–83
Matin MB, Dillon J (2014) Lip reconstruction. Oral Maxillofac Surg Clin North Am 26(3):335–57
Pepper JP, Baker SR (2013) Local flaps: cheek and lip reconstruction. JAMA Facial Plast Surg 15(5):374–82
Salzano G, Maffia F, Vaira LA, Committeri U, Copelli C, Maglitto F, Manfuso A, Abbate V, Bonavolontà P, Scarpa A, Califano L, Dell'Aversana Orabona G (2023) Locoregional flaps for the reconstruction of midface skin defects: a collection of key surgical techniques. J Clin Med 12(11):3700
Vanison C, Beckmann N, Smith A (2019) Recent advances in lip reconstruction. Curr Opin Otolaryngol Head Neck Surg 27(3):219–226

13.2.3.1 Abbé-Lappenplastik
Varianten Uni-/bilaterale Variante, Stein-Lappenplastik.

Indikation Zentrale, vollschichtige Ober-/Unterlippendefekte ohne Beteiligung der Kommissur, 30–50 % der Lippenlänge (Unterlippendefekte bis zur Supramentalfalte reichend).

Aufklärung Zweizeitiges Vorgehen (Stieldurchtrennung nach zwei bis drei Wochen), Asymmetrie, Sensibilitätsstörung, motorischer Ausfall (mimische Muskulatur), funktionelle Defizite (z. B. Lippeninkompetenz), Folgeeingriffe, sichtbare Narben, Falltürdeformität (*trapdoor deformity*).

Operationsschritte
Operation in Allgemeinnarkose mit nasotrachealer Intubation. Rückenlagerung mit Abpolsterung der Druckpunkte. Steriles Abwaschen und Abdecken des OP-Gebiets. Team-Timeout nach WHO-Checkliste.

Zuwenden zur Oberlippe. Inspektion des Befunds. Es zeigt sich ein ca. 2 cm großer, zentraler, vollschichtiger Defekt. Entschluss zur Defektdeckung mittels Abbé-Lappen aus der Unterlippe. Markierung eines Lappens in gleicher Höhe, mit gleicher Länge und etwa halber Breite wie der Defekt. Markierung eines horizontal verlaufenden, ca. 3 cm langen Schnitts an der Supramentalfalte. Vollschichtige Inzision entlang der Markierung unter Mitnahme der Arteria labialis inferior. Vollständige Mobilisierung des Lappens, welcher um 180° in den Defekt einrotiert wird. Der Defekt lässt sich dadurch spannungsfrei und vollständig verschließen. Schichtweise Fixierung des Lappens mittels Polyglactin-Einzelknopfnähten der Stärke 4-0. Hautnaht mittels Polypropylen-Einzelknopfnähten der Stärke 5-0. Zuwenden zur Entnahmestelle. Dehnungsplastik und schichtweiser Verschluss der Weichteile, im Sinne einer invertierten T. Steriler Verband.

Verlegung in den Aufwachraum.

Nachbehandlung
Stieldurchtrennung in drei Wochen bei ausreichender Lappenversorgung, bis dahin flüssige Kost.

Anmerkungen
- Die Breite des Spenderlappens sollte etwa die Hälfte des Defekts betragen und idealerweise weniger als 30 % der gesamten Lippenlänge ausmachen, um einen spannungsfreien Primärverschluss der Entnahmestelle zu ermöglichen.
- Der Abbé-Lappen lässt sich wahlweise in dreieckiger oder viereckiger Konfiguration präparieren.
- *Relevante Anatomie:*
  - Es handelt sich um einen an der A. labialis gestielten Lappen, der in den Defekt der kontralateralen Lippe rotiert wird.
  - *A. labialis superior:* immer als Einzelgefäß vorhanden. Sie verläuft in 94 % der Fälle oberhalb des Lippenrots im Bereich des Mundwinkels und innerhalb des Lippenrots in 75 % der Fälle. In 19 % der Fälle verläuft die Arterie im M. orbicularis oris und in 81 % der Fälle zwischen der Mukosa und dem Muskel.
  - *A. labialis inferior:* immer als Einzelgefäß vorhanden. Variabler Verlauf im Bezug zum Lippenrot und zum Abgang von der A. facialis. Im mittleren Bereich der Lippe findet man die Arterie in 13 % der Fälle im M. orbicularis oris und in 87 % zwischen der Mukosa und dem Muskel.

Literatur
Abbe R (1898) A new plastic operation for the relief of deformity due to doublf harelip. Medical Record (1866–1922) 53(14):477
Reinert S, Krimmel M. (2023) Lippe. In: Rekonstruktive Kopf-Hals-Chirurgie. Springer, Berlin Heidelberg, S 229–42
Schulte DL, Sherris DA, Kasperbauer JL (2001) The anatomical basis of the Abbe flap. Laryngoscope 111(3):382–6

13.2.3.2 Estlander-Lappenplastik
Varianten Innervierte Estlander-Lappenplastik, Abbé-Estlander-Lappenplastik, bilaterale Variante.

Indikation Vollschichtige laterale Ober-/Unterlippendefekte 30–50 % der Lippenlänge, Kommissurdefekte, Mundwinkeldefekte.

Aufklärung Asymmetrie, Mikrostomie, Sensibilitätsstörung, motorischer Ausfall (mimische Muskulatur), funktionelle Defizite (z. B. Lippeninkompetenz), Folgeeingriffe (Mundwinkelplastik), sichtbare Narben.

Operationsschritte
Operation in Allgemeinnarkose mit nasotrachealer Intubation. Rückenlagerung mit Abpolsterung der Druckpunkte. Steriles Abwaschen und Abdecken des OP-Gebiets. Team-Timeout nach WHO-Checkliste.

Zuwenden zur Kommissur links. Inspektion des Befunds. Es zeigt sich ein ca. 2 cm großer Unterlippendefekt. Entschluss zur Defektdeckung mittels Estlander-Lappen aus der Oberlippe. Markierung eines Lappens mit gleicher Länge und etwa halber Breite wie der Defekt, sodass die Kommissur miteingeschlossen wird. Die Nasolabialfalte stellt die laterale Grenze des Lappens dar. Vollschichtige Inzision entlang der Markierung unter Mitnahme der Arteria labialis superior. Vollständige Mobilisierung des Lappens, welcher um 180° in den Defekt einrotiert wird, wobei die neue Kommissur am Drehpunkt des Lappens zu liegen kommt. Der Defekt lässt sich dadurch spannungsfrei und vollständig verschließen. Schichtweise Fixierung des Lappens mittels Polyglactin-Einzelknopfnähten der Stärke 4-0. Hautnaht mittels Polypropylen-Einzelknopfnähten der Stärke 5-0. Zuwenden zur Entnahmestelle. Dehnungsplastik und schichtweiser Verschluss der Weichteile. Steriler Verband.

Verlegung in den Aufwachraum.

Nachbehandlung
Lappenkontrollen, ggf. Mundwinkelplastik im Verlauf.

Anmerkungen
- Wie beim Abbé-Lappen ist der Estlander-Lappen an der A. labialis gestielt, die in einer schmalen Gewebebrücke enthalten ist.
- Es handelt sich hierbei um eine einzeitige Rekonstruktion, obwohl eine Mundwinkelplastik im Verlauf sehr oft erforderlich ist.
- Die Integrität des Philtrums bleibt erhalten.

Literatur
Estlander JA (1877) Methode d'autoplastie de la joue ou d'une levre par un lambeau emprunte a l'autre levre. Rev Mens Med Chir 1:344

Matin MB, Dillon J (2014) Lip reconstruction. Oral Maxillofac Surg Clin North Am 26(3):335–357

13.2.3.3 Karapandzic-Lappenplastik
Varianten Uni-/bilaterale Variante, extendierte Variante, Kombination mit anderen Lappenplastiken, z. B. Bernard-von-Burow-Cheiloplastik.

Indikation Vollschichtige Ober-/Unterlippendefekte, 50–80 % der Lippenlänge, ggf. mit Kommissur- oder Kinnbeteiligung (extendierte Variante).

Aufklärung Asymmetrie, Infekt, Wundheilungsstörung, sichtbare Narben, Mikrostomie, Sensibilitätsstörung, Lippeninkompetenz, Folgeeingriffe.

Operationsschritte
Operation in Allgemeinnarkose mit nasotrachealer Intubation. Rückenlagerung mit Abpolsterung der Druckpunkte. Steriles Abwaschen und Abdecken des OP-Gebiets. Team-Timeout nach WHO-Checkliste.

Zuwenden zur Unterlippe. Inspektion des Befunds. Es zeigt sich ein subtotaler, vollschichtiger Defekt. Entschluss zur Defektdeckung mittels Karapandzic-Lappen. Markierung einer kreisförmigen Schnittführung von der Nasolabialfalte um den Mundwinkel, sodass die Schnitte in die Supramentalfalte platziert werden und die gesamte Mundspalte bogenförmig umschlossen wird. Inzision entlang der Markierung unter Schonung der Arteria labialis inferior und der Äste des N. facialis. Die Inzision wird defektnah (mit 1 cm Radius) vollschichtig durchgeführt, sodass auch die Mukosa mit einbezogen wird. Anschließend wird die Präparation nach laterokranial fortgesetzt, jedoch ohne Einschluss der Mukosa. Vollständige Mobilisierung des Lappens, welcher in den Defekt einrotiert wird. Der Defekt lässt sich dadurch spannungsfrei und vollständig verschließen. Schichtweise Fixierung des Lappens in die neue Position. Verschluss der Mukosa mit Polyglactin 910 der Stärke 5-0, der Muskeln mit Polyglactin der Stärke 4-0, der Dermis mit Poliglecapron-25 der Stärke 5-0 und der Haut mit Polypropylen der Stärke 5-0, jeweils in Einzelknopftechnik. Steriler Verband.

Verlegung in den Aufwachraum.

Anmerkungen
- Die ästhetischen Untereinheiten sind zu respektieren. Bei Bedarf könnten zwei Burow-Dreiecke in der Nasolabialfalte reseziert werden.
- Der Karapandzic-Lappen erhält die Sphinkterfunktion des Munds und die Lippenkompetenz.

Literatur
Karapandzic M (1974) Reconstruction of lip defects by local arterial flaps. Br J Plast Surg 27(1):93–7
Teemul TA, Telfer A, Singh RP, Telfer MR (2017) The versatility of the Karapandzic flap: A review of 65 cases with patient-reported outcomes. J Craniomaxillofac Surg 45(2):325–329

13.2.4 Ohrenrekonstruktion

13.2.4.1 Chondrokutane Verschiebelappenplastik nach Antia-Buch

Varianten Uni-/bilaterale Variante, Modifikation nach Franssen-Frechner (zusätzliche Inzision der posterioren Haut), Modifikation nach Noel (zusätzliche temporale Inzision und vollständige Ablösung der präaurikulären Helixwurzel).

Indikation Vollschichtige Defekte des oberen/mittleren Helixrands <3 cm.

Aufklärung Hämatom, Asymmetrie, Ohrverkleinerung, Wundheilungsstörung, Lappenverlust, Teillappennekrose, Konturdeformität, Infekt, Chondritis, sichtbare Narben, Keloidbildung, Folgeeingriffe.

Operationsschritte
Operation in Allgemeinnarkose. Rückenlagerung mit Abpolsterung der Druckpunkte. Steriles Abwaschen und Abdecken des OP-Gebiets. Team-Timeout nach WHO-Checkliste.

Zuwenden zum rechten Ohr. Zunächst Inspektion des Befunds. Es zeigt sich ein ca. 1,5 cm großer Defekt des mittleren Helixrands. Entschluss zur Rekonstruktion mittels Antia-Buch-Lappenplastik. Inzision der ventralen Haut und des Knorpels im Bereich des Helixsulcus, Beginn direkt kaudal des Defekts. Verlauf bogenförmig nach kaudal unter sicherer Schonung der posterioren aurikulären Haut bis zur vollständigen Mobilisierung der Helix der Scapha. Unterminierung der dorsalen Ohrhaut mit Belassung des Perichondriums auf dem Knorpel. Vollständige Mobilisierung des Lappens, welcher in den Defekt verschoben wird. Der Defekt lässt sich spannungsfrei verschließen. Schichtweise Fixierung des Lappens mittels Poliglecapron-25-Einzelknopfnähten der Stärke 5-0 und Polypropylen-Einzelknopfnähten der Stärke 5-0. Steriler Verband.

Verlegung in den Aufwachraum.

Nachbehandlung
Lappenkontrolle (auf Nachblutung achten).

Anmerkungen
- Eine Scaphareduktion (halbmondförmige Resektion eines Anteils des Scaphaknorpels) kann kranial erforderlich sein, um eine spannungsfreie Adaptation zu ermöglichen.
- Bei größeren Helixdefekten kann auch der proximale Teil als chondrokutaner Lappen angehoben werden (von der Helixwurzel beginnend) und im Sinne einer V-Y-Lappenplastik in Richtung des Defekts verschoben werden.
- Das Tragen eines Kopfverbands ist nicht evidenzbasiert.
- *Modifikation nach Franssen-Frechner:*
  – Erweiterung der klassischen Antia-Buch-Technik durch zusätzliche Inzision der posterioren Haut, wodurch eine komplette Mobilisierung des Helixsegments möglich wird.
  – Dies ermöglicht eine spannungsärmere Rekonstruktion und erlaubt die Versorgung größerer Defekte bei besserer Erhaltung der Ohrkontur.
  – Der kraniale Teil des Ohrs und die Helixwurzel werden nicht verletzt, da nur der kaudale Teil (das Ohrläppchen und der Bereich des Ohrs kaudal des Defekts) präpariert wird.
  – Es ist keine Resektion des gesunden Scaphaknorpels erforderlich.

Literatur
Abdelkader R, Malahias M, Abdalbary SA, Noaman A (2021) Antia-Buch versus Franssen-Frechner Technique. Plast Reconstr Surg Glob Open 9(3):e3498
Antia N, Buch V (1967) Chondrocutaneous advancement flap for the marginal defects of the ear. Plast Reconstr Surg 39:472–477

Franssen BBGM, Frechner BR (2010) Caudal antia-buch reconstruction for helical defect reconstruction: Burow's triangle always in the lobule. Eur J Plast Surg 33:105–107

Maglic D, Sudduth JD, Marquez JL, Tieman J, Overschmidt B, Siddiqi F, Gociman B (2023) Modified Antia-Buch flap incorporating an extended temporal scalp incision. Plast Reconstr Surg Glob Open 11(2):e4797

Noel W, Leyder P, Quilichini J (2014) Modified Antia-Buch flap for the reconstruction of helical rim defects. J Plast Reconstr Aesthet Surg 67:1659–1662

14.1 Posteriore Oberarmlappenplastik

Varianten Neurovaskuläre fasziokutane Rotations-/Transpositionslappenplastik, Faszienlappenplastik, freie Lappenplastik (obsolet), Perforatorvariante.

Indikation Rekonstruktion der Axilla, des proximalen Oberarmdrittels oder der angrenzenden Thoraxwand. Alternative zum Latissimus-dorsi-Lappen bzw. zum Skapularlappen.

Aufklärung Venöse Stauung, Teillappennekrose, Lappenverlust, Wundheilungsstörung, Infekt, Konturdeformitäten, kosmetische Störungen, Folgeeingriffe. Hebestellenmorbidität: Parästhesie, Hypästhesie, Wunddehiszenz, Schmerzen im Ellenbogen, Serombildung, Verschluss der Entnahmestelle ggf. mit Notwendigkeit einer Spalthauttransplantation.

Operationsschritte

Operation in Allgemeinnarkose/Plexusanästhesie. Kontrollierte Rückenlagerung unter adäquater Abpolsterung der gewichtbelasteten Körperstellen. Aufhängung des zu operierenden Arms in Ellenbogen 90°-flektierter Stellung. Steriles Abwaschen und Abdecken des OP-Gebiets. Team-Timeout nach WHO-Checkliste.

Zuwenden zur betroffenen Axilla. Es zeigen sich saubere Wundverhältnisse ohne Anhalt für einen Infekt. Entschluss zur Defektdeckung mittels posteriorer Oberarmlappenplastik. Zunächst Anzeichnen der beabsichtigten Schnittführung des Lappenumrisses am dorsalen Oberarm. Das distale Drittel des Lappens befindet sich am Übergang zwischen dem mittleren und dem distalen Drittel des Oberarms. Markierung des Eintrittspunkts des Lappenstiels proximal zwischen der Sehne des M. triceps und des M. latissimus dorsi. Hautinzision entlang der Anzeichnung mit dem Skalpell. Präparation von distal nach proximal mit Hebung der tiefen Oberarmfaszie. Fortsetzung der Präparation nach proximal und medial. Proximal Identifizieren des Lappenstiels und des fibrösen Bands von der Sehne des M. triceps zur Sehne des M. latissimus dorsi. Durchtrennen der fibrösen Arkade und Darstellung des Lappenstiels. Erweiterung der Präparation nach proximal und Ligieren des Arterienasts zum medialen Kopf des M. triceps. Überprüfung der ausreichenden Lappenmobilität, welche gegeben ist. Einschwenken des Lappens in das Defektareal. Der Lappen lässt sich spannungsfrei in den axillären Defekt hineinmanövrieren. Der Defekt lässt sich dadurch vollständig verschließen. Einwickelung des Lappens in warme Bauchtücher. Der Lappen zeigt sich gut durchblutet. Lappenfixierung mit Polypropylen-Einzelknopfnähten der Stärke 3-0. Zuwendung zur Entnahmestelle. Weitreichende Mobilisierung der Wundränder zur Überbrückung des nicht durch lediglich primäre, einfache Naht zu verschließenden Hebedefekts. Schichtweiser Wundverschluss mittels Polyglactin- sowie Polypropylen-Einzelknopfnähten beide der Stärke 3-0. Überprüfung der Lappenperfusion, welche gegeben ist. Steriler Verband.

Verlegung in den Aufwachraum.

Nachbehandlung

Regelmäßige Lappenkontrollen.

Anmerkungen

- Erstbeschreibung durch Alain C. Masquelet, 1982.
- *Relevante Anatomie:*
  - *Arterielle Versorgung:* Der Lappen basiert auf einer unbenannten konstanten Arterie, die aus der Brachialarterie (71 % der Fälle) oder der Arterie profunda brachii (24 % der Fälle) durch die Aponeurose des Trizepsmuskels am Ende der Sehne des M. teres major entspringt.
  - *Innervation:* drei bis vier Rami des N. cutaneus brachii dorsalis (Ast des N. radialis).
  - *Leitstrukturen:* Die fibröse Arkade des M. trizeps brachii, die sich zwischen den Sehnen des M. trizeps brachii, des M. teres major und des M. latissimus dorsi befindet, stellt die zentrale Leitstruktur dar.

© Der/die Autor(en), exklusiv lizenziert an Springer-Verlag GmbH, DE, ein Teil von Springer Nature 2025
M. Papadakis und P. Lytsikas-Sarlis, *Operationsberichte Plastische Chirurgie,* https://doi.org/10.1007/978-3-662-71871-1_14

Ihre Durchtrennung führt zum Freiliegen des neurovaskulären Stiels.

– *Lappenstiellänge:* durchschnittlich 4,5 cm.
– *Lappengröße:* mindestens 6,5 cm (Breite) × 13 cm (Länge).

- Die Entnahmestelle kann bei Breite <7 cm primär verschlossen werden.

Literatur

Amendola F, Cottone G, Alessandri-Bonetti M, Borelli F, Catapano S, Carbonaro R, Riccardi F, Vaienti L (2022) Reconstruction of the axillary region after excision of hidradenitis suppurativa: a systematic review. Indian J Plast Surg 56(1):6–12

Majchrzak A, Paleu G, Guena B, Chaput B, Camuzard O, Lupon E (2025) Posterior arm perforator flap for coverage of the scapular area. Ann Chir Plast Esthet 70(1):63–66

Masquelet AC, Rinaldi S (1985) Anatomical basis of the posterior brachial skin flap. Anat Clin 7(3):155–60

Wavreille G, Bricout J, Mouliade S, Lemoine S, Prodhomme G, Khanchandani P, Chantelot C, Fontaine C (2010) Anatomical bases of the free posterior brachial fascial flap. Surg Radiol Anat 32(4):393–9

14.2 Laterale Oberarmlappenplastik

Varianten Freie Lappenplastik, adipo-/fasziokutane proximal/distal gestielte Lappenplastik, osteokutane Lappenplastik, Faszienlappenplastik, erweiterte laterale Oberarmlappenplastik (Hautlappen bis über den lateralen Epikondylus hinaus in Richtung des proximalen Unterarms), Perforatorvariante.

Indikation *Proximal gestielter Lappen:* Defektdeckung Schulter-/Halsregion. *Distal gestielter Lappen:* Defektdeckung Ellenbogenregion. *Freier Lappen:* Defekte untere Extremität/Kopfregion.

Aufklärung Venöse Stauung, Teillappennekrose, Lappenverlust (7 %), Wundheilungsstörung, Infekt, Konturdeformitäten, Kälteintoleranz, kosmetische Störungen (z. B. unerwünschtes Haarwachstum [80 %], voluminöser Lappen), Folgeeingriffe (Lappenausdünnung bei ca. 15 %). Hebestellenmorbidität: Parästhesie, Hypästhesie, Wunddehiszenz, Schmerzen im Ellenbogen, Serombildung, Funktionseinschränkung, Verschluss der Entnahmestelle ggf. mit Notwendigkeit einer Spalthauttransplantation (bei Lappenbreite > 5 cm) oder einer Z-Plastik.

Operationsschritte (distal gestielte laterale Oberarmplastik bei Ellenbogendefekt)
Operation in Allgemeinnarkose/Plexusanästhesie. Kontrollierte Rückenlagerung mit dem Ellenbogen in 90°-Flexion, sodass der zu operierende Arm auf der Brust aufliegt. Abpolsterung der Druckpunkte. Steriles Abwaschen und Abdecken des OP-Gebiets. Team-Timeout nach WHO-Checkliste.

Zuwenden zum Defekt. Es zeigen sich saubere Wundverhältnisse ohne Anhalt für einen Infekt. Entschluss zur Defektdeckung mittels distal gestielter lateraler Oberarmlappenplastik. Anzeichnen der geplanten Schnittführung der Lappenplastik am lateralen Oberarm sowie des Lappenumrisses. Anzeichnen einer Verbindungslinie zwischen dem medialen M. deltoideus sowie dem Epicondylus humeri lateralis. Von hier aus erfolgt die Zentrierung der Lappenhautinsel auf einer gedachten Linie in Längsrichtung am distalen lateralen Oberarm. Inzision entlang der präoperativen Anzeichnung mit dem Skalpell. Subkutane Präparation von dorsal stumpf mit der Präparierschere. Tiefe Präparation, die Inzision wird bis auf den M. triceps vertieft. Vernähen der Faszie mit zwei bis drei Stichen an der Haut, um eine Trennung der Haut- und Fettschicht zu verhindern. Subfasziale Lappenhebung von proximal nach distal bis ca. 3 cm vor dem Epicondylus humeri lateralis. Nun Zuwenden zur vorderen Inzisionslinie. Von hier aus Abheben des Lappens vom M. brachioradialis subfaszial. Beiseitehalten der Muskel und Darstellen des Septum intermusculare brachii laterale. Darstellung und sichere Schonung des N. radialis. Aufsuchen und Identifizieren des R. descendens posterior der A. collateralis radialis, welcher proximal ligiert wird. Der R. descendens anterior wird nervennah aufgesucht und ebenfalls proximal ligiert. Ablösen des Septum intermusculare vom Humerus. Fortführung der subfaszialen Präparation nach distal. Darstellen der A. recurrens interossea und deren Anastomosen mit dem R. descendens posterior. Überprüfung der ausreichenden Lappenmobilität, welche gegeben ist. Einschwenken des Lappens in das Defektareal nach Inzision der Hautbrücke zwischen Lappen und Defekt. Der Lappen lässt sich spannungsfrei in den Defekt hineinmanövrieren. Der Defekt lässt sich dadurch vollständig und spannungsfrei verschließen. Einwickelung des Lappens in warme Bauchtücher. Der Lappen zeigt sich gut durchblutet. Lappenfixierung mit Polypropylen-Einzelknopfnähten der Stärke 3-0. Zuwenden zur Entnahmestelle. Weitreichende Mobilisierung der Wundränder zur Überbrückung des nicht durch lediglich primäre, einfache Naht zu verschließenden Hebedefekts. Schichtweiser Wundverschluss mittels Polyglactin- sowie Polypropylen-Einzelknopfnähten beide der Stärke 3-0. Überprüfung der Lappenperfusion, welche gegeben ist. Anlage eines sterilen Verbands sowie einer Oberarmschiene in leichter Streckstellung im Ellenbogen. Hierbei lassen sich Anspannung, lokaler Druck sowie Scherkräfte zwischen Lappenplastik, Wundrändern und Wundgrund gut vermeiden. Mullwickel.

Verlegung in den Aufwachraum.

Nachbehandlung
Regelmäßige Lappenkontrollen.

Anmerkungen
- *Lagerung:* Rückenlagerung mit Armtisch oder mit dem Arm auf der Brust und dem Ellenbogen in Beugestellung.
- *Relevante Anatomie:*
  - *Arterielle Versorgung:*
    Erfolgt durch die A. collateralis radialis (Ast der A. profunda brachii), die sich in zwei Äste teilt, bevor sie das Septum intermusculare brachii laterale durchstößt: den R. descendens anterior und den R. descendens posterior.

Der R. descendens anterior weist zahlreiche anatomische Variationen auf. Er liegt in unmittelbarer Nähe zu dem N. radialis, der sich in der anatomischen Grube zwischen M. brachioradialis und M. brachialis verläuft.

Der R. descendens posterior verläuft durch das laterale Intermuskulärseptum zwischen dem M. trizeps nach posterior und dem M. brachialis sowie M. brachioradialis nach anterior. Er gibt vier bis fünf septokutane Perforatoren entlang des Intermuskulärseptums ab und endet im Netzwerk der Epikondylus- und Olekranongefäße. Schließlich anastomosiert er um den lateralen Epikondylus mit der A. interossea recurrens.

- *Innervation:* Erfolgt kranial vom N. cutaneus brachii lateralis inferior (sensorischer Ast des N. radialis), kaudal vom N. cutaneus antebrachii dorsalis (sensorischer Ast des N. radialis), der die tiefe Faszie proximal des Epicondylus lateralis durchbricht und die Haut des distalen dorsalen Oberarms innerviert.
- *Leitstrukturen:* Das Septum intermusculare brachii laterale und der N. radialis stellen die wichtigsten Leitstrukturen zum Freiliegen des Gefäßstiels dar.
- *Lappenstiellänge*: Durchschnittlich 4 cm.
- Die Entnahmestelle kann bei Breite <5 cm primär verschlossen werden. Es wird von einer Lappenbreite >6 cm abgeraten. Eine Z-Plastik kann zur Vermeidung einer Narbenkontraktur auch verwenden werden.

Literatur

Dong ETC, Martineau J, Kalbermatten DF, Oranges CM (2024) Indications, postoperative outcomes, and complications of the lateral arm free flap: a systematic review and meta-analysis. Plast Reconstr Surg Glob Open 12(10):e6247

Graham B, Adkins P, Scheker LR (1992) Complications and morbidity of the donor and recipient sites in 123 lateral arm flaps. J Hand Surg Br 17:189–92

Kalbermatten DF, Wettstein R, von Kanel O, Erba P, Pierer G, Wiberg M, Haug M (2008) Sensate lateral arm flap for defects of the lower leg. Ann Plast Surg 61(1):40–6

Kokkalis ZT, Papanikos E, Mazis GA, Panagopoulos A, Konofaos P (2019) Lateral arm flap: indications and techniques. Eur J Orthop Surg Traumatol 29(2):279–284

14.3 Brachioradialislappenplastik

Varianten Muskellappenplastik, muskulokutane Lappenplastik, an der A. radialis gestielte Insellappenplastik.

Indikation Defektdeckung am Ellenbogen, ggf. mit freiliegendem Gelenk (Polsterung von knöchernen Vorsprüngen).

Aufklärung Venöse Stauung, Teillappennekrose, Lappenverlust, Wundheilungsstörung, Infekt, Konturdeformitäten, kosmetische Störungen, Folgeeingriffe. Hebestellenmorbidität: Parästhesie, Hypästhesie, Wunddehiszenz, Schmerzen im Ellenbogen, Serombildung, Funktionseinschränkung, Verschluss der Entnahmestelle ggf. mit Notwendigkeit einer Spalthauttransplantation.

Operationsschritte

Operation in Allgemeinnarkose/Plexusanästhesie. Rückenlagerung mit Auslagerung der zu operierenden Extremität auf einem Armtisch nach Abpolsterung der Druckpunkte. Steriles Abwaschen und Abdecken des OP-Gebiets. Team-Timeout nach WHO-Checkliste.

Zuwenden zum Defekt. Es zeigen sich saubere Wundverhältnisse ohne Anhalt für einen Infekt. Entschluss zur Defektdeckung mittels Brachioradialislappenplastik. Anzeichnen der geplanten Schnittführung des Lappenumrisses am dorsoradialen Unterarm. Längliche Hautinzision im Bereich des radialen Unterarms entlang der präoperativen Markierung sowie Erweiterung derer nach distal bzw. proximal bis zum Sulcus bicipitalis mit dem Skalpell. Subkutane Präparation. Darstellen und Beiseitehalten der Vena cephalica sowie der V. cephalica accessoria weiter proximal radial. Inzision der Fascia antebrachii posterior und Eintreten in das posteriore Unterarmkompartiment. Hierbei werden einige querverlaufende, kaliberschwache Vv. communicantes identifiziert und elektrokoaguliert. Weiter radial epifaszial Identifizieren und Schonen des N. cutaneus antebrachii lateralis. Komplettierung der Präparation nach proximal und medial. Identifizieren des M. extensor carpi radialis longus und brevis. Distal erfolgt die Freilegung des Ansatzes des M. brachioradialis nahe dem Processus styloideus radii. Isolieren und sicheres Durchtrennen der Sehne unter Beachten des darunterliegenden R. superficialis nervi radialis sowie der A. radialis. Fortführung der Lappenpräparation schrittweise von distal nach proximal. Die aus der A. radialis entspringenden Sekundäräste werden ligiert.

Überprüfung der ausreichenden Lappenmobilität. Die erhobene Lappenplastik lässt sich spannungsfrei in den Haut-weichteildefekt hineinmanövrieren, sodass auf eine Ausweitung der Präparation nach proximal in den Sulcus bicipitalis verzichtet werden kann. Einwickelung des Lappens in warme Bauchtücher. Der Lappen zeigt sich gut durchblutet. Lappen-fixierung mit Polyglactin-Einzelknopfnähten der Stärke 3-0. Anschließend Entnahme von Spalthaut der Schichtdicke 0,2 mm vom ipsilateralen dorsalen Oberarm mit dem Dermatom. Meshen 1:1,5. Zurechtschneiden auf den Defekt und Fi-xierung mittels Klammern. Schichtweiser Verschluss des Hebedefekts mittels Polyglactin der Stärke 3-0 sowie Hautnaht mittels Polypropylenfaden der Stärke 3-0 in Einzelknopfnahttechnik. Überprüfung der Lappenperfusion, welche gegeben ist. Anlage eines sterilen Verbands sowie einer Oberarmschiene in leichter Streckstellung im Ellenbogen. Hierbei lassen sich Anspannung, lokaler Druck sowie Scherkräfte gut vermeiden. Mullwickel.

Verlegung in den Aufwachraum.

Nachbehandlung
Regelmäßige Lappenkontrollen, Ruhigstellung mit Schiene für fünf bis sieben Tage.

Anmerkungen
- Der Brachioradialislappen wird gemäß der Mathes-Nahai-Klassifikation als Typ II kategorisiert (komplexe vaskuläre Anatomie mit einem dominanten und mehreren untergeordneten Gefäßstielen).
- Die arterielle Versorgung des Muskels erfolgt über multiple Zuflüsse:
  - Der primäre Gefäßstiel, der die Hauptblutversorgung sicherstellt, entspringt der A. recurrens radialis anterior ca. 9 cm proximal des muskulotendinösen Übergangs. Die A. recurrens radialis anterior zweigt im proximalen Be-reich des Sulcus bicipitalis ab und verläuft unterhalb des Muskelbauchs.
  - Zusätzlich existieren etwa zwei bis vier sekundäre Gefäßstiele, die in distaler Richtung entlang des Muskelverlaufs aus der A. radialis entspringen.
- Die Perfusion des Lappens wird primär durch den dominanten, proximalen Gefäßstiel gewährleistet. Die distalen Zu-flüsse allein sind in der Regel insuffizient, um eine adäquate Durchblutung des gesamten Lappens zu garantieren. Bei einer Kompromittierung des proximalen Hauptgefäßstiels ist folglich von einer distalen Stielung abzusehen, da dies die Vitalität des Lappens gefährden könnte.
- Durchschnittliche Lappengröße: Länge 17 cm, Breite 4 cm (an der breitesten Stelle), Dicke 2,6 cm.
- Ein Nachteil des Lappens ist, dass er nicht immer ausreichend Deckung für große posteromediale Defekte bietet. Wird der Muskelbauch jedoch vollständig von seinem Ursprung abgelöst, kann der Rotationsbogen um bis zu 1,6 cm medial erweitert werden, wodurch eine bessere posteromediale Abdeckung erreicht wird.

Literatur
Leversedge FJ, Casey PJ, Payne SH, Seiler JG (2001) 3rd. Vascular anatomy of the brachioradialis rotational musculocut-aneous flap. J Hand Surg Am 26(4):711–21

Masquelet AC, Romana MC, Wolf G (2006) Atlas der Lappenplastiken in der Chirurgie der Extremitäten. Springer, Berlin, S 62–66

Sabbag OD, DeDeugd CM, Wagner ER, Elhassan BT (2019) Brachioradialis flap for soft tissue coverage of posterior elbow wounds: Case report and surgical technique. Tech Hand Up Extrem Surg 23(1):2–5

Sanger JR, Ye Z, Yousif NJ, Matloub HS (1994) The brachioradialis forearm flap: anatomy and clinical application. Plast Reconstr Surg 94(5):667–74

Trasolini NA, Chidester J, Ghiassi A, Stevanovic M (2021) Brachioradialis Flap with vascularized lateral ulnar collateral ligament reconstruction: A case report. J Hand Surg Am 46(5):424.e1–424.e6

14.4 Radialislappenplastik (s. auch Abschn. 5.1.8)

Varianten Distal-/proximal gestielte fasziokutane Lappenplastik, Faszienlappenplastik, osteo(faszio)kutane Variante mit Entnahme eines Segments des Radius, freie Lappenplastik.

Indikation *Distal gestielte Variante:* Defekte Handrücken, Handfläche, Fingern, Daumen, Handgelenk. *Proximal gestielte Variante:* Defekte im Bereich des Ellenbogens. *Freie Lappenplastik:* Rekonstruktion Kopf/Hals.

Aufklärung Venöse Stauung (v. a. beim distal gestieltem Radialislappen Umkehr des venösen Rückstroms), Teillappen-nekrose, Lappenverlust, Wundheilungsstörung, Infekt, chronische Schmerzen, Minderdurchblutung der Hand bei in-adäquater Kollateralzirkulation (präoperative Durchführung des Allen-Tests zur Überprüfung der Intaktheit und Suffizienz des superfiziellen arteriellen Hohlhandbogens; Arcus palmaris), Konturdeformitäten, Kälteintoleranz, kosmetische Stö-rungen (z. B. Konturunregelmäßigkeiten, Sichtbarkeit der darunterliegenden Muskelbäuche bei dünner Hautdeckung), Folgeeingriffe. Hebestellenmorbidität: Parästhesie, Hypästhesie, Wunddehiszenz, Serombildung. Funktionseinschränkung (Kraftminderung), Verschluss der Entnahmestelle ggf. mit Notwendigkeit einer Spalthauttransplantation.

Operationsschritte (distal gestielte Radialislappen bei Handrückendefekt)

Operation in Allgemeinnarkose/Plexusanästhesie. Rückenlagerung mit Auslagerung der zu operierenden Extremität auf einem Armtisch nach Abpolsterung der Druckpunkte. Präoperative Durchführung des Allen-Tests. Hierbei zeigen sich die Durchgängigkeit sowie Suffizienz der A. ulnaris unauffällig. Steriles Abwaschen und Abdecken des OP-Gebiets. Team-Ti-meout nach WHO-Checkliste.

Zuwenden zum Handrückendefekt. Es zeigen sich saubere Verhältnisse. Entschluss zur Defektdeckung mittels distal ge-stielter Radialislappenplastik. Anzeichnen der geplanten Schnittführung des Lappenumrisses sowie der geplanten Schnitt-führung am radiopalmaren Unterarm. Hautinzision im Bereich des radiopalmaren Unterarms am mittleren Drittel entlang der Markierung über dem Verlauf der A. radialis. Schnitterweiterung nach distal bzw. proximal. Subkutane Präparation unter si-cherer Schonung der V. cephalica sowie des N. cutaneus antebrachii lateralis. Inzision der Fascia antebrachii und Darstellen der darunterliegenden muskulären Strukturen. Distal Identifizieren der Sehnen des M. brachioradialis sowie des M. flexor carpi radialis. Fortführung der Präparation zunächst vom proximal ulnar nach distal unter Einschluss der Fascia antebrachii.

Der M. flexor carpi radialis sowie seine Sehne werden nach ulnar mithilfe eines Hakens beiseite retrahiert, um die Präparation zur Tiefe hin fortzusetzen. Leichte Retraktion des Muskelbauchs des M. brachioradialis im proximalen sowie mittleren Unterarmdrittel. Identifizieren der A. radialis, der V. radialis sowie weiter nach radial des R. superficialis nervi radialis. Anschlingen des proximalen Anteils der A. radialis bzw. Vv. comitantes mittels Gefäßloop. Diese werden tempo-rär mit Bulldoggefäßklemme abgeklemmt. Hierbei überprüfen der retrograden Durchblutung des gehobenen Radialislap-pens beim intakten Arcus palmaris superficialis. Dieser zeigt sich gut perfundiert. Freigabe der Blutzirkulation und Durch-trennung der Gefäße proximal des Lappens. Fortsetzung der Präparation und Freilegen der Hautinsel von dem darunter-liegenden Flexor digitorum superficialis bzw. Flexor pollicis longus. Der Drehpunkt der Lappenplastik befindet sich an der Basis des ersten M. interosseus dorsalis.

Hineinmanövrieren des fasziokutanen Lappens in den Defektbereich an der Hohlhandfläche. Der Defekt lässt sich da-durch vollständig und spannungsfrei verschließen. Einnähen des Lappens mit Polypropylen-Einzelknopfnähten der Stärke 4-0. Zuwenden zur Hebestelle. Der Hebedefekt lässt sich nach Mobilisierung der Hautränder nicht spannungsfrei ver-schließen. Entschluss zur Spalthautentnahme. Diese erfolgt vom ipsilateralen distalen Oberarm nach vorherigem Zu-sammenbringen und Verlagern der Sehne des M. brachioradialis sowie des M. flexor carpi radialis. Schichtweiser Wund-verschluss der Spalthautentnahmestelle mit Polypropylen-Einzelknopfnähten der Stärke 4-0. Meshen 1:1,5 und Zurecht-schneiden auf den Hebestellendefekt. Fixierung der angebrachten, gemeshten Spalthaut mit Klammern. Die Lappenplastik zeigt sich weiterhin gut perfundiert. Anlage eines sterilen Verbands ohne jegliche Kompression auf die Lappenplastik sowie einer palmaren Handgelenkschiene in Intrinsic-Plus-Sicherheitsstellung.

Verlegung in den Aufwachraum.

Nachbehandlung

Regelmäßige Lappenkontrollen.

Anmerkungen

- Der Radialislappen, auch als „chinesischer Lappen" bekannt, ist einer der am häufigsten verwendeten freien Lappen in der rekonstruktiven Chirurgie. Die Technik wurde 1981 von Yang Kuofan erstmals beschrieben. Der Durchbruch im europäischen und amerikanischen Raum erfolgte nach einer Veröffentlichung von Mühlbauer im Jahr 1982. Mühl-bauer hatte die Technik während einer Studienreise durch China in Shanghai kennengelernt. Seine Publikation, die erste persönliche Erfolge mit diesem Lappen beschrieb, sorgte für einen enormen Aufschwung des freien mikrochirurgischen Transfers.
- Der Radialislappen wurde aufgrund seiner Vielseitigkeit lange Zeit als universaler Lappen für nahezu jede In-dikation angewandt. In den folgenden Jahren wurde die Technik weiter verfeinert, insbesondere durch die Münchener

Arbeitsgruppe um Mühlbauer, Biemer und Stock. Sie erkannten auch die Möglichkeit, einen osteokutanen Lappen zum einseitigen Daumenaufbau als gestielten Lappen herzustellen.

- Der Radialislappen bietet aufgrund seiner Vielseitigkeit und sicheren Anatomie eine zuverlässige Option für komplexe rekonstruktive Eingriffe, erfordert jedoch eine sorgfältige präoperative Planung und postoperative Überwachung zur Minimierung von Komplikationen.
- Die Vv. comitantes der A. radialis können relativ klein sein. Für den venösen Abfluss kann das subkutane Venensystem oder die Vena cephalica genutzt werden, die ein Gefäß mit größerem Kaliber bietet.
- Ein präoperativer Allen-Test ist obligat, um die Kontinuität des Hohlhandbogens und eine mögliche Gefäßinsuffizienz durch Unterbrechung der A. radialis zu beurteilen. Selbst bei einem inkompletten Hohlhandbogen kann der Lappen gehoben werden, wenn der radiale Defekt durch ein Transplantat (z. B. V. saphena magna oder V. cephalica) rekonstruiert wird.
- Die Begleitvenen (Venae comitantes) verlaufen entlang der A. radialis, während die subkutane V. cephalica am radialen Rand des Unterarms liegt. Diese Vene kann distal in den Lappen integriert oder für die Rekonstruktion der A. radialis nach Lappenhebung verwendet werden.
- Obwohl zwei venöse Anastomosen theoretisch einen zuverlässigeren Mechanismus für einen adäquaten venösen Abfluss bieten könnten, zeigt sich, dass eine einzelne venöse Anastomose unter Verwendung einer subkutanen Vene für eine ausreichende Drainage sorgt. Dies hat den Vorteil einer reduzierten Operationszeit ohne zusätzliche Morbidität.
- Eine Metaanalyse bestätigte die Gleichwertigkeit von einzelnen und doppelten venösen Anastomosen in Bezug auf das Lappenüberleben. Diese Erkenntnis ist von klinischer Relevanz, da sie eine Vereinfachung des mikrochirurgischen Verfahrens bei gleichbleibender Sicherheit für den Lappen ermöglicht.
- Bei Bedarf an zusätzlichem Gewebe kann ein Sehnentransplantat aus dem M. palmaris longus entnommen werden. Falls Knochen benötigt wird, kann ein einkortikaler Block des distalen Radius (maximal 1,5 cm breit) mitgehoben werden. Dabei muss jedoch das Risiko einer Fraktur berücksichtigt werden, was gegebenenfalls eine prophylaktische Plattenosteosynthese erfordert.
- Soll die A. radialis durch ein weiteres chirurgisches Team rekonstruiert werden, kann die V. cephalica umgedreht und für diesen Zweck verwendet werden.

Literatur

Biemer E, Stock W (1983) Total thumb reconstruction: a one-stage reconstruction using an osteo-cutaneous forearm flap. Br J Plast Surg 36(1):52–5

Clark JM, Rychlik S, Harris J, Seikaly H, Biron VL, O'Connell DA (2019) Donor site morbidity following radial forearm free flap reconstruction with split thickness skin grafts using negative pressure wound therapy. J Otolaryngol Head Neck Surg 48(1):21

Futran ND, Stack BC Jr (1996) Single versus dual venous drainage of the radial forearm free flap. Am J Otolaryngol 17(2):112–7

Hoffman RD, Danos DM, Lin SJ, Lau FH, Kim PS (2020) Prevalence of Accessory Branches and Other Anatomical Variations in the Radial Artery Encountered during Radial Forearm Flap Harvest: A Systematic Review and Meta-analysis. J Reconstr Microsurg 36(9):651–659

Mashrah MA, Aldhohrah TA, Abdelrehem Moustafa A, Al-Sharani HM, Alrmali A, Wang L (2021) Are hand biomechanics affected following radial forearm flap harvest? A systematic review and meta-analysis. Int J Oral Maxillofac Surg 50(1):21–31

Masquelet AC, Romana MC, Wolf G (2006) Atlas der Lappenplastiken in der Chirurgie der Extremitäten. Springer, Berlin (67–71)

Mühlbauer W, Herndl E, Stock W (1982) The forearm flap. Plast Reconstr Surg 70(3):336–44

Soutar DS, Scheker LR, Tanner NS, McGregor IA (1983) The radial forearm flap: a versatile method for intra-oral reconstruction. Br J Plast Surg 36(1):1–8

Schwarzer C, Mücke T, Wolff KD, Loeffelbein DJ, Rau A (2016) Donor site morbidity and flap perfusion of subfascial and suprafascial radial forearm flaps: A randomized prospective clinical comparison trial. J Craniomaxillofac Surg 44(9):1299–304

Sidebottom AJ, Stevens L, Moore M, Magennis P, Devine JC, Brown JS, et al (2000) Repair of the radial free flap donor site with full or partial thickness skin grafts. A prospective randomised controlled trial. Int J Oral Maxillofac Surg 29(3):194–7

Xie Y, Feng T, Ou Y, Lin Y, Gong W, Wang Y (2021) Superficial versus deep system single venous anastomosis in the radial forearm free flap: a meta-analysis. Int J Oral Maxillofac Surg 50(7):873–878

Yang G, Chen B, Gao Y, Liu X, Li J, Jiang S, et al (1981) Forearm free skin flap transplantation. Natl Med J China 61:139–41

Zhang C, Pandya S, Alessandri Bonetti M, Costantino A, Egro FM (2024) Comparison of split thickness skin graft versus full thickness skin graft for radial forearm flap donor site closure: A systematic review and Meta-analysis. Am J Otolaryngol 45(2):104156

14.5   Interosseus-posterior-Lappenplastik (*Syn: A.-interossea-posterior-Lappenplastik*)

Variante Distal-/proximal gestielte fasziokutane Lappenplastik, Faszienlappenplastik, adipofasziale Variante, osteo(faszio)kutane Variante mit Entnahme eines Segments der Ulna, Perforatorvariante *(ulnar palmar artery perforator flap)*, Hebung mehrerer Hautinseln *(bi-paddle perforator flap, chain-link flap)*, Umstieg auf freie Lappenplastik bei fehlender Anastomose zwischen der A. interossea posterior und A. interossea anterior.

Indikation *Distal gestielte Variante:* Defektdeckung im Bereich des Handrückens, der ersten Kommissur und der Finger (proximal des PIP-Gelenks). *Proximal gestielte Variante:* Defekte im Bereich des streckseitigen Ellenbogens bzw. Olekranons.

Aufklärung Venöse Stauung, Teillappennekrose (5 %), Lappenverlust (2 %), Wundheilungsstörung, Infekt, Konturdeformitäten, Kälteintoleranz, kosmetische Störungen, Folgeeingriffe. Hebestellenmorbidität: Parästhesie, Hypästhesie, Wunddehiszenz, Funktionseinschränkung.

Operationsschritte

Operation in Allgemeinnarkose/Plexusanästhesie. Rückenlagerung mit Auslagerung der zu operierenden Extremität auf einem Armtisch nach Abpolsterung der Druckpunkte. Steriles Abwaschen und Abdecken des OP-Gebiets. Team-Timeout nach WHO-Checkliste. Die zu operierende Seite ist markiert.

Zuwenden zur betroffenen Extremität. Anzeichnen des Lappenumrisses am dorsalen Unterarm, der Größe des Hautweichteildefekts am Handrücken entsprechend. Hierbei Markierung einer geraden Linie zwischen dem Epicondylus lateralis humeri und dem distalen Radioulnargelenk, welche der Gefäßachse des Lappens entspricht. Markierung der Durchtrittsstelle der A. interossea posterior durch den M. supinator zwischen dem proximalen und mittleren Drittel. Hautinzision entlang der Markierung. Zunächst subkutane Präparation von radial unter Schonung des N. cutaneus antebrachii posterior sowie der V. cephalica accessoria. Erweiterung der Schnittführung nach distal bis zum distalen Radioulnargelenk. Inzision der tiefen Fascia antebrachii zu beiden Seiten des Septum intermusculare. Beiseitehalten des M. extensor carpi ulnaris nach ulnar sowie des M. extensor digitorum communis bzw. digiti minimi nach radial. Identifizierung der A. interossea posterior im Septum intermusculare zwischen dem M. extensor carpi ulnaris und dem M. extensor digiti minimi.

Hebung des Lappens von proximal radial nach distal unter Mitnahme der Fascia antebrachii. Durchtrennung des intermuskulären Septums. Fortsetzung der subfaszialen Lappenhebung nach ulnar sowie distal unter sorgfältigster Hämostase. Im distalen Bereich an der Membrana interossea Darstellen der Anastomose zwischen der A. interossea posterior mit dem R. perforans der A. interossea anterior. Nun Zuwenden proximal. Identifizieren und Abtrennen des N. interosseus posterior, welcher radial der Gefäßachse liegt. Temporäres Abklemmen der proximalen Gefäße zur Überprüfung der retrograden Durchblutung. Bei guter Perfusion, Ligatur und Durchtrennung der Gefäße proximal der ersten Arteriole zum fasziokutanen Lappen. Hineinmanövrieren des abpräparierten Lappens in den Defektbereich am Handrücken. Der Defekt lässt sich dadurch vollständig und spannungsfrei verschließen. Einnähen des Lappens mit Polypropylen-Einzelknopfnähten der Stärke 4-0.

Zuwenden zur Hebestelle. Der Hebedefekt lässt sich nach Mobilisierung der Hautränder und großflächiger Dehnungsplastik nicht spannungsfrei verschließen. Entschluss zur Spalthautentnahme. Diese erfolgt vom ipsilateralen distalen Oberarm. Schichtweiser Wundverschluss der Spalthautentnahmestelle. Meshen 1:1,5. Fixierung der angebrachten, gemeshten Spalthaut mit Klammern. Anlage eines sterilen Verbands ohne Kompression sowie einer Handgelenkschiene zur temporären Ruhigstellung.

Verlegung in den Aufwachraum.

Nachbehandlung
Regelmäßige Lappenkontrollen.

Anmerkungen

- Der Interosseus-posterior-Lappen dient als Paradebeispiel eines septokutanen Lappens, da die A. interossea posterior in einem echten fibrösen Septum eingebettet ist. Sie anastomosiert (bei 99 % der Fälle) mit dem perforierenden Ast der A. interossea anterior auf Höhe des Handgelenks. Weiter distal bestehen Anastomosen zwischen der A. interossea posterior und dem dorsalen karpalen Gefäßplexus sowie diesem um den Caput ulnae.
- Ligieren des R. perforans aus der A. interossea anterior zur Erweiterung des Lappenrotationsbogens möglich: In diesem Fall wird die retrograde arterielle Perfusion des Lappens durch die Anastomosen am dorsalen Handgelenkgefäßplexus gewährleistet.
- Der Interosseus-posterior-Lappen bietet eine zuverlässige Option zur Defektdeckung im Bereich des Handrückens mit sehr guten ästhetischen Ergebnissen. Im Vergleich zum Radialislappen wird kein Stammgefäß der Hand geopfert, was einen großen Vorteil darstellt.
- Es sind zahlreiche Modifikationen beschrieben, z. B:
  - Kombinierte *supercharged* Variante des Interosseus-posterior-Lappens mit dem lateralen Oberarmlappen.
  - Tropfenförmige Planung der Hautinsel mit Durchtrennung der Hautbrücke zwischen Hebe- und Empfängerstelle.
  - Präparation beginnt auf der ulnaren Seite der Hautinsel, um das Intermuskulärseptum zu identifizieren.
  - Durchführung von venösen Anastomosen an der Empfängerstelle bei Anzeichen von venöser Stauung während der Operation.
  - Hauttransplantation auf der Hebestelle, um eine Lappenkompression zu vermeiden.
  - Erhalten von subkutanem Fettgewebe rund um den Stiel.
  - Deepithelisierung des distalen Teils der Hautinsel zum Einschluss einer größeren Anzahl von Perforatoren.
- Lappengröße: Breite 2–12 cm, Länge 3–22 cm.

Literatur

Amadei F, Fozzato S, Prevot LB, Ciccarelli A, Bruno M, Basile G (2023) The posterior interosseus artery flap (piaf) in reconstructive surgery of the hand: strategies of use and medico-legal implications. Clin Ter 174(6):498–502

Cavadas PC, Thione A, Rubí C (2016) The Simplified Posterior Interosseous Flap. J Hand Surg Am 41(9):e303–7

Costa AL, Colonna MR, Vindigni V, Bassetto F, Tiengo C (2022) Reverse posterior interosseous flap: different approaches over the years – a systematic review. J Plast Reconstr Aesthet Surg 75(11):4023–4041

Kelada MN, Salem RR, Eltohfa YA, Ghozlan NA, Kholosy HM (2022) Posterior interosseus artery flap for hand reconstruction: anatomical basis and clinical application. BMC Musculoskelet Disord 23(1):662

14.6   Distal gestielte Ulnarislappenplastik

Varianten Fasziokutane Lappenplastik, Faszienlappenplastik, freie Lappenplastik, osteokutane Variante mit Entnahme eines Segments der Ulna, Perforatorvariante *(ulnar palmar artery perforator flap)*.

Indikation Defektdeckung im Bereich der Handfläche (z. B. rezidivierendes Karpaltunnelsyndrom), des Handrückens, der Finger sowie des Handgelenks. Voraussetzung: unauffälliger Allen-Test.

Aufklärung Venöse Stauung, Teillappennekrose, Lappenverlust, Wundheilungsstörung, Infekt, Minderdurchblutung der Hand, Konturdeformitäten, Kälteintoleranz, kosmetische Störungen, Folgeeingriffe. Hebestellenmorbidität: Parästhesie, Hypästhesie, Wunddehiszenz, Funktionseinschränkung, Verschluss der Entnahmestelle ggf. mit Notwendigkeit einer Spalthauttransplantation.

Operationsschritte
Operation in Allgemeinnarkose/Plexusanästhesie. Präoperativer Allen-Test unauffällig. Rückenlagerung mit Auslagerung der zu operierenden Extremität auf einem Armtisch nach Abpolsterung der Druckpunkte. Steriles Abwaschen und Abdecken des OP-Gebiets. Team-Timeout nach WHO-Checkliste. Die zu operierende Seite ist markiert.

Anzeichnen der Lappenumrisse am ulnaren Unterarm sowie Handgelenk. Der Drehpunkt wird etwa 3 cm proximal des Os pisiforme an der Haut angezeichnet. Dies entspricht dem dorsoulnaren Hautast der A. ulnaris. Hautinzision entlang der präoperativen Markierung an der medialen Seite des Handgelenks und des Unterarms über der Sehne des M. flexor carpi ulnaris. Subkutane Präparation epifaszial unter Schonung des N. cutaneus antebrachii medialis. Hiernach Identifizieren der V. basilica sowie weiter radial der V. ulnaris, welche am distalen palmaren Unterarm die Fascia antebrachii durchtritt. Inzision der Fascia antebrachii und Eintreten in das Compartimentum anterius. Identifizieren der Sehne des M. flexor carpi ulnaris sowie nach proximal des Muskelbauchs des M. flexor digitorum superficialis. Fortsetzung der Präparation nach distal. Identifizieren der A. und V. ulnaris sowie des Ramus dorsalis nervi ulnaris, welcher unter der Sehne der Flexor carpi ulnaris nach distal dorsal verläuft. Sorgfältige Abtrennung der fasziokutanen Lappeninsel vom darunterliegenden M. flexor carpi ulnaris mit noch an der Unterseite der Hautinsel anliegenden Fascia antebrachii. Identifizieren des Durchtrittspunkts der Gefäßachse des dorsoulnaren Hautasts der A. ulnaris etwa 3 cm proximal des Os pisiforme. Darauffolgend Abtrennung des Lappens ulnar. Hierbei Identifizieren des M. extensor carpi ulnaris. Vervollständigung der Hebung des Lappens von proximal nach distal unter Mitnahme der Fascia antebrachii.

Hineinmanövrieren des fasziokutanen Lappens in den Defektbereich an der Hohlhandfläche. Der Defekt lässt sich dadurch vollständig und spannungsfrei verschließen. Einnähen des Lappens mit Polypropylen-Einzelknopfnähten der Stärke 4-0. Zuwenden zur Hebestelle. Der Hebedefekt lässt sich nach Mobilisierung der Hautränder nicht spannungsfrei verschließen. Entschluss zur Spalthautentnahme. Diese erfolgt vom ipsilateralen distalen Oberarm. Schichtweiser Wundverschluss der Spalthautentnahmestelle. Meshen 1:1,5. Fixierung des angebrachten, gemeshten Spalthaut mit Klammern. Anlage eines sterilen Verbands ohne Kompression sowie einer Handgelenkschiene zur temporären Ruhigstellung.

Verlegung in den Aufwachraum.

Nachbehandlung
Regelmäßige Lappenkontrollen, Schiene für fünf bis sieben Tage.

Anmerkungen
- Der distal gestielte Ulnarislappen wird hauptsächlich zur Defektdeckung auf der Palmarseite des Handgelenks verwendet, insbesondere dann, wenn gut vaskularisiertes Gewebe notwendig ist, um den N. medianus zu schützen.
- Die geringe Länge des Gefäßstiels, die durch den Ursprung des Hautasts bedingt ist, begrenzt den Lappenrotationsbogen.
- Der distal gestielte Ulnarislappen bietet eine zuverlässige Alternative zum Radialislappen, insbesondere dann, wenn die A. radialis als Gefäßzugang benötigt wird oder nicht zur Verfügung steht. Die Hebung erfordert besondere Sorgfalt zur Schonung des N. ulnaris. Die Hebestellenmorbidität ist im Vergleich zum Radialislappen oft geringer.
- Systematischen Metaanalysen zufolge zeigt der freie Ulnarislappen geringe Komplikationsraten und könnte bevorzugt für Kopf & Hals-Rekonstruktionen eingesetzt werden. Der freie Ulnarislappen stellt eine vielversprechende Alternative zum freien Radialislappen in der rekonstruktiven Chirurgie dar. Im Vergleich bietet der freie Ulnarislappen signifikante Vorteile hinsichtlich der Morbidität an den Entnahmestellen und des funktionellen Ergebnisses.

Literatur
Antony AK, Hootnick JL, Antony AK (2014) Ulnar forearm free flaps in head and neck reconstruction: systematic review of the literature and a case report. Microsurgery 34(1):68–75

Fareed M, Awadeen A, Mohamed Elameen A (2024) Coverage of soft-tissue defects of the palm of the hand: introduction of a new flap design. Hand (N Y), 15589447241277845

Hakim SG, Trenkle T, Sieg P, Jacobsen HC (2014) Ulnar artery-based free forearm flap: review of specific anatomic features in 322 cases and related literature. Head Neck 36(8):1224–9

Hutting KH, van Uchelen JH (2018) Treatment of recurrent and persistent carpal tunnel syndrome: The fasciocutaneous dorsal ulnar artery flap. J Hand Surg Am 43(7):686.e1–686.e5

Masquelet AC, Romana MC, Wolf G (2006) Atlas der Lappenplastiken in der Chirurgie der Extremitäten. Springer, Berlin, 78–82

Xu Q, Chen PL, Liu YH, Wang SM, Xu ZF, Feng CJ (2022) Comparing donor site morbidity between radial and ulnar forearm free flaps: a meta-analysis. Br J Oral Maxillofac Surg 60(5):547–553.

15.1 Thorax

15.1.1 Thoraxwand

15.1.1.1 Latissimus-dorsi-Lappenplastik

Varianten Muskellappenplastik, myokutane Lappenplastik, Insellappenplastik, Lappenhebung samt vaskularisiertem Rippensegment (9. oder 10. Rippe) v. a. bei großen Defekten am Oberarm wertvoll, distal gestielte Variante, Perforatorvarianten, freie Lappenplastik (Abschn. 12.2.3).

Indikation Sehr breites Spektrum. Rekonstruktion Sternum, Brust (ggf. mit Implantateinlage), Schulter, Oberarm inkl. klavikulärer Defekte, Poland-Syndrom.

Aufklärung Notwendigkeit einer Hauttransplantation, Hämatom, Wunddehiszenz, Wundheilungsstörung, Infekt, (Teil)Lappennekrose (v. a. Lappenspitze), Lappenverlust, Sensibilitätsstörung, Serombildung, Folgeeingriffe.

Anzeichnung Präoperative Markierung unter Beachten der mittleren Spinalachse, Einzeichnung des Angulus superior der Skapula sowie der Schnittführung im Sinne einer „Lazy-S-Inzision". Hierbei Beurteilung der Ruhehautspannungslinien des Rückenweichgewebes, um die optimale Ausrichtung der Hautinsel zu bestimmen.

Operationsschritte
Operation in Allgemeinnarkose. Kontrollierte Schräglinksseitenlagerung der Patientin mit untergeschobenem Luftkissen sowie Einlage der Axillarolle. Adäquate Abpolsterung aller gewichtsexponierten Körperstellen. Single-Shot-i.v.-Antibiose. Einlegen des ipsilateralen Arms in den gut gepolsterten Mayo-Ständer. Steriles Abwaschen und Abdecken des OP-Gebiets. Team-Timeout nach WHO-Checkliste.

Zunächst Zuwenden zum Sternum. Teilsternektomie, bis gut durchblutete Verhältnisse vorherrschen. Inspektion des Befunds. Es zeigt sich ein ca. 12×15 cm großer Defekt mit freiliegendem Knochen. Entschluss zur Defektdeckung mittels Latissimus-dorsi-Lappenplastik.

Zuwenden zur Entnahmestelle und Vorbereitung der Lappenhebung. Anschließend „Lazy-S-förmige" Hautinzision der lateralen Begrenzung der Hautinsel und weitere subkutane Präparation mit der monopolaren Diathermie entsprechend der präoperativen Markierungen. Prämuskuläre Präparation bis zum Vorderrand des M. latissimus dorsi. Inzision der dorsalen Grenze der Hautspindel und Präparation prämuskulär bis zu den Processi spinosi sowie bis zum hinteren Beckenkamm. Es folgt nun die submuskuläre Präparation von kaudal nach kranial des Musculus latissimus dorsi. Der untere Rand des M. latissimus dorsi wird dann mittels Elektrokoagulation durchtrennt. Die paravertebralen und Trapeziusmuskeln bleiben intakt. Der laterale Rand des Latissimusmuskels wird freigelegt und der Muskel in axilläre Richtung angehoben. Die thorakolumbalen Perforatoren werden identifiziert und geklammert. Fortsetzung der Präparation über den skapularen Apex, wobei die M. teres major und rhomboideus intakt bleiben. Ca. 12 cm unterhalb der Axilla Darstellung des neurovaskulären Stiels (A. und V. thoracodorsalis) in den Muskel hineingehend. Präparation des Stiels bis zu den Abgängen aus der Arteria und Vena subscapularis. Der Ast der A. thoracodorsalis zum Serratus anterior wird geclippt und danach durchtrennt. Vervollständigung der Anhebung des Lappens.

Nun Vorbereitung des subkutanen Tunnels vom rechtslateralen Rücken in Richtung der rechten Brust. Nun subkutanes Tunneln des Lappens und Einbringen prästernal. Inspektion des Lappens sowie des Stiels zum Ausschluss einer Verdrehung, Knickbildung im Stielbereich sowie

Überprüfung auf venöse Stauung. Der Lappen lässt sich spannungslos in den Defekt einpositionieren.

Zuwenden zur Entnahmestelle. Einbringen und Fixieren dreier Redondrainagen: zwei im Rücken und eine prästernal. Schichtweiser Wundverschluss der Rückeninzision mit Polyglactin Einzelknopfnähten der Stärke 2-0 und 3-0 nach vorheriger großflächiger Dehnungsplastik. Hautverschluss mit Klammernähten.

Nun Umlagerung der Patientin auf Rückenlagerung. Provisorische Positionierung des Latissimuslappens mit Klammernähten. Der Defekt lässt sich vollständig und spannungsfrei verschließen. Fixierung mit Polyglactin-Einzelknopfnähten der Stärke 3-0 am Defektrand. Schichtweiser Wundverschluss mit Poliglecapron-25 der Stärke 3-0 und 4-0. Hautverschluss mit Klammernähten. Anlage eines sterilen Verbands sowie Steri-Strips. Elastokompressiver Verband im Bereich der Entnahmestelle.

Verlegung in den Aufwachraum.

Nachbehandlung
Lappenkontrollen.

Anmerkungen
- Der LD-Lappen wird für Sternumdefekte >10 cm oder >5 cm bei vorliegender Adipositas empfohlen.

- Steppnähte *(quilting sutures)* an der Entnahmestelle erbringen keinen wesentlichen Vorteil in Bezug auf die Serombildungsrate.
- Staphylococcus aureus und Staphylococcus epidermidis stellen die am häufigsten identifizierten Keime bei Sternumosteomyelitis dar.

Literatur

Moelleken BR, Mathes SA, Chang N (1989) Latissimus dorsi muscle-musculocutaneous flap in chest-wall reconstruction. Surg Clin North Am 69(5):977–90

Naalla R, Bhattacharyya S, Saha S, Chauhan S, Singhal M (2020) Versatility of the pedicled latissimus dorsi myocutaneous flap in reconstruction of upper limb and trunk soft tissue defects. J Hand Microsurg 12(3):168–176

Papadakis M, Rahmanian-Schwarz A (2022) Pedicle flap reconstruction for treatment of infected median sternotomy wounds after cardiac surgery in overweight and obese patients: proposal of a management algorithm based on a case series analysis. BMC Surg 22(1):7

Spindler N, Kade S, Spiegl U, Misfeld M, Josten C, Mohr FW, Borger M, Langer S (2019) Deep sternal wound infection – latissimus dorsi flap is a reliable option for reconstruction of the thoracic wall. BMC Surg 19(1):173

15.1.1.2 Pectoralis-major-Lappenplastik

Varianten Muskellappenplastik (uni-/bilateral), Hemipektoralislappenplastik (Muskelsplitting mit Rotation/Vorschub des klavikulären Teils), myokutane Lappenplastik, Insellappenplastik, gestielt an der A. thoracoacromialis oder dem Ramus deltoideus der A. thoracoacromialis, gestielt an Perforatoren der A. thoracica interna im Sinne eines „Turn-over-Flaps".

Indikation Sehr breites Spektrum. Rekonstruktion Sternum, oberer Thoraxbereich, Pharynx, Ösophagus, Mundboden, Zunge, Gesicht und Hals, Deckung von Bronchusstümpfen.

Aufklärung Notwendigkeit einer Hauttransplantation, Hämatom, Wunddehiszenz, Wundheilungsstörung, Infekt, (Teil) Lappennekrose, Lappenverlust, Sensibilitätsstörung, Serombildung, Folgeeingriffe, Mamillenverziehung.

Anzeichnung Anzeichnung einer Gerade zwischen Acromion und Processus xiphoideus auf der Brust. Hiernach Anzeichnung einer Senkrechten von der Mitte des Schlüsselbeins lotrecht zur Ariyan-Linie. Mit einem Maßband wurde der Abstand vom unteren Rand der mittleren Klavikula zum Operationsdefekt bestimmt und entlang der Gefäßstiellinie von der Klavikula nach unten eingezeichnet. Die Abmessungen des Operationsdefekts wurden mit 8×12 cm gemessen und als Vorlage auf die Brustwand entlang der Axillarlinie distal zur zuvor markierten Stielentfernung gezeichnet.

Operationsschritte (Rekonstruktion Hals)

Operation in Allgemeinnarkose. Rückenlagerung mit Abpolsterung der Druckpunkte. Steriles Abwaschen und Abdecken des OP-Gebiets. Team-Timeout nach WHO-Checkliste.

Hautinzision entlang des lateralen Aspekts des markierten Hautlappenumrisses. Subkutane Präparation bis zur Pektoralismuskelfaszie. Die Muskelfaszie wird mit der Metzenbaum-Präparierschere entlang der Muskelfaserrichtung bis zur subpektoralen Faszie gespalten. Die subpektorale Faszie wird mit der Metzenbaum-Schere auf einer Länge von 6 cm geschnitten und der subpektorale Raum wird dann vorsichtig mit stumpfer digitaler Dissektion präpariert. Nun Abheben der Pektoralismuskelfaszie von der Brustwand. Untersuchung des subpektoralen Gebiets. Hierbei Identifizieren des R. pectoralis der A. thoracoacromialis, welche als Lappengefäßachse dient. Der Verlauf dieser entspricht der auf der Haut gezeichneten Ariyan-Linie.

Nachdem dieser Gefäßstiel bestätigt wird, wird der Rest der Hautinsel mit einem Skalpell Nr. 10 sowie mit der monopolaren Diathermie unter blutstillenden Maßnahmen zirkumferenziell bis zur Muskelfaszie umschnitten. Zirkumferenzielle Steppnähte mittels Polyglactinfaden der Stärke 4-0 zwischen Hautlappendermis sowie darunterliegender Muskelfaszie.

Abtrennen des Musculus pectoralis major entlang der medialen und lateralen Ränder des Hautlappens mit dem Monopolar, um den muskulokutanen Lappen freizulegen. Größere intramuskuläre Blutungen werden abgeklemmt und mit Polyglactinligaturen der Stärke 4-0 ligiert. Interkostale perforierende Gefäße werden abgeklemmt und mit Polyglactinligaturen der Stärke 3-0 unterbunden.

Darauffolgend Komplettierung der S-förmigen Hautinzision entlang der senkrecht eingezeichneten Hilfslinie (diese verläuft lotrecht zur Klavikula) unter Beachten der anatomischen Landmarken auf der Brustwand. Subkutane Präparation sowie Mobilisieren der Wundränder oberhalb der Lappengefäßachse. Isolieren des Gefäßstiels unter direkter Sichtkontrolle. Präparieren eines Muskelpedikels auf eine Breite von ca. 6 cm. Fortführen der Präparation bis zum Schlüsselbein. Weiteres Skelettieren der Gefäßachse des Lappens unter Belassen einer muskulären Polsterung.

Hiernach subkutanes Tunnelieren nach supraklavikulär unterhalb der Platysmamuskulatur. Der gesamte Lappen wird dann über das Schlüsselbein transferiert, sodass nur der Gefäßstiel und seine begleitende subpektorale Faszie über dem Schlüsselbein liegen. Der Lappen wird dann durch den subkutanen Tunnel zum Halsdefekt hineinmanövriert. Um Spannung auf dem Hautlappen zu vermeiden, wird die Pektoralismuskelfaszie entlang der tiefen Faszie der Operationswunde mit unterbrochenen Nähten aus Polyglactin der Stärke 3-0 zirkumferenziell verankert. Das Einbringen der Lappenplastik in die Defektzone gelingt spannungsfrei. Vernähen der Hautinsel mittels Polypropylenfäden der Stärke 4-0.

Einlage und Fixierung einer 12er-Redondrainage im Bereich des. Subkutane Präparation der Brustwandhaut. Hiermit Ermöglichen eines spannungsfreien Wundverschlusses. Schichtweiser Wundverschluss des thorakalen Entnahmedefekts mittels Polyglactinfäden der Stärke 2-0 sowie 3-0 in Einzelknopfnahttechnik. Hautverschluss mit Klammernaht. Anlage steriler Verband, elastokompressiver Sekundärverband an der Entnahmestelle.

Verlegung in den Aufwachraum.

Anmerkungen

- Die Blutversorgung des M. pectoralis major erfolgt aus der A. thoracoacromialis und der A. thoracica lateralis, die Innervation durch den N. thoracicus medialis und lateralis. Hinzu kommen die oben erwähnten Perforatoren aus der A. thoracica interna, die muskuläre Äste abgeben.
- Die Hauptblutversorgung erfolgt über die A. thoracoacromialis und deren R. pectoralis. Der Gefäßstiel verläuft meist entlang der Ariyan-Linie, die Akromion und Processus xiphoideus verbindet.
- Bei weiblichen Patienten empfiehlt sich bei der myokutanen Präparation eine Schnittführung im Bereich der vorderen Axillarlinie bis in die submammäre Falte sowie die Anlage der Hautinsel mediokaudal der Brustumschlagsfalte. Auf diese Art und Weise kann das Verziehen der Mamille vermieden werden.
- Sternumdefekte mit einer Breite <5 cm können in der Regel mittels eines unilateralen Pektoralislappens versorgt werden. Bei Breiten zwischen 5 und 10 cm wird meist eine bilaterale Lappenplastik bevorzugt – bei adipösen Patienten wird jedoch der Latissimus-dorsi-Lappen empfohlen.

Literatur

Ariyan S (1979) The pectoralis major myocutaneous flap. A versatile flap for reconstruction in the head and neck. Plast Reconstr Surg 63:73

Liu M, Liu W, Yang X, Guo H, Peng H (2017) Pectoralis major myocutaneous flap for head and neck defects in the era of free flaps: harvesting technique and indications. Curr Oncol 24(2):e123–32

McCranie AS, Christodoulou N, Wolfe B, Malgor RD, Mathes DW, Winocour J, Yu JW, Kalia N, Kaoutzanis C (2024) The use of flaps for management of deep sternal wound complications: A systematic review and meta-analysis. J Plast Reconstr Aesthet Surg 91:302–311

Opoku-Agyeman J, Matera D, Simone J (2019) Surgical configurations of the pectoralis major flap for reconstruction of sternoclavicular defects: a systematic review and new classification of described techniques. BMC Surg 19(1):136

Papadakis M, Rahmanian-Schwarz A (2022) Pedicle flap reconstruction for treatment of infected median sternotomy wounds after cardiac surgery in overweight and obese patients: proposal of a management algorithm based on a case series analysis. BMC Surg 22(1):7

15.2 Rücken

15.2.1 Oberer Rücken – Schulterbereich

15.2.1.1 Skapularlappenplastik

Varianten Freie Lappenplastik, gestielte Insellappenplastik, chimäre Lappenplastik. Folgende Kombinationsmöglichkeiten auf der Gefäßachse der A. subscapularis: Skapulaknochen, M. latissimus dorsi, M. serratus anterior, M. serratus anterior mit Rippe.

Indikation Wiederherstellung axillärer Hautweichteildefekte bzw. Behandlung axillärer Kontrakturen, Rekonstruktion von großen komplexen Defekten im Kopf-Hals-Bereich, welche Haut, Muskel und dünnen Knochen erfordern, Notwendigkeit eines ossären oder osteokutanen freien Lappens bei Patienten mit Kontraindikationen für andere osteokutane Lappen wie beispielsweise schwere periphere arterielle Verschlusskrankheit, die die Verwendung eines freien Fibulalappens ausschließt.

Aufklärung Lappenverlust, Nekrose, Perfusionsstörung, Minderdurchblutung, rekonstruktives Versagen. *Hebestellenmorbidität:* Wundheilungsstörung, Wunddehiszenz, Narbenwucherung, breite Narbenbildung, Konturdeformitäten, Parästhesie, Hypästhesie, Schmerzen im Ellenbogen, Serombildung, kosmetische Störungen, Kraftminderung im Schulterbereich, Bedarf an Physiotherapie, lagerungsbedingte Plexus-brachialis-Schäden, funktionelle Ausfälle im Schulterbereich (selten).

Anzeichnung Präoperativ erfolgt die vorbereitende farbkodierte Dopplersonografie zur Darstellung der Gefäßanatomie und Bestimmung der Gefäßachse. Hierbei Anzeichnen des Ramus transversus (A. parascapularis) der A. circumflexa scapulae sowie des horizontalen Asts (A. scapularis). Hiernach Anzeichnen der geplanten Schnittführung der Lappenplastik sowie des elliptischen Lappenumrisses. Zentrieren der lateralen Spitze (Apex) dessen über dem triangulären Raum, welcher vom

M. teres minor, teres major sowie Caput longum musculi tricipitis brachii abgegrenzt wird. Die Anzeichnung erfolgt über der Astbifurkation der A. circumflexa scapulae. Die Längsachse des Skapularlappens verläuft parallel zur Spina scapulae.

Operationsschritte

Operation in Allgemeinnarkose. Kontrollierte Linksseitenlagerung/Bauchlagerung/Schräglagerung mit Schulterabduktion des Arms. Adäquate Abpolsterung aller druckbelasteten Körperareale. Steriles Abwaschen und Abdecken des OP-Gebiets. Anlage einer sterilen Stockinette zur Abdeckung der rechten Hand, welche auf einem gepolsterten OP-höhenverstellbaren Instrumentiertisch (Mayo-Tisch) temporär gelagert wird. Team-Timeout nach WHO-Checkliste. Zuwenden zum axillären Hautweichteildefekt. Es zeigen sich saubere Wundverhältnisse ohne makroskopischen Anhalt für einen Infekt. Entschluss zur Defektdeckung mittels Skapularlappenplastik.

Hautinzision zunächst medial entlang der präoperativen Anzeichnung mit dem Skalpell. Subkutane Präparation bis zur oberflächlichen dorsalen thorakalen Faszie in einer Richtung von medial nach lateral teils stumpf mit der Präparierschere. Hierbei Identifizieren der anatomischen Leitstrukturen, nämlich des M. trapezius und M. infraspinatus sowie der aufliegenden Faszie. Hierbei erfolgt die Präparation strengst oberflächlich epifaszial. Erkennen der tiefen Muskelfaszie. Diese wird intakt belassen.

Fortführen der Lappenhebung von medial nach lateral bis zum Oberrand des M. teres major. Kranial dessen Identifizieren des triangulären Bereichs zwischen M. teres minor, major und dem langen Kopf des M. trizeps brachii. Hierbei Darstellen des Hauptgefäßstiels der A. circumflexa scapula sowie deren Aufzweigung in zwei Endäste. Sorgfältigste stumpfe Präparation des kutanen horizontalen Gefäßasts bis zum Abgang von der A. circumflexa scapulae und Identifizieren zweier begleitender Venae. Nun Adjustieren der Armposition zur besseren Exposition der Gefäßstrukturen. Retraktion der M. teres minor und major und Identifizieren des thorakodorsalen neurovaskulären Stiels zum M. latissimus dorsi sowie des R. parascapularis der A. circumflex scapulae. Letzterer wird samt kleineren Seitenästen ligiert. Vervollständigen der lateralen kranialen Hautinzision im superioren Lappenbereich und Darstellen des Hauptgefäßstiels von kranial nach kaudal in der epifaszialen Ebene. Hierbei Retraktion des M. deltoideus. Der Hauptgefäßstiel wird mit dem intakten Septum intermusculare mobilisiert zur Besserung des Rotationsbogens des gehobenen Lappens. Muskelinzision im kranialen Bereich des M. teres major und Vervollständigung der Präparation des Lappenstiels bis zum Abgang der Skapulargefäße von der Axillararterie bzw. Venae. Ausgiebige Spülung des OP-Situs.

Intraoperative Kontrolle des Perfusionszustands mittels Dopplersonografie. Hierbei ergibt sich ein starkes Dopplersignal. Der Lappen zeigt sich makroskopisch gut durchblutet. Einwickelung des Lappens in warme Bauchtücher. Kontrolle auf Hämostase, welche elektrokoagulatorisch gewährleistet wird. Nun Vorbereitung der Empfängerstelle an der ipsilateralen Axilla. Erneutes Wunddébridement sowie Wundrandanfrischung. Hiernach Tunnelieren und hierdurch Verbinden des Empfängerareals mit dem Spenderareal. Subkutanes Hervorluxieren des gehobenen Skapularlappens, sodass keine Torquierung oder Knickbildung im Bereich des Hauptgefäßstiels entsteht. Einschwenken des Lappens in den Defekt, welcher sich vollständig und spannungsfrei verschließen lässt. Erneute dopplersonografische Kontrolle. Hierbei ergibt sich ein kräftiges Dopplersignal.

Zuwenden zum Hebedefekt. Einlegen zweier 12-Ch-Redondrainagen, welche intraläsional ausgeleitet sowie angenäht werden. Weites Unterminieren der Hautwundränder des Hebedefekts zur besseren Mobilisierung und zum Erreichen eines spannungsfreien primären Defektverschlusses im Bereich der Entnahmestelle. Schichtweiser Wundverschluss des Hebedefekts mit Polyglactin der Stärke 3-0 sowie Polypropylenfaden der Stärke 3-0 in Einzelknopfnahttechnik. Anschließend Wundverschluss der Lappenplastik mit Polypropylenfaden der Stärke 3-0 in Einzelknopfnahttechnik. Fotodokumentation. Überprüfung der Lappenperfusion, welche gegeben ist. Anlage eines sterilen Verbands, elastokompressive Wickelung der Entnahmestelle sowie Ruhigstellung des Schultergelenks mittels Gilchrist-Verband. Hierbei lassen sich Anspannung, lokaler Druck sowie Scherkräfte zwischen Lappenplastik, Wundrändern und Wundgrund gut vermeiden.

Aufhebung der Lagerung. Verlegung in den Aufwachraum.

Nachbehandlung Dopplersonografische Gefäßstielkontrolle nach hausinternem Standard, Ruhigstellung im Gilchrist-Verband für fünf bis sieben Tage, ggf. bis zur gesicherten Konsolidierung.

Anmerkungen

- Der Skapularlappen weist in multiplen Studien eine niedrige Versagensrate bei der Rekonstruktion komplexer Defekte auf. Er ermöglicht die Integration verschiedener Gewebetypen und lässt sich in Größe und Form sowohl für vaskularisierten Knochen als auch für Hautareale individuell anpassen. Dies unterstreicht seinen Wert als chimärer Lappen im mikrochirurgischen Repertoire.

- Versatile Lappenplastik mit zuverlässiger Anatomie und Gefäßversorgung sowie widerstandsfähiger Haut, ohne funktionelle Einschränkungen hinsichtlich der Schulter-Arm-Mobilität und -Kraft.
- Die A. circumflexa scapulae, welche einen Ast der A. subscapularis ausmacht, zieht durch die dreieckig geformte mediale Achsellücke (*triangular space;* trianguärer Raum; Dreiecksraum) und teilt sich im Verlauf ihres absteigenden Asts in einen skapularen und paraskapularen Endast auf. Der paraskapulare Ast verläuft parallel des Margo lateralis der Skapula und stellt das axial versorgende arterielle Gefäß der Paraskapularlappenplastik dar. Üblicherweise finden sich im Verlauf des arteriellen Gefäßnetzes zwei Begleitvenen mit einer prominenteren Vene größeren Kalibers. Je nach Absetzungsstelle im arteriellen Gefäßbaum resultiert ein Gefäßstiel der Lappenplastik von bis zu 14 cm Länge bei einem Gefäßdurchmesser von 1,5–4,5 mm.
- Ein besonderes Merkmal des Skapularlappens ist die Möglichkeit, die fasziale Komponente, die dorsale thorakale Faszie, als freien Faszienlappen zu erheben. Der Hebedefekt kann in der Regel primär verschlossen werden, solange die Breite 10 cm nicht überschreitet.

Literatur

Amendola F, Cottone G, Alessandri-Bonetti M, Borelli F, Catapano S, Carbonaro R, et al (2022) Reconstruction of the axillary region after excision of hidradenitis suppurativa: a systematic review. Indian J Plast Surg 56(1):6–12

Barwick WJ, Goodkind DJ, Serafin D (1982) The free scapular flap. Plast Reconstr Surg 69(5):779–87

Coleman JJ, Sultan MR (1991) The bipedicled osteocutaneous scapula flap: a new subscapular system free flap. Plast Reconstr Surg 87(4):682–92

Dhoot A, Mackenzie A, Rehman U, Adebayo O, Neves S, Sarwar MS, et al (2024) Use of scapular tip flaps in the reconstruction of head and neck defects: a systematic review and meta-analysis 62(3):233–246

Escobar-Domingo MJ, Bustos VP, Akintayo R, Mahmoud AA, Fanning JE, Foppiani JA, et al (2024) The versatility of the scapular free flap: A workhorse flap? A systematic review and meta-analysis. Microsurgery 44(5):e31203

Ganhos FN, Tross RB, Salomon JC (1985) Scapular free flap dissection made easier. Plast Reconstr Surg 75(1):115–7

Kim PS, Gottlieb JR, Harris GD, Nagle DJ, Lewis VL. (1987) The dorsal thoracic fascia: anatomic significance with clinical applications in reconstructive microsurgery. Plast Reconstr Surg 79(1):72–80

Mayou BJ, Whitby D, Jones BM (1982) The scapular flap – an anatomical and clinical study. Br J Plast Surg 35(1):8–13

15.2.1.2 Paraskapularlappenplastik

Varianten Freie Lappenplastik, gestielte Insellappenplastik, chimäre Lappenplastik. Folgende Kombinationsmöglichkeiten auf der Gefäßachse der A. subscapularis: Skapulaknochen, M. latissimus dorsi, M. serratus anterior, M. serratus anterior mit Rippe.

Indikation 1) *Gestielte Lappenplastik:* Wiederherstellung axillärer Hautweichteildefekte nach Trauma, Tumorentfernung oder Sanierung bei Hidradenitis suppurativa, Behandlung axillärer Kontrakturen, Rekonstruktion von großen komplexen Defekten im Kopf-Hals-Bereich, welche Haut, Muskel und dünnen Knochen erfordern. 2) *Freie Lappenplastik:* Rekonstruktion von Defekten, welche einer widerstandsfähigen Hautdeckung bedürfen, z. B. die gewichtstragenden Bereiche des Fußes, Notwendigkeit eines ossären oder osteokutanen freien Lappens bei Patienten mit Kontraindikationen für andere osteokutane Lappen wie beispielsweise schwere periphere arterielle Verschlusskrankheit, die die Verwendung eines freien Fibulalappens ausschließt.

Aufklärung Lappenverlust, Nekrose, Perfusionsstörung, Minderdurchblutung, rekonstruktives Versagen. *Hebestellenmorbidität:* Wundheilungsstörung; Wunddehiszenz, Narbenwucherung, Ungünstige Narbenbildung, Konturdeformitäten, Parästhesie, Hypästhesie, Schmerzen im Ellenbogen, Serombildung, kosmetische Störungen, Kraftminderung im Schulterbereich, Bedarf an Physiotherapie, lagerungsbedingte Plexus-brachialis-Schäden, funktionelle Ausfälle im Schulterbereich.

Anzeichnung Präoperativ erfolgt die vorbereitende farbkodierte Dopplersonografie zur Darstellung der Gefäßanatomie und Bestimmung der Gefäßachse. Hierbei Anzeichnen des Ramus descendens (A. parascapularis) der A. circumflexa scapulae sowie des horizontalen Asts (A. scapularis). Hiernach Anzeichnen der geplanten Schnittführung der Lappenplastik am Skapularand sowie des elliptischen Lappenumrisses. Die Längsachse des Paraskapularlappens verläuft parallel zum Margo lateralis. Bei der Planung der Lappenplastik erfolgt die Zentrierung des kranialen Pols der Lappenhautinsel über dem triangulären Bereich zwischen dem M. teres minor und teres major direkt über der Astbifurkation der A. circumflexa scapulae.

Operationsschritte
Operation in Allgemeinnarkose. Kontrollierte Linksseitenlagerung/Bauchlagerung/Schräglagerung mit Schulterabduktion des Arms. Adäquate Abpolsterung aller druckbelasteten Körperareale. Steriles Abwaschen und Abdecken des OP-Gebiets. Anlage einer sterilen Stockinette zur Abdeckung der rechten Hand, welche auf einem gepolsterten OP-höhenverstellbaren Instrumentiertisch (Mayo-Tisch) temporär gelagert wird. Team-Timeout nach WHO-Checkliste. Zuwenden zum axillären Hautweichteildefekt. Es zeigen sich saubere Wundverhältnisse ohne makroskopischen Anhalt für einen Infekt. Entschluss zur Defektdeckung mittels Paraskapularlappenplastik.

Hautinzision zunächst mediokaudal entlang der präoperativen Anzeichnung mit dem Skalpell. Präparation in die Tiefe und Identifizieren des M. latissimus dorsi und Beiseitehalten dessen nach inferior. Subkutane Präparation bis zur oberflächlichen dorsalen thorakalen Faszie in einer Richtung von kaudal nach kranial stumpf mit der Präparierschere. Hierbei erfolgt die Präparation strengst oberflächlich epifaszial. Erkennen der tiefen Muskelfaszie. Diese wird intakt belassen. Fortführen der epifaszialen Lappenhebung von kaudal nach kranial bis zum Oberrand des M. teres major. Kranial dessen Identifizieren des triangulären Bereichs zwischen M. teres minor und major. Hierbei Darstellen des Hauptgefäßstiels der A. circumflexa scapula sowie deren Aufzweigung in zwei Endäste. Kranial Identifizieren des Unterrands des M. infraspinatus und der aufliegenden Infraspinalfaszie. Stumpfe Präparation der A. parascapularis und der begleitenden Venae. Nun adjustieren der Armposition zur besseren Exposition der Gefäßstrukturen. Retraktion der M. teres minor und major und Identifizieren des thorakodorsalen neurovaskulären Stiels zum M. latissimus dorsi sowie des R. transversalis der A. circumflex scapulae. Letzterer wird samt kleineren Seitenästen ligiert. Vervollständigen der kranialen Hautinzision im superioren Lappenbereich und Darstellen des Hauptgefäßstiels von kranial nach kaudal in der epifaszialen Ebene. Hierbei Retraktion des M. deltoideus. Der Hauptgefäßstiel wird mit dem intakten Septum intermusculare mobilisiert zur Besserung des Rotationsbogens des gehobenen Paraskapularlappens. Muskelinzision im kranialen Bereich des M. teres major und Vervollständigung der Präparation des Lappenstiels bis zum Abgang der Skapulargefäße von der Axillararterie bzw. Venae. Ausgiebige Spülung des OP-Situs.

Intraoperative Kontrolle des Perfusionszustands mittels Dopplersonografie. Hierbei ergibt sich ein starkes Dopplersignal. Der Lappen zeigt sich makroskopisch gut durchblutet. Einwickelung des Lappens in warme Bauchtücher. Kontrolle auf Hämostase, welche elektrokoagulatorisch gewährleistet wird. Nun Vorbereitung der Empfängerstelle an der ipsilateralen Axilla. Erneutes Wunddébridement sowie Wundrandanfrischung. Hiernach Tunnelieren und hierdurch Verbinden des Empfängerareals mit dem Spendeareal. Subkutanes Hervorluxieren des gehobenen Paraskapularlappens, sodass keine Torquierung oder Knickbildung im Bereich des Hauptgefäßstiels entsteht. Einschwenken des Lappens in den Defekt, welcher sich vollständig und spannungsfrei verschließen lässt. Erneute dopplersonografische Kontrolle. Hierbei ergibt sich ein kräftiges Dopplersignal.

Zuwenden zum Hebedefekt. Einlegen zweier 12-Ch-Redondrainagen, welche intraläsional ausgeleitet sowie angenäht werden. Weites Unterminieren der Hautwundränder des Hebedefekts zur besseren Mobilisierung und zum Erreichen eines spannungsfreien primären Defektverschlusses im Bereich der Entnahmestelle. Schichtweiser Wundverschluss des Hebedefekts mit Polyglactin der Stärke 3-0 sowie Polypropylenfaden der Stärke 3-0 in Einzelknopfnahttechnik. Anschließend Wundverschluss der Lappenplastik mit Polypropylenfaden der Stärke 3-0 in Einzelknopfnahttechnik. Fotodokumentation. Überprüfung der Lappenperfusion, welche gegeben ist. Anlage eines sterilen Verbands, elastokompressive Wickelung der Entnahmestelle sowie Ruhigstellung des Schultergelenks mittels Gilchrist-Verband. Hierbei lassen sich Anspannung, lokaler Druck sowie Scherkräfte zwischen Lappenplastik, Wundrändern und Wundgrund gut vermeiden.

Aufhebung der Lagerung. Verlegung in den Aufwachraum.

Nachbehandlung Dopplersonografische Gefäßstielkontrolle nach hausinternem Standard, Ruhigstellung im Gilchrist-Verband für fünf bis sieben Tage; bis zur gesicherten Konsolidierung.

Anmerkungen
- Die Paraskapularlappenplastik wurde erstmalig 1982 von Nassif et al. als eine damals neue mikrochirurgische Lappenplastik beschrieben. Hiernach gilt die Paraskapularlappenplastik als etabliertes Verfahren für die Defektdeckung nach Traumata der oberen und unteren Extremität. Sie dient aufgrund der verlässlichen anatomischen Verhältnisse bezüglich der Gefäßachse der A. subscapularis als *workhorse-flap*.

- Versatile Lappenplastik mit zuverlässiger Anatomie und Gefäßversorgung sowie widerstandsfähiger Haut. Darüber hinaus kommt es durch die Transplantation einer Paraskapularlappenplastik in der überwiegenden Mehrzahl der Fälle zu keinen funktionellen Einschränkungen hinsichtlich der Schulter-Arm-Mobilität und -Kraft.
- Die A. circumflexa scapulae, welche einen Ast der A. subscapularis ausmacht, zieht durch die dreieckig geformte mediale Achsellücke (*triangular space*; trianguläre Raum; Dreiecksraum) und teilt sich im Verlauf ihres absteigenden Asts in einen skapularen und paraskapularen Endast auf. Der paraskapulare Ast verläuft parallel des Margo lateralis der Skapula und stellt das axial versorgende arterielle Gefäß der Paraskapularlappenplastik dar. Üblicherweise finden sich im Verlauf des arteriellen Gefäßnetzes zwei Begleitvenen mit einer prominenteren Vene größeren Kalibers. Je nach Absetzungsstelle im arteriellen Gefäßbaum resultiert ein Gefäßstiel der Lappenplastik von bis zu 14 cm Länge bei einem Gefäßdurchmesser von 1,5–4,5 mm.
- Der Paraskapularlappen stellt die sicherste und effektivste Option für die Rekonstruktion der Axilla, insbesondere im Vergleich zum Perforatorlappen der A. thoracodorsalis und dem posterioren Oberarmlappen.

Literatur

Amendola F, Cottone G, Alessandri-Bonetti M, Borelli F, Catapano S, Carbonaro R, Riccardi F, Vaienti L (2022) (Aranibar) Reconstruction of the axillary region after excision of hidradenitis suppurativa: a systematic review. Indian J Plast Surg 56(1):6–12

Khayat S, Bonsfills N, Antúnez-Conde R, Álvarez-Mokthari S, H, Tousidonis M, Fernández-Fernández M, Díez-Montiel A (2024) Parascapular flap for severe hidradenitis suppurativa. Case Rep Dermatol 16(1):8–16

Kim PS, Gottlieb JR, Harris GD, Nagle DJ, Lewis VL (1987) The dorsal thoracic fascia: anatomic significance with clinical applications in reconstructive microsurgery. Plast Reconstr Surg 79(1):72–80

Mutaf M, Sensoz O (1994) Use of a pedicled parascapular flap combined with latissimus dorsi muscle for coverage of the forearm and reconstruction of elbow flexion. Plast Reconstr Surg 93(4):868–71

Nassif TM, Vidal L, Bovet JL, Baudet J (1982) The parascapular flap: a new cutaneous microsurgical free flap. Plast Reconstr Surg 69(4):591–600

15.2.1.3 Supraklavikularlappenplastik

Varianten axial versorgte Lappenplastik nach Lamberty (obsolet), supraklavikulare Insellappenplastik nach Pallua, Variante mit Präexpansion, ggf. Autonomisierung, anteriore Supraklavikular-Arterien-Perforator-Lappenplastik.

Indikation Rekonstruktion Kopf-/Halsdefekte: mentosternale Verbrennungskontraktur, Oropharynxdefekte, postablative Parotidektomie, Osteoradionekrose der Mandibula.

Aufklärung (Teil)Lappenverlust, Lappenspitzennekrose, Wunddehiszenz, Serombildung, Infekt, Folgeeingriffe, Verschluss der Entnahmestelle ggf. mit Notwendigkeit einer Spalthauttransplantation (bei Lappenbreite >12 cm).

Operationsschritte

Operation in Allgemeinnarkose. Linksseitenlagerung mit 45°-Oberkörperhochlagerung nach Abpolsterung der Druckpunkte. Steriles Abwaschen und Abdecken des OP-Gebiets. Team-Timeout nach WHO-Checkliste. Die zu operierende Seite ist markiert. Zuwenden zur Wange. Es zeigt sich eine Verbrennungskontraktur. Kontrakturlösung mit Entfernung des narbigen Gewebes. Es zeigt sich ein ca. 12×25 großer Defekt. Entschluss zur Defektdeckung mittels Supraklavikularlappen.

Lokalisierung des Stiels mittels Dopplergerät. Markierung des Lappens auf der Schulter des Patienten, wobei er sich anterior zur Klavikula, posterior zum M. trapezius und lateral zum M. deltoideus erstreckt. Zunächst distale Hautinzision entlang der Markierung. Durchtrennung des Subkutangewebes und Präparation in die Tiefe. Darstellen des M. deltoideus. Subfasziale Präparation von lateral nach medial, ohne kaudal über den Muskel hinauszugehen. Im medialen Drittel des Lappens ist der Stiel durch Transillumination gut sichtbar. Zahlreiche Perforatoren des M. deltoideus werden dabei dargestellt und anschließend durchtrennt. Erweiterung der Präparation bis zur medialen Markierungsgrenze. Hier Inzision der Haut unter sicherer Schonung des Stiels im Sinne einer Insellappenplastik. Bildung eines Tunnels und Fortführung der Präparation auf der subkutanen Ebene kranial des Stiels und subfaszial kaudal des Stiels, bis zum Drehpunkt am Ursprung der supraklavikulären Arterie. Tunnelung und Transposition des Lappens in den Defekt, welcher sich vollständig und spannungsfrei verschließen lässt. Provisorische Lappenfixierung. Erneute dopplersonografische Kontrolle. Hierbei ergibt sich ein kräftiges Dopplersignal. Zuwenden zum Hebedefekt. Weitreichende Mobilisierung der Wundränder zur

Überbrückung des nicht durch lediglich primäre, einfache Naht zu verschließenden Hebedefekts. Schichtweiser Wundverschluss mit Polyglactin der Stärke 3-0 sowie Polypropylenfaden der Stärke 3-0 in Einzelknopfnahttechnik. Überprüfung der Lappenperfusion, welche gegeben ist. Anschließend Lappenfixierung mit Polypropylenfaden der Stärke 3-0 und 4-0 in Einzelknopfnahttechnik. Steriler Verband.

Aufhebung der Lagerung. Verlegung in den Aufwachraum.

Nachbehandlung Regelmäßige Lappenkontrollen.

Anmerkungen

- *Relevante Anatomie:*
  - Der Lappen basiert auf der A. supraclavicularis, die aus der A. transversa colli entspringt (etwa 3–4 cm von deren Ursprungstelle am Truncus thyrocervicalis entfernt). Bei einer Minderheit der Patienten entspringt die A. transversa colli direkt aus der A. subclavia und die A. supraclavicularis aus der A. suprascapularis.
  - Die Arterie tritt ca. 3 cm kranial der Klavikula aus, in einer Entfernung von 8,2 cm vom Sternoklavikulargelenk und ca. 2,1 cm dorsal des Musculus sternocleidomastoideus. Der durchschnittliche Durchmesser der Arterie beträgt 0,15 cm.
  - Die A. transversa colli kann auch in der Fossa supraclavicularis lokalisiert werden, die von der Klavikula, der V. jugularis externa und dem M. sternocleidomastoideus begrenzt wird.
- Die Länge des Lappens kann bis zu 41 cm betragen, während die Breite bis zu 16 cm erreichen kann.
- Venöser Abfluss: Der Lappen wird durch zwei Venen drainiert: Eine Vene mündet in das transversale zervikale Venensystem. Die zweite Vene drainiert in die Vena jugularis externa.

Literatur

Hamidian Jahromi A, Horen SR, Miller EJ, Konofaos P (2022) A comprehensive review on the supraclavicular flap for head and neck reconstruction. Ann Plast Surg 88(6):e20–e32

Pallua N, Machens HG, Rennekampff O, Becker M, Berger A (1997) The fasciocutaneous supraclavicular artery island flap for releasing postburn mentosternal contractures. Plast Reconstr Surg 99(7):1878–86

Pallua N, Magnus Noah E (2000) The tunneled supraclavicular island flap: an optimized technique for head and neck reconstruction. Plast Reconstr Surg 105(3):842–54.

Sukato DC, Timashpolsky A, Ferzli G, Rosenfeld RM, Gordin EA (2019) Systematic review of supraclavicular artery Island flap vs free flap in head and neck reconstruction. Otolaryngol Head Neck Surg 160(2):215–222

Wirtz NE, Khariwala SS (2017) Update on the supraclavicular flap. Curr Opin Otolaryngol Head Neck Surg 25(5):439–444

15.2.2 Unterer Rücken

15.2.2.1 Dekubituschirurgie

Klassifikation nach Lokalisierung: Sakraldekubitus, Sitzbeindekubitus, Trochanterdekubitus.
Klassifikation nach Lappentyp: fasziokutane Lappen, myokutane Lappen, Perforatorlappen.
Klassifikation nach Lappenform: Rotationslappen, V-Y-Lappen, Transpositionslappen.

Anmerkungen

- Die beste Therapie des Dekubitus ist die Prävention, da selbst etablierte Rekonstruktionsmethoden mit sehr hohen Komplikationsraten (bis 30 %) verbunden sind.
- Ein Oberflächendruck, der den dermalen transkapillären Druck von etwa 32 mmHg übersteigt, gilt als kritischer Schwellenwert, ab dem die Gewebeperfusion beeinträchtigt wird und ein Dekubitus entstehen kann.
- Der sichtbare Defekt bei einem Dekubitus stellt häufig nur die Spitze des Eisbergs dar, da sich das Ausmaß des Gewebeschadens in tiefere Gewebeschichten erstrecken kann und klinisch nicht immer unmittelbar erkennbar ist.
- Die präoperative Wundkonditionierung durch Vakuumtherapie (VAC) oder lokale Therapien sind entscheidend für die Wundheilung.
- Der direkte Wundverschluss ist ein einfaches, aber selten angewendetes Verfahren in der Dekubituschirurgie, da er durch das Zusammenziehen der Wundränder zu hoher Spannung und tiefen Hohlräumen führt, was das Risiko für Dekubitus und Wunddehiszenz erhöht.

- Fasziokutane Lappenplastiken galten lange als unterlegen gegenüber myokutanen Lappen, doch die aktuelle Studienlage zeigt eine gleichwertige oder sogar überlegene Druckresistenz gegenüber dem darunterliegenden, abgelösten Muskelgewebe. Aufgrund ihrer niedrigen Komplikationsrate gelten sie daher als erste Wahl für die Rekonstruktion.
- *Sakraldekubituschirurgie:*
  - Die Rotationslappenplastik und die V-Y-Lappenplastik weisen vergleichbare Komplikationsraten auf und können bei Rezidiven wiederverwendet werden. Bei großen Defekten wird in der Regel die Rotationslappenplastik bevorzugt.
- *Sitzbeindekubituschirurgie:*
  - Myokutane Lappen weisen mit 23 % die höchste Komplikationsrate auf, während Perforatorlappen mit 10 % die niedrigste Rate zeigen. Rezidive treten häufiger bei fasziokutanen Lappenplastiken (13 %) auf und seltener bei myokutanen Lappen (7 %).
  - Therapie der Wahl sind fasziokutane Lappen; myokutane Lappen kommen vor allem bei Rezidivdekubiti zum Einsatz.

Literatur

Norman G, Wong JK, Amin K, Dumville JC, Pramod S (2022) Reconstructive surgery for treating pressure ulcers. Cochrane Database Syst Rev 10(10):CD012032

Sameem M, Au M, Wood T, Farrokhyar F, Mahoney J (2012) A systematic review of complication and recurrence rates of musculocutaneous, fasciocutaneous, and perforator-based flaps for treatment of pressure sores. Plast Reconstr Surg 130(1):67e–77e

Vathulya M, Praveen AJ, Barik S, Jagtap MP, Kandwal P (2022) A systematic review comparing outcomes of local flap options for reconstruction of pressure sores. Ann Plast Surg 88(1):105–113

15.2.2.1.1 Fasziokutane Rotationslappenplastik (s. auch Abschn. 12.1.2)

Varianten Uni-/bilaterale, gegenläufige fasziokutane Rotationslappenplastik, ggf. mit Back Cut, ggf. Kombination mit Anlage Anus praeter, Perforatorvarianten, Variante mit Ankerung der Lappenspitze *(tip anchor flap)*.

Indikation Defektdeckung bei 3/4-gradigem Dekubitus/Tumorresektion.

Aufklärung Wundheilungsstörung, Wunddehiszenz, Hämatom, Serom, Perfusionsstörung, Teillappennekrose, Lappenverlust, Infekt, Osteomyelitis, septischer Verlauf, Rezidivdekubitus, erneute Defektbildung, Folgeeingriffe.

Operationsschritte

Operation in Allgemeinnarkose. Kontrollierte Bauchlagerung mit Abpolsterung der Druckpunkte. Steriles Abwaschen und Abdecken des OP-Gebiets. Team-Timeout nach WHO-Checkliste. Single-Shot-Antibiose.

Zuwenden sakral. Hier erfolgt das systematische Débridement der nicht erkennbaren Schichten, bis gut durchblutete Verhältnisse vorherrschen. Ausgiebige Wundspülung. Abstrichentnahme. Inspektion des Befunds. Es zeigt sich ein ca. 7×10 cm großer Defekt mit freiliegendem Os sacrum. Knochendébridement mit der Luer-Zange. Abgabe einer Knochenprobe zur Begutachtung zum Ausschluss einer Osteomyelitis. Entschluss zur Defektdeckung mittels einseitiger großflächiger fasziokutaner Rotationslappenplastik aus dem Bereich des linken Gesäßes sowie der linken Oberschenkelhinterseite.

Einzeichnung der beabsichtigten Schnittführung, sodass der Kreisbogen des Rotationslappens mindestens das Vierfache und der Radius mindestens das Zweifache der Defektbreite beträgt. Anschließend Hautinzision mit dem Messer und weitere Präparation bis auf die Muskelfaszie mit dem Monopolar. Subfasziale Präparation und Heben des Lappens unter Schonung der Perforatoren. Probatorisches Einlegen der Lappenplastiken in den präsakralen Defekt, welcher sich vollständig und spannungsfrei verschließen lässt. Kontrolle auf Bluttrockenheit, welche gegeben ist. Deepithelisierung eines ca. 3×6 cm großen Lappenstreifens mediokaudal. Fixierung der deepithelisierten Lappenspitze am Os sacrum. Weitreichende Mobilisierung der Wundränder der Entnahmestelle zur Überbrückung des nicht durch lediglich primäre, einfache Naht zu verschließenden Hebedefekts. Spannungsfreies Einnähen des Hautlappens mit Polyglactin der Stärke 3-0 in Einzelknopftechnik von medial nach lateral.

Hautverschluss mit Klammernaht. Der Lappen zeigt sich gut perfundiert. Steriler Verband.

Verlegung in den Aufwachraum.

Nachbehandlung
Regelmäßige Lappenkontrollen. Strenge Wechselseitenlagerung, Wechseldruckmatratze bzw. Air-Fluidised-Therapiesystem (AFT), Sitzverbot.

Anmerkungen
- Es empfiehlt sich, den Abstrich nach dem Débridement und unmittelbar vor der Defektdeckung zu entnehmen (Infektion vs. Kontamination).

Literatur

Djedovic G, Metzler J, Morandi EM, Wachter T, Kühn S, Pierer G, Rieger UM (2017) Comparison of fasciocutaneous V−Y and rotational flaps for defect coverage of sacral pressure sores: a critical single-centre appraisal. Int Wound J 14(6):945–949

Erba P, di Summa PG, Raffoul W, Schaefer DJ, Kalbermatten DF (2011) Tip anchor flap in decubital surgery. Aesthetic Plast Surg 35(6):1133–6

Levine SM, Sinno S, Levine JP, Saadeh PB (2012) An evidence-based approach to the surgical management of pressure ulcers. Ann Plast Surg 69(4):482–4

Lin PY, Kuo YR, Tsai YT (2012) A reusable perforator-preserving gluteal artery-based rotation fasciocutaneous flap for pressure sore reconstruction. Microsurgery 32(3):189–95

Sørensen JL, Jørgensen B, Gottrup F (2004) Surgical treatment of pressure ulcers. Am J Surg 188(1 A Suppl):42–51

15.2.2.1.2 Tensor-fasciae-latae-(TFL-)Lappenplastik

Varianten Fasziokutane Lappenplastik, myokutane Lappenplastik, chimäre Lappenplastik (mit dem ALT- und/oder Rectus-femoris-Lappen über einen gemeinsamen Gefäßstiel: R. ascendens, R. descendens der A. circumflexa femoris lateralis), Insellappenplastik, Perforatorvarianten (Propellerlappen), perforatorbasierte Insellappenplastik, V-Y-Variante, osteomuskuläre Lappenplastik (mit Anteil der Crista iliaca), freie Lappenplastik, bilaterale Variante, Modifikation nach Aslan (entenförmige Schnittführung), modifizierte, beilförmige myokutane Lappenplastik.

Indikation Defektdeckung bei 3/4-gradigem Trochanterdekubitus/Tumorresektion, Defektdeckung kaudale Bauchwand.

Aufklärung Wundheilungsstörung, Wunddehiszenz, Hämatom, Serom, Perfusionsstörung, Teillappennekrose, Lappenverlust, Infekt, Osteomyelitis, septischer Verlauf, Rezidivdekubitus, Dog-Ears, Notwendigkeit einer Hauttransplantation, Nervenverletzung (N. ischiadicus, N. femoralis) mit anschließender Funktions-/Sensibilitätsstörung, Folgeeingriffe.

Operationsschritte
Operation in Allgemeinnarkose. Kontrollierte Seitenlagerung mit Abpolsterung der Druckpunkte. Steriles Abwaschen und Abdecken des OP-Gebiets. Team-Timeout nach WHO-Checkliste. Single-Shot-Antibiose.

Zuwenden zur rechten Trochanterregion. Systematisches Débridement der nicht erkennbaren Schichten, bis gut durchblutete Verhältnisse vorherrschen. Ausgiebige Wundspülung. Abstrichentnahme. Inspektion des Befunds. Es zeigt sich ein ca. 5×6 cm großer Defekt mit freiliegendem Trochanter major. Knochendébridement mit der Luer-Zange. Abgabe einer Knochenprobe zur Begutachtung zum Ausschluss einer Osteomyelitis. Entschluss zur Defektdeckung mittels TFL-Lappenplastik.

Lappenplanung unter Orientierung an den anatomischen Leitstrukturen. Es werden hierbei zwei Orientierungslinien genutzt. Anzeichnen einer Geraden von der Spina iliaca anterior superior bis zum lateralen Patellarand. Diese Markierung bildet die ventrale anatomische Grenze der geplanten Lappenplastik. Im Übergangsbereich zwischen dem proximalen sowie mittleren Drittel dieser Linie etwa. 10 cm kaudal der Spinia iliaca anterior superior erfolgt die dopplersonografische Darstellung des R. ascendens der A. circumflexa femoris lateralis. Hiernach Ziehen einer zweiten Linie dorsal. Diese wird entlang der Femurachse gezeichnet und entspricht dem dorsalen Rand der Lappenplastik. Im Zwischenbereich Anzeichnen einer ovalären Hautinsel.

Hautinzision mit dem Skalpell entlang der Markierung. Umschneiden des Lappens von distal. Anschließend Präparation mit der Monopolardiathermie von kaudal auf der epifaszialen Ebene. Hiernach Darstellen des Tractus iliotibialis. Inzision des Tractus iliotibialis sowie der Fascia lata. Fortführung der subfaszialen Präparation unter Mitnahme der Fascia lata im Lappen auf dem Niveau oberhalb des M. vastus lateralis von kaudal nach kranial. Im kranialen Anteil Identifizieren des proximalen Anteils des M. sartorius sowie des M. rectus femoris. Beiseitehalten des M. rectus femoris. Im proximalen Bereich Identifizieren des R. ascendens der A. circumflexa femoris lateralis. Hierbei Präparation der Gefäßachse mitsamt der zwei Venae comitantes bis zum Abgang von der A. circumflexa femoris lateralis. Nun lässt sich probatorisch der gehobene TFL-Lappen en bloc in den Integumentdefekt in die ipsilaterale Regio trochanterica einschwenken im Sinne einer Lappentransposition. Dies lässt sich spannungsfrei durchführen. Ausgiebige Spülung sowie sorgfältige Blutstillung des OP-Situs mit der Bipolardiathermie, bis Bluttrockenheit herrscht.

Einpassen sowie Einnähen der transponierten Lappenplastik mittels Polyglactin-Einzelknopfnähten der Stärke 3-0. Einbringen und Fixierung einer Redondrainage. Weitreichende Mobilisierung der Wundränder der Entnahmestelle zur Überbrückung des nicht durch lediglich primäre, einfache Naht zu verschließenden Hebedefekts. Schichtweiser, primärer Wundverschluss des Hebedefekts bei einer Breite von knapp 8 cm mit Polyglactin der Stärke 3-0. Hierbei kann beim gut unterminierten ventralen sowie lateralen Hautlappen auf eine Spalthauttransplantation verzichtet werden. Hautverschluss mit Klammernaht. Der Lappen zeigt sich gut perfundiert. Steriler Verband.

Verlegung in den Aufwachraum.

Nachbehandlung Regelmäßige Lappenkontrollen. Druckentlastung mittels regelmäßiger Wechselseitenlagerung, Wechseldruckmatratze bzw. Air-Fluidised-Therapiesystem (AFT), Sitzverbot.

Anmerkungen

- *Lappenplanung:* Die Hautinsel kann im Lappendesign horizontal, senkrecht zur Muskelachse ausgerichtet werden – jedoch auf Kosten eines reduzierten Rotationsradius. Diese Kompromissentscheidung zwischen der Orientierung der Hautkomponente und der Lappenmobilität erfordert eine sorgfältige präoperative Planung der Gefäßstielgeometrie.
- *Relevante Anatomie:*
  - Die vordere Begrenzung des Lappens verläuft entlang des Septum intramusculare zwischen dem M. vastus lateralis und dem M. rectus femoris. Eine gedachte Gerade von der Spina iliaca anterior superior zum lateralen Patellapol dient als vorderer Orientierungspunkt.
  - Der Gefäßstieleintritt befindet sich auf Höhe der Grenze zwischen proximalem und mittlerem Drittel dieser Linie.
  - Die posteriore Begrenzung des TFL-Lappens orientiert sich an der Achse des Femurschafts. Der Lappen wird als Ellipse über der Muskelachse des M. tensor fasciae latae markiert.
  - Der myokutane Lappen wird durch einen Gefäßast versorgt, welcher als Ramus ascendens aus der A. circumflexa femoris lateralis entspringt. Die Länge des Gefäßstiels beträgt bis 8 cm, der Arteriendurchmesser 2–4 mm.
- *Präparation:*
  - Der Lappen wird von distal nach proximal auf der subfaszialen Ebene oberhalb des M. vastus lateralis präpariert. Haut und tiefe Faszie werden gemeinsam inzidiert, wobei die Schicht tief der Faszie des Tractus iliotibialis scharf abgehoben und kleine Perforansgefäße koaguliert werden.
  - Die drei Gewebekomponenten des myokutanen Lappens sollten en bloc gehoben werden, um eine adäquate Perfusion des Muskellappens zu gewährleisten. Steppnähte können die Hautinsel an die tieferen Schichten der Lappenplastik fixieren, um Scherkräfte und Perforatorschäden zu meiden.
  - Ein Hebedefekt an der Lateralfläche des Oberschenkels kann bei einer Breite von bis zu 8 cm primär verschlossen werden.
  - Der TFL-Lappen kann als sensibler Lappen unter Einschluss des N. cutaneus femoris lateralis gehoben werden. Dies dient als Dekubitusprophylaxemaßnahme.
- *Outcomes:*
  - Die myokutane, proximal gestielte ALT-Lappenplastik zeigt eine niedrigere Rezidivrate, geht jedoch mit einer längeren Operationsdauer einher.
  - Die beilförmige myokutane TFL-Lappenplastik eignet sich insbesondere bei Rezidiven sowie bei kritisch kranken Patienten, bei denen eine kürzere Operationszeit erforderlich ist.

Literatur

Aslan G, Tuncali D, Bingul F, Ates L, Yavuz N (2005) The „duck" modification of the tensor fascia lata flap. Ann Plast Surg 54(6):637–9

Ipaktchi R, Boyce M, Mett TR, Vogt PM (2018) Defektdeckung mit Musculus-tensor-fasciae-latae-Lappen. Oper Orthop Traumatol 30(11)

Jósvay J, Sashegyi M, Kelemen P, Donáth A (2006 Modified tensor fascia lata musculofasciocutaneous flap for the coverage of trochanteric pressure sores. J Plast Reconstr Aesthet Surg 59(2):137–41

Kim YH, Kim SW, Kim JT, Kim CY (2013) Tensor fascia lata flap versus tensor fascia lata perforator-based island flap for the coverage of extensive trochanteric pressure sores. Ann Plast Surg 70(6):684–90

Li CC, Chang SC, Fu JP, Tzeng YS, Wang CH, Chen TM, Chen SG (2013) Comparison of hatchet-shaped tensor fascia lata flap and pedicle anterior lateral thigh flap for treatment of trochanteric sores: a retrospective analysis of 48 patients. Ann Plast Surg 71(6):659–63

Masquelet AC (1998) Der muskulokutane Tensor fasciae latae-Lappen. In: Atlas der Lappenplastiken in der Chirurgie der Extremitäten und des Rumpfes. Springer. S 101–103

15.2.2.2 Sinuschirurgie

15.2.2.2.1 Karydakis-Lappenplastik

Indikation Sinus pilonidalis (Steißbeinfistel), akut oder chronisch mit rezidivierender Entzündung.

Aufklärung Rezidiv (1–6 %), Wunddehiszenz, mit ggf. anschließender offener Behandlung, Sitzverbot postoperativ, ggf. VAC und zweizeitiges Vorgehen. Abflachung der Rima ani, Neo-Rima-Bildung.

Operationsschritte

Operation in Allgemeinnarkose. Kontrollierte Bauchlagerung mit Einbringen eines Kissens unter dem Becken zur optimalen Exposition der Steißregion. Abpolsterung der Druckpunkte. Steriles Abwaschen und Abdecken des OP-Gebiets. Team-Timeout nach WHO-Checkliste. Zuwenden sakral. Zunächst Inspektion des Befunds. Es zeigt sich ein Porus am distalen Ende des Steißbeins und ein Porus am distalen Ende der Rima ani nach kranial. Sondierung des kranialen Porus mit stumpfer Sonde. Entschluss zur Exzision und Defektdeckung mittels Karydakis-Lappenplastik.

Markierung eines spindelförmigen, exzentrischen Hautschnitts. Die Schnittführung wird seitlich der Mittellinie angelegt, sodass der resultierende Lappen später die Mittellinie verschieben würde. Anfärben des Sinus mit Methylenblau über dem kranialen Porus. Sichtbarer Ausfluss aus dem kaudalen Porus. Anschließend spindelförmige Exzision des vormarkierten, exzentrischen Haut-Fettgewebe-Blocks von ca. 6×3 cm inklusive der Pori und sämtlicher blaugefärbter Gewebeanteile bis auf die Sakralfaszie. Abgabe des Präparats zur histologischen Untersuchung. Ausgiebige Spülung. Es zeigen sich gut durchblutete Verhältnisse. Unterminierung eines seitlichen, faszikokutanen Lappens ausreichender Breite und Länge für die Defektdeckung. Vollständige Mobilisierung des Lappens und Einschwenken des Lappens in den Defekt, der sich spannungsfrei verschließen lässt. Sorgfältige Blutstillung. Schichtweiser Wundverschluss mittels 3−0 Polyglactin-Einzelknopfnähten und Monocryl der Stärke 3-0 intrakutan fortlaufend. Der Lappen zeigt sich gut durchblutet. Steriler Verband.

Anmerkungen

- Die Anwendung von Methylenblau halbiert das langfristige Rezidivrisiko und wird empfohlen.
- Der Nutzen einer histologischen Untersuchung des Präparats ist umstritten, da maligne Befunde in der Regel nicht zu erwarten sind. Sie wird jedoch bei Männern >50 Jahren und bei Befunden >10 Jahren empfohlen. Wir empfehlen die histologische Untersuchung aller Präparate, da das Karzinom des Sinus pilonidalis häufig unterdiagnostiziert, unzureichend dokumentiert und selten publiziert wird.
- Die Anlage einer Drainage bietet keine Vorteile.
- Die Intrakutannaht ist der Einzelknopftechnik gleichwertig.
- Die Anwendung des Mittellinienverschlusses zur primären Wunddeckung ist in keiner Hinsicht zufriedenstellend und sollte vermieden werden.
- Die korrekt durchgeführte Karydakis-Lappenplastik führt zur Abflachung der Rima ani und Bildung einer Narbe lateral der Rima. Bei einer inkorrekt durchgeführten OP kreuzt die Wunde die Rima, was ein Rezidiv verursachen kann.
- Der Karydakis-Lappen ist hinsichtlich der Rezidivrate dem modifizierten Limberg-Lappen gleichwertig, bietet jedoch Vorteile in Bezug auf das kosmetische Ergebnis.

Literatur

Ates M, Dirican A, Sarac M, Aslan A, Colak C (2011) Short and long-term results of the Karydakis flap versus the Limberg flap for treating pilonidal sinus disease: a prospective randomized study. Am J Surg 202(5):568–73

Doll D, Novotny A, Rothe R, Kristiansen JE, Wietelmann K, Boulesteix AL, Düsel W, Petersen S (2008) Methylene Blue halves the long-term recurrence rate in acute pilonidal sinus disease. Int J Colorectal Dis 23(2):181–7

Doll D, Dettmer M, Jongen J (2021) Re: Pilonidal sinus: is histological examination necessary? – pilonidal sinus carcinoma is largely underreported and underpublished. ANZ J Surg 91(5):1040–1041

Karydakis GE (1973) New approach to the problem of pilonidal sinus. Lancet 2(7843):1414–5

Milone M, Di Minno MN, Musella M, Maietta P, Ambrosino P, Pisapia A, Salvatore G, Milone F (2013) The role of drainage after excision and primary closure of pilonidal sinus: a meta-analysis. Tech Coloproctol 17(6):625–30

Milone M, Musella M, Maietta P, Bianco P, Taffuri C, Salvatore G, Milone F (2014) Intradermal absorbable sutures to close pilonidal sinus wounds: a safe closure method? Surg Today 44(9):1638–42

Ommer A, Berg E, Breitkopf C, Bussen D, Doll D, Fürst A, Herold A, Hetzer F, Jacobi TH, Krammer H, Lenhard BH (2014) S 3 guidelines: pilonidal sinus: Association of the Scientific Medical Societies in Germany (AWMF) registration number: 081–009. Coloproctology 36:272–322

Papadakis M (2022) Chirurgie der Haut und der Hautanhangsgebilde. In: Klinikleitfaden Allgemeinchirurgie Viszeralchirurgie. Urban & Fischer, p313

Yigit T, Yigitler C, Gulec B, Ihsan UA, Ozer T, Oner K (2005) Do we need to use subcutaneous suture for pilonidal sinus treated with excision and simple primary closure? Acta Chir Belg 105(6):635–8

15.3   Brust

15.3.1 Nippelsparende Mastektomie mit epipektoraler, netzunterstützter Implantatsofortrekonstruktion

Varianten Uni-/bilaterale Variante, ggf. Anwendung von azellulärer dermaler Matrix (ADM), Kombination mit einer gleichzeitigen Angleichungsoperation der kontralateralen Seite im Sinne einer Mastopexie/Mammareduktion.

Indikation Sofortige Brustrekonstruktion nach nippel- oder hauterhaltender Mastektomie bei Patientinnen mit gesundem Mastektomiehautlappen. Ideal für Patientinnen mit kleinen bis mittelgroßen Brüsten mit Ptosis Grad 1–2, die die gleiche oder eine kleinere Brustgröße wünschen. Mit Vorsicht anzuwenden bei Patientinnen, die entweder eine Strahlentherapie erhalten haben oder erhalten werden.

Aufklärung Serom, Hämatom, Infekt, Nekrose des Mastektomiehautlappens, Fettgewebsnekrose, Mamillennekrose, Folgeeingriffe, implantatrelevante Komplikationen (Extrusion, Kapselfibrose, BIA-ALCL, Rippling, Bottoming-out, Double-Bubble).

Anzeichnung Erfolgt im Stehen. Anzeichnung der anatomischen Landmarken (Jugulum, Submammärfalte, „Breast-Footprint" inklusive Base-Width und Upper-Breast-Border).

Operationsschritte
Operation in Allgemeinnarkose. Rückenlagerung mit Auslagerung der zu operierenden Extremität auf einem Armtisch nach Abpolsterung der Druckpunkte. Steriles Abwaschen und Abdecken des OP-Gebiets. Team-Timeout nach WHO-Checkliste.

Zunächst erfolgt die subkutane, mamillensparende Mastektomie durch die Kollegen der Gynäkologie. Übernahme des bluttrockenen Situs. Ausgiebige Spülung und Herstellung der Hämostase mittels bipolarer Diathermie. Bei ausreichender Breite der subkutanen Tasche Einlage eines 350 cc großen, runden Sizers epipektoral. Temporärer Verschluss durch Kugelklemmen. Aufsetzen der Patientin zur Überprüfung der Symmetrie. Bei zufriedenstellendem, symmetrischem Befund fällt die Entscheidung für ein nanotexturiertes Implantat mit 350 cc Volumen unter Verwendung einer Netzverstärkung. Epifasziales Einlegen und Ausfalten eines Polypropylennetzes der Größe 15 × 15 cm auf der Faszie des M. pectoralis major. Auspacken des Implantats und Einbringen des Implantats in das Polypropylennetz. Platzieren in der Mastektomiehöhle. Ausrichten des Netzes und des Implantats und Überprüfung der korrekten Lage. Fixierung des Netzes mit Polyglactinfäden der Stärke 2-0 an der Pektoralisfaszie. Faltenfreie Netzlage sowie korrekt zentrierte Implantatlage etwa unterhalb der Mamille. Pexierung der Submammärfalte mittels fortlaufender Polydioxanonnaht der Stärke 2-0. Subkutannaht mit Polyglactin der Stärke 3-0 in Einzelknopftechnik sowie Hautnaht mit Poliglecapron-25 der Stärke 3-0 in fortlaufender Intrakutantechnik. Erneute Überprüfung der Symmetrie. Es zeigt sich ein gutes, symmetrisches Ergebnis mit gleich hohen MAKs. Steriler Verband. Anziehen des Stütz-BHs.

Verlegung in den Aufwachraum.

Nachbehandlung
Bedarfsgerechte Analgesie, abschwellende Maßnahmen, Stütz-BH für sechs Wochen.

Anmerkungen (s. auch Abschn. 2.1.1)
- Die Implantatrekonstruktion der Brust bietet mehrere Vorteile, insbesondere die hohe Zeiteffizienz (45–60 min OP-Dauer) und die minimale Invasivität, da kein Eigengewebe verwendet wird und somit zusätzliche Narben oder Hebedefekte vermieden werden. Zudem ist das Verfahren reversibel, was zukünftige Anpassungen ermöglicht und es für viele Patientinnen attraktiv macht.
- Es gibt keine Empfehlung für eine verlängerte postoperative Antibiotikagabe.

Literatur
Liu J, Zheng X, Lin S, Han H, Xu C (2022) A systematic review and meta-analysis on the prepectoral single-stage breast reconstruction. Support Care Cancer 30(7):5659–5668
Nahabedian MY (2012) Acellular dermal matrices in primary breast reconstruction: principles, concepts and indications. Plast Reconstr Surg 130:44S–53S
Phillips BT, Bishawi M, Dagum AB, Bui DT, Khan SU (2014) A systematic review of infection rates and associated antibiotic duration in acellular dermal matrix breast reconstruction. Eplasty 14:e42.
Salzberg CA (2012) Focus on technique: one-stage implant-based breast reconstruction. Plast Reconstr Surg 130:95S–103
Vindigni V, Marena F, Zanettin C, Bassetto F (2024) Breast reconstruction: the oncoplastic approach. J Clin Med 13(16):4718

15.3.2 DIEP-(*deep inferior epigastric perforator-*)Lappenplastik

Varianten Uni-/bilaterale Variante, DIEP-Hemilappen, Stielung am medialen bzw. lateralen Perforatorsystem, SIEA/SIEV-gestielter Lappen, Superdrainage des DIEP-Lappens durch das SIEV-System zur Stärkung des venösen Lappenabflusses, Kombination mit einer gleichzeitigen Angleichungsoperation der kontralateralen Seite im Sinne einer Mastopexie/Mammareduktion, zweizeitiges Vorgehen (Monitorinsel), Zwei-Venen-Variante mit Stärkung des Lappenabflusses durch den retrograden Ast der V. mammaria interna.

Indikation Brustrekonstruktion bei Patienten mit einhergehendem Hautweichteilüberschuss im Abdomen bzw. Hypogastrium, v. a. bei korpulenten Patientinnen mit Ptosis mammae der kontralateralen Brust, anstehende Radiatio, Komplikationen nach Brustrekonstruktion mittels Implantaten (z. B. Kapselfibrose).

Aufklärung Hämatom, Serombildung, Perfusionsstörung, Teillappennekrose, Lappenverlust, venöse Stauung, Anastomoseninsuffizienz, Fettgewebsnekrose, Wunddehiszenz, Wundheilungsstörung, Entnahmestellenmorbidität (26 %), Abschwächung der Bauchdecke, Hernierung, Abdominallappennekrose, umbilikale Perfusionsstörung, Folgeeingriffe, ggf. zweizeitiges Vorgehen.

Operationsschritte (Implantatexplantation, partielle Kapsulektomie, DIEP-Lappenplastik, Abdominoplastik mit Nabelversetzung)
Operation in Allgemeinnarkose. Rückenlagerung mit Auslagerung der zu operierenden Extremität auf einem Armtisch nach Abpolsterung der Druckpunkte. Steriles Abwaschen und Abdecken des OP-Gebiets. Team-Timeout nach WHO-Checkliste.

Zuwenden zur linken Brust. Inzision über der vorhandenen Mastektomienarbe. Subkutane Präparation mit der monopolaren Diathermie. Aufgehen auf das Implantat. Eröffnung der Kapsel und Explantation. Abstrichentnahme aus der Implantatloge. Das Implantat zeigt sich unverletzt. Anschließend erfolgt die ventrale Kapsulektomie. Abgabe des Präparats zur histologischen Begutachtung. Präparation eines Subkutanlagers für die Aufnahme der geplanten DIEP-Lappenplastik unter Inzision der Kapsel.

Nun Beginn der Präparation der Gefäße der Empfängerstelle. Hierzu Darstellen des M. pectoralis major, Spaltung desselben in Faserrichtung sowie Erweiterung der Inzision nach kranial. Darstellen der M. intercostales zwischen der 3. und 4. Rippe und Spalten derer in vertikaler Richtung auf einer Gesamtbreite von ca. 2 cm. In der Tiefe Darstellen der Vena und Arteria mammaria interna. Aufgrund eines engen Interkostalraums erfolgt die Teilresektion der 3. Rippe. Hierzu Ablösen des ventralen Perichondriums der 3. Rippe teils mittels 15er-Skalpells sowie mit dem Raspatorium/Elevatorium. Anschließend Resektion der Rippe aus dem Perichondriumschlauch unter Belassen des intakten dorsalen Perichondriums mit der Luer-Zange. Subtile zirkuläre Präparation der Arteria und Venae mammaria interna auf der gesamten Strecke zwischen der 2. und 4. Rippe. Die kleineren Seitenäste werden geclippt. Hierbei wird eine adäquate Mobilisierung der Empfängergefäße erreicht. Spülung der thorakalen Wunde und temporäres Einbringen eines mit Kochsalzlösung getränkten Bauchtuchs, bis der Lappen anschlussbereit ist.

Zuwenden zum Abdomen. Zunächst Umschneidung des Nabels. Einbringen eines Polypropylen-Haltefadens der Stärke 4-0 zur Nabelmarkierung bei 6 und 12 Uhr. Abklemmen dessen mit Klemmchen. Beginn mit der abdominellen Präparation auf der rechten Seite entlang der Markierung des DIEP-Lappens. Hautinzision am kranialen Anteil der eingezeichneten Schnittführung. Nun epifasziale Präparation von lateral nach medial, es zeigt sich leicht kaudal des Nabels in der lateralen Reihe ein kaliberstarker Perforator, welcher der präoperativen Markierung entspricht. Anschlingen dessen mittels Gefäßloop. Ein anderer, etwas kleinkalibriger Perforator zeigt sich unmittelbar periumbilikal. Gleiches Vorgehen auf der linken Seite. Auch hier werden einzelne Perforatoren dargestellt und vereinzelt mit Gefäßloops angeschlungen. Der rechte Perforator der lateralen Reihe zeigt sich am kaliberstärksten. Intraoperativ dopplersonografische Kontrolle. Hierbei zeigt sich o.g. lateraler Perforator mit einem kräftigen Signal. Nach temporärem Verschluss aller weiteren Perforatoren erfolgt die Durchblutungskontrolle mit der Indocyaningrün-Angiografie. Die Lappenplastik ist größtenteils gut durchblutet. Die minderdurchbluteten Areale werden eingezeichnet und anschließend reseziert. Schließlich fällt der Entschluss für den großkalibrigen Perforator der rechten lateralen Reihe, die Restlichen werden vor dem Absetzen der Lappenplastik koaguliert und durchtrennt. Darauffolgend Fasziotomie und intramuskuläre sorgfältigste Präparation im Verlauf der Perforatoren. Fortsetzung der Präparation bogenförmig von rechts medial nach rechts lateral bis zum Gefäßabgang der A. bzw. V. iliaca externa abpräpariert. Der Lappenstiel kann nun kurz vor dem Abgang aus den iliakalen Gefäßen nach entsprechender Ligierung mittels Clips abgetrennt werden.

Einbringen der Lappenplastik in die vorgesehene thorakale Höhle. Der Gefäßstiel sowie die Empfängergefäße werden nun approximiert. Hierbei zeigen sich zwei gut aneinanderpassende Gefäßstümpfe. Hierbei zeigt sich kein Lumenmismatch, sodass eine End-zu-End-Anastomose problemlos durchgeführt werden kann. Unter dem Mikroskop erfolgt die Anastomose an die A. mammaria interna mittels Polyamid-6-Einzelknopfnähten der Stärke 8-0. Die Vene wird an die Vena mammaria interna mittels eines 3,0 mm großen Venenkopplers verbunden. Intravenöse Gabe von 1500 IE Heparinlösung. Öffnen aller Gefäßklemmen. Der Lappen zeigt sich gut durchblutet mit punktuellen Blutungen aus dem subkutanen Fettgewebe, die anastomosierten Gefäßabschnitte zeigen sich dicht, ohne Anhalt für Leckage. Trimmen der Lappenplastik sowie nahezu vollständiges Deepithelisieren unter Belassen einer Monitorinsel. Neuumformung der Lappenplastik zu einer größensymmetrischen Brust im Seitenvergleich. Nun Einlage eines 12-Ch-Quadraindrainagekatheters. Ausleiten dessen entlang der vorderen Axillarlinie und Annähen mittels Polyesternaht der Stärke 2-0. Schichtweiser Wundverschluss mittels Subkutannähten mit Polyglactin der Stärke 3-0 und anschließend Hautnaht mit Polypropylennähten der Stärke 4-0 unter Belassen der Hautmonitorinsel. Fadenmarkierung des Perforatordopplersignals mit der Dopplerstiftsonde.

Anschließend Verschluss der Bauchdecke im Sinne einer Abdominoplastik. Hierzu weitere Präparation nach kranial auf Breite der Rektusmuskulatur bis auf Höhe des Xiphoids. Aufsetzen der Patientin. Es lässt sich ein spannungsfreier Wundverschluss erzielen. Ausgiebige Wundspülung sowie Blutstillung bei Normotonie bis Bluttrockenheit herrscht. Muskeladaptation mit Polyglactin der Stärke 3-0 und anschließend Verschluss der Faszie mit doppelreihiger Polyglactinnaht der Stärke 2-0. Temporäres Fixieren der Bauchdecke mittels Kugelklemmen, Bestimmen des Nabelaustrittpunkts und dreieckförmige Inzision der darüberliegenden Haut. Präparation eines genügend breiten Nabeltunnels. Danach Hindurchluxieren des Nabels durch die Bauchdecke und Einnähen mit Polypropylenefaden der Stärke 5-0 in Einzelknopfnahttechnik. Mediales Ausleiten und Fixierung von zwei 12-Ch-Redondrainagen. Der Wundverschluss erfolgt schichtweise mit Polyglactin der Stärke 3-0 subkutan. Hautverschluss mit intrakutan fortlaufender Hautnaht mit Poliglecapron-25 der Stärke 3-0. Aufbringen eines sterilen Verbands sowie Steri-Strips allseits. Im Bereich des Nabels Auflage einer Fettgaze sowie eines Pflasterverbands. Anbringen einer Bauchbinde.

Verlegung in den Aufwachraum.

Nachbehandlung

Intensivstationäre Überwachung für 24–48 h, Normotonie anzustreben (MAD > 65 mmHg), initial stündliche Lappen-kontrollen (Dopplersignal, Hautkolorit, -turgor, -temperatur und Rekapillarisierung), im Verlauf Verlängerung des Kontrollintervalls, leichte Oberkörperhochlagerung ca. 30°, leichte Stufenbettlagerung, bedarfsgerechte Analgesie nach dem WHO-Stufenschema, Thromboseprophylaxe, breitspektrumantibiotische Therapie für sieben bis zehn Tage, im Verlauf Abstrich beachten und ggf. antibiotische Therapie absetzen. Kompressionsbauchgurt für insgesamt sechs Wochen, Bauchdrainagen je nach Fördermenge, ggf. nach fünf bis sieben Tagen entfernen.

Anmerkungen

- *Perfusionszonen:*
  - Die am häufigsten verwendeten Modelle sind die von Holm und Hartrampf. Die zuverlässigsten Modelle scheinen jedoch die von Saint-Cyr und Rozen zu sein, da sie auf der Perforasomtheorie basieren, die sich auf den Hauptperforator konzentriert, wobei die Perfusion sequenziell zwischen den benachbarten Angiosomen abnimmt.
  - *Perfusionszonen nach Holm:* Zone I: ipsilateral, über dem Perforator – beste Perfusion. Zone II: ipsilateral, lateral zur Zone I – noch gut perfundiert, aber weniger als Zone I. Zone III: kontralateral, über der Mittellinie – weniger gut perfundiert. Zone IV: kontralateral, lateral – geringste Durchblutung, oft nicht verwendet.
  - *Perfusionszonen nach Hartrampf* (ursprünglich für den TRAM-Lappen entwickelt): wie bei Holm, wenn Zone II und III umgekehrt werden.
- Das Zwei-Venen-Supercharging mit dem retrograden Ast der V. mammaria interna als Empfängergefäß führt zur geringeren Raten von Revisionen und Fettgewebsnekrosen bei gleichbleibender Lappenverlustrate.
- Die Verlagerung des Lappens sollte auf drei Faktoren basieren: Mastektomieart/Rekonstruktionszeitpunkt, Form/Größe der kontralateralen Brust und Körpertyp der Patientin.
  - Der Mastektomietyp und der Rekonstruktionszeitpunkt bestimmen den Hautbedarf. Bei Erhalt der Hauthülle liefert ein „vergrabener" Lappen das beste ästhetische Ergebnis.
  - Das Volumen und die Form der kontralateralen Brust bestimmen die Lappenorientierung an der Brustwand, um Brustbreite, Ptosis, Projektion und obere Polfülle optimal abzustimmen.
  - Der Körpertyp (z. B. Patientinnen mit schlanken oder großen Brüsten, die eine kontralaterale Reduktion ablehnen) beeinflusst die Wahl von gestapelten Lappen und die Lappenrotation.

Literatur

Aravind P, Colakoglu S, Bhoopalam M, Ibrahim A, Mathes D, Kaoutzanis C, et al (2023) Perforator characteristics and impact on postoperative outcomes in DIEP flap breast reconstruction: a systematic review and meta-analysis. J Reconstr Microsurg 39(2):138–147

Chen K, Beeraka NM, Sinelnikov MY, Zhang J, Song D, Gu Y, et al (2022) Patient management strategies in perioperative, intraoperative, and postoperative period in breast reconstruction with DIEP-Flap: clinical recommendations. Front Surg 15;9:729.181

Huang TC, Cheng HT (2020) One-vein vs. two-vein anastomoses utilizing the retrograde limb of the internal mammary vein as supercharge recipient vessel in free DIEP flap breast reconstruction: A meta-analysis of comparative studies. J Plast Reconstr Aesthet Surg 73(1):184–199

Kiely J, Kumar M, Wade RG (2021) The accuracy of different modalities of perforator mapping for unilateral DIEP flap breast reconstruction: A systematic review and meta-analysis. J Plast Reconstr Aesthet Surg 74(5):945–956

Lee KT, Mun GH (2017) Benefits of superdrainage using SIEV in DIEP flap breast reconstruction: a systematic review and meta-analysis. Microsurgery 37(1):75–83

Lee KT, Mun GH (2018) Perfusion of the diep flaps: A systematic review with meta-analysis. Microsurgery 38(1):98–108

Sapino G, Tay SK, Maruccia M, Nanhekhan L, Watfa W, Mantovani GP, Guillier D, Tedeschi P, Bramhall R, Di Summa PG (2023) Abdominal-based microsurgical breast reconstruction: how to insert the flap to maximize the aesthetic result – a systematic review. J Clin Med 12(19):6135

Wang Z, Jiao L, Chen S, Li Z, Xiao Y, Du F, et al (2023) Flap perfusion assessment with indocyanine green angiography in deep inferior epigastric perforator flap breast reconstruction: A systematic review and meta-analysis. Microsurg 43(6):627–638

15.3.3 SGAP-(*superior gluteal artery perforator-*)Lappenplastik

Varianten Uni-/bilaterale Variante, Kombination mit einer gleichzeitigen Angleichungsoperation der kontralateralen Seite im Sinne einer Mastopexie/Mammareduktion, zweizeitiges Vorgehen (Monitorinsel), Bodyliftvariante (nach Chaput).

Indikation Brustrekonstruktion bei Patientinnen mit unzureichendem Hautweichteilüberschuss im Abdomen oder im Z.n. Abdominoplastik/Liposuktion, die mittelgroße Brüste (B-Körbchen) anstreben, Z.n. DIEP-Lappen mit komplikativem Verlauf.

Aufklärung Hämatom, Serombildung, Perfusionsstörung, Teillappennekrose, Lappenverlust, venöse Stauung, Anastomoseninsuffizienz, Fettgewebsnekrose, Wunddehiszenz, Wundheilungsstörung, Entnahmestellenmorbidität (12 %), Folgeeingriffe, ggf. zweizeitiges Vorgehen, nicht zufriedenstellendes ästhetisches Ergebnis, z. B. sichtbare Narben, Konturdeformität, Verlust der Polsterung, Dog-Ears, ausgehöhltes Erscheinungsbild *(scooped-out appearance)*.

Anzeichnung Im Brustbereich werden zunächst die Incisura jugularis und die Medianlinie markiert. Anschließend erfolgt die Abgrenzung der Brustkontur durch Markierung der Inframammärfalte und der Brusthöhe. Für die Lappenhebung wird im Beckenbereich eine Linie von der Spina iliaca posterior superior zum Trochanter major gezogen. Die Perforansgefäße sind typischerweise im proximalen Drittel dieser Linie zu lokalisieren, etwa 1/3 der Distanz von der Spina iliaca posterior superior zum ipsilateralen Trochanter. Zu beachten sind auch laterale Perforatoren, die häufig septokutan verlaufen und eine längere Gefäßstielpräparation ermöglichen. Die Lappenausrichtung wird als Ellipse über den Perforatoren zentriert. Hierbei gibt es verschiedene Ausrichtungsoptionen: das Körperstraffungsmuster (Bodylifttechnik) von superomedial nach inferolateral oder von superolateral nach inferomedial.

Operationsschritte (Mammarekonstruktion nach hautsparender Mastektomie bei Mammakarzinom)
Operation in Allgemeinnarkose. Rückenlagerung mit Abpolsterung der Druckpunkte. Steriles Abwaschen und Abdecken des OP-Gebiets. Team-Timeout nach WHO-Checkliste.

Zuwenden zur betroffenen Brust. Hautinzision über der Mastektomienarbe. Präparation eines Subkutanlagers für die Aufnahme der geplanten SGAP-Lappenplastik. Rekonstruktion der lateralen Inframammärfalte mittels Polydioxanonnähten der Stärke 2-0. Darstellung des dritten Interkostalraums mit Spaltung des M. pectoralis major in Faserrichtung. Darstellen der M. intercostales zwischen der 3. und 4. Rippe und Spalten derer in vertikaler Richtung auf einer Gesamtbreite von ca. 2 cm. In der Tiefe Darstellen der Vena und Arteria mammaria interna. Aufgrund eines engen Interkostalraums erfolgt die Teilresektion der 3. Rippe. Hierzu Ablösen des ventralen Perichondriums der 3. Rippe teils mittels 15er-Skalpell sowie mit dem Raspatorium/Elevatorium. Resektion der Rippe aus dem Perichondriumschlauch unter Belassen des intakten dorsalen Perichondriums mit der Luer-Zange. Subtile zirkuläre Präparation der Arteria und Venae mammaria interna auf der gesamten Strecke zwischen der 2. und 4. Rippe. Die kleineren Seitenäste werden geclippt. Hierbei wird eine adäquate Mobilisierung der Empfängergefäße erreicht. Spülung der thorakalen Wunde und temporärer Verschluss mit Klammernähten, bis der Lappen anschlussbereit ist.

Umlagerung auf Bauchlage mit Abpolsterung der Druckpunkte. Mittels Dopplersonografie werden die präoperativ markierten Perforatoren im proximalen Drittel zwischen Spina iliaca posterior superior und Trochanter major identifiziert sowie ein zusätzlicher lateraler septokutaner Perforator. Inzision des ellipsenförmigen Hautinselschnitts (Bodyfiftdesign) über den Perforatoren und schichtweise Präparation des SGAP-Lappens von superolateral in Richtung inferomedial. Die Präparation erfolgt subfaszial oberhalb des M. gluteus maximus. Ein Drei-Perforator-Stiel (6,5 cm Gefäßstiellänge) zwischen M. gluteus maximus und medius wird dargestellt. Die Perforatorstelle wird mit einem Polypropylenfaden der Stärke 5-0 zum postoperativen Monitoring markiert. Komplettierung der Lappenhebung. Stielabtrennung und Lagerung des Lappens in kühler NaCl-Lösung (kalte Ischämiezeit). Schichtweiser Verschluss der Entnahmestelle der Glutealregion mit Polyglactin-Einzelknopfnähten der Stärke 2-0 für die tiefe Faszienschicht und Polyglactin-Einzelknopfnähten der Stärke 3-0 als Subkutannaht. Hautverschluss mittels Klammernähten nach vorheriger Einlage und Fixierung einer Redondrainage.

Nun Rückverlagerung der Patientin in Rückenlage mit erneutem sterilem Abwaschen und Abdecken des OP-Gebiets. Hinzuziehen des OP-Mikroskops. Mikrochirurgische Freilegung der A. und V. mammaria interna. Durchführung einer arteriellen Anastomose an die A. mammaria interna mittels Polyamid-6/6-Einzelknopfnähten der Stärke 8-0. Die Vene wird mit der Vena mammaria interna mittels eines 3,0 mm großen Venenkopplers verbunden. Intravenöse Gabe von 1500 IE Heparinlösung. Öffnen aller Gefäßklemmen. Der Lappen zeigt sich gut durchblutet mit punktuellen Blutungen aus dem subkutanen Fettgewebe, die anastomosierten Gefäßabschnitte zeigen sich dicht, ohne Anhalt für Leckage.

Bei der Lappeneinsetzung und dem Wundverschluss wurde der Lappen in die Brusttasche eingepasst, wobei eine Stielrotation bzw. Knickbildung vermieden wird. Trimmen der Lappenplastik sowie teilweise Deepithelisierung der Hautinsel zur Taschenanpassung. Neuumformung der Lappenplastik zu einer größensymmetrischen Brust im Seitenvergleich. Fixierung des Lappens mit Polyglactin-Einzelknopfnähten der Stärke 2-0. Nun Einlage einer Redondrainage. Ausleiten entlang der vorderen Axillarlinie und Annähen mittels Polyesternaht der Stärke 2-0. Schichtweiser Wundverschluss mit Polyglactin-Subkutannähten der Stärke 3-0. Hautverschluss mit Polypropylennähten der Stärke 3-0.

Postoperativ zeigt sich ein kräftiges Dopplersignal an der Fadenmarkierung. Anlage steriler Verband. Anziehen eines Stütz-BHs ohne Kompression des Lappensitus.

Verlegung in den Aufwachraum.

Nachbehandlung

Intensivstationäre Überwachung für 24–48 h, Normotonie anzustreben (MAD > 65 mmHg), initial stündliche Lappenkontrollen (Dopplersignal, Hautkolorit, -turgor, -temperatur und Rekapillarisierung), im Verlauf Verlängerung des Kontrollintervalls, leichte Oberkörperhochlagerung ca. 30°, leichte Stufenbettlagerung, bedarfsgerechte Analgesie nach dem WHO-Stufenschema, Thromboseprophylaxe, breitspektrumantibiotische Therapie für sieben bis zehn Tage, im Verlauf Abstrich beachten und ggf. antibiotische Therapie absetzen.

Anmerkungen

- *Lagerung:*
  - Bei einseitiger, verzögerter Rekonstruktion wird die Patientin in Seitenlagerung positioniert. Dies ermöglicht ein simultanes Arbeiten zweier Operationsteams.
  - Bei bilateralen Rekonstruktionen erfolgt die Lagerung in drei Phasen: Ausgangsposition in Rückenlage zur Präparation beider Empfängerareale an der Brustwand, Wechsel in Bauchlage *(prone)* zur beidseitigen Lappenhebung, Rückverlagerung in Rückenlage zur mikrochirurgischen Anastomosierung und Lappeneinsetzung.
- *Relevante Anatomie:*
  - Die Dopplersonde wird eingesetzt, um die Perforatoren der Arteria glutea superior zu lokalisieren, die sich normalerweise etwa im Drittel der Strecke zwischen Crista iliaca posterior superior und Trochanter major befinden.
  - Die lateralen Gefäße sind die septokutanen Perforatoren, die zwischen dem M. gluteus maximus und dem M. gluteus medius verlaufen.
- Das Gesäß weist ein hohes Verhältnis von Fett zu Haut auf, während der Bauch ein höheres Verhältnis von Haut zu Fett hat. Patienten, die vor allem Fett und wenig Haut benötigen, könnten für SGAP/IGAP-Lappen infrage kommen.
- Das Lappengewicht ist leicht höher als das Gewicht des Mastektomiegewebes. Die Lappenlänge liegt zwischen 18 und 22 cm, die Lappenbreite zwischen 7 und 10 cm. Die Lappenstiellänge beträgt 5–7 cm. Bei lateralen septokutanen Perforatoren ist die Stiellänge doppelt so groß.

Literatur

Ahmadzadeh R, Bergeron L, Tang M, Morris SF (2007) The superior and inferior gluteal artery perforator flaps. Plast Reconstr Surg 120(6):1551–6

Bucher F, Vogt PM, Krezdorn N, Dastagir K (2024) Free tissue transfer for reconstruction after bilateral skin sparing mastectomy-a systematic review. Ann Plast Surg 92(4):469–473

Chaput B, Fade G, Sinna R, Gangloff D, Chavoin JP, Garrido I (2013) „Body-lift"-like pattern for the simultaneous bilateral superior gluteal artery perforator flap in breast reconstruction. Aesthetic Plast Surg 37(1):52–5.

LoTempio MM, Allen RJ (2010) Breast reconstruction with SGAP and IGAP flaps. Plast Reconstr Surg 126(2):393–401

Martineau J, Kalbermatten DF, Oranges CM (2022) Safety and Efficacy of the Superior Gluteal Artery Perforator (SGAP) flap in autologous breast reconstruction: systematic review and meta-analysis. Cancers (Basel) 14(18):4420

Rad AN, Flores JI, Prucz RB, Stapleton SM, Rosson GD (2010) Clinical experience with the lateral septocutaneous superior gluteal artery perforator flap for autologous breast reconstruction. Microsurgery 30(5):339–47.

15.4 Abdomen

15.4.1 Rectus-abdominis-Muskel-(RAM-)Lappenplastik

Varianten Horizontale transverse Variante (TRAM-Lappen), vertikale Variante (VRAM-Lappen), oblique Variante (ORAM-Lappen), kombinierte transverse vertikale Variante (TVRAM-Lappen), proximal/distal gestielte Variante, Muskellappenplastik, myofasziokutane Lappenplastik, Insellappenplastik, freie Lappenplastik, muskelerhaltende Varianten, Variante mit integrierter periumbilikaler Region.

Indikation *TRAM-Variante:* Rekonstruktion Brust, ggf. in Kombination mit einer gleichzeitigen Angleichungsoperation der kontralateralen Seite im Sinne einer Mastopexie bzw. Mammareduktionsplastik. *Distal gestielte TRAM-Variante:* Defekte im Bereich des Beckengürtels, Integumentdefekte im Bereich des Beckenkamms, der Leiste und der proximalen Medialseite des Oberschenkels (Scarpadreieck). Rekonstruktion Vagina (zirkumferenzielle Defekte). *VRAM-Variante:* Rekonstruktion Skrotum, Vagina (partielle dorsale Defekte).

Aufklärung Zweizeitiges Verfahren, Hämatom, Serombildung, Wundheilungsstörung, Perfusionsstörung, venöse Stauung, Teillappennekrose, Lappenverlust, Sensibilitätsstörung, Infekt, Abschwächung der Bauchdecke, Hernierung, Folgeeingriffe.

Anzeichnung Die Anzeichnung erfolgt sowohl im Stehen als auch im Sitzen. Hierbei Markierung von Mittellinie, Submammärfalte sowie ipsilateraler und kontralateraler Spina iliaca superior anterior. Anzeichnen der spindelförmigen Hautinsel. Dopplersonografisch gesteuertes Einzeichnen der signalstärksten Perforatoren.

Operationsschritte (Brustrekonstruktion nach Mastektomie)
Operation in Allgemeinnarkose. Rückenlagerung mit leichter Auslagerung beider Oberarme und Abpolsterung der Druckpunkte. Steriles Abwaschen und Abdecken des OP-Gebiets. Team-Timeout nach WHO-Checkliste.

Zunächst Zuwenden zum mastektomierten Brustbereich. Inzision der vorhandenen Narbe nach subkutaner Mastektomie und weitere subkutane Präparation mit der monopolaren Diathermie. Aufgehen auf den einliegenden Expander. Entfernung des Expanders. Abstrichentnahme aus der Subkutanloge und Einsenden zur mikrobiologischen Untersuchung. Präparieren eines Subkutanlagers für die Aufnahme der geplanten TRAM-Lappenplastik. Hiernach Spülung der thorakalen Wunde sowie ausgiebige Blutstillung, bis Bluttrockenheit herrscht. Temporärer Wundverschluss mit Kugelklemmen.

Zuwenden zur abdominellen Entnahmestelle. Die Lappenhebung erfolgt parallel zu den thorakalen operativen Schritten. Umschneiden und Ablösen des häutigen Bauchnabels. Einbringen eines Polypropylen-Haltefadens der Stärke 4-0 zur Markierung des Bauchnabels bei 6 und 12 Uhr, um eine Torsion des Nabeltrichters zu vermeiden. Beginn mit der abdominellen Präparation auf der rechten Seite entlang der Markierung des Lappenumrisses. Hautinzision am kranialen Anteil der Hautspindel. Epifasziale Präparation des kranialen Hautlappens bis zum Xiphoid. Eine dünne Fettgewebeschicht wird epifaszial belassen, um eine Serombildung zu verhindern. Nun epifasziale Präparation von lateral nach medial. Es zeigt sich entsprechend der Linea semilunaris die laterale Perforatorenreihe. Hierbei Identifizieren eines kaliberstarken Perforators. Anschlingen dessen mittels Gefäßloop. Fasziotomie der vorderen aponeurotischen Rektusscheide etwa lateral des dominanten Perforatorgefäßes. Kraniokaudale Längsspaltung der ventralen Rektusscheide. Schrittweises Freilegen der Vorderseite des Muskels und Ablösen der Befestigungen der vorderen Rektusscheide mit der Muskulatur (Intersectiones tendinae). Hiernach Ablösen des Muskels von der hinteren Rektusscheide. Identifizieren durch Palpation des Verlaufs der A. epigastrica inferior auf der Rückseite des Muskels. Anschließend dopplersonografische Kontrolle und Markierung des Verlaufs der Gefäßachse der A. und V. epigastrica superior. Markierung auf der Oberfläche des Rektusmuskels. Der kaudale Anteil der medialen 2/3 des M. rectus abdominis unterhalb der Faszieninsel wird mittels Elektrokauter durchtrennt. Die Arteria und Vena epigastrica inferior wird beidseitig ligiert. Anschließend wird ein MS-1-TRAM-Lappen (Muscle-Sparing 1) kranialwärts präpariert, wobei der innervierte laterale Muskelanteil erhalten bleibt. Die Präparation wird bis zum Rippenbogen fortgeführt. Anschließend wird der MS-1-gestielte TRAM-Lappen in den ipsilateralen Brustraum subkutan tunneliert. Überprüfung des Lappens auf Torsion oder Knicken. Positionieren des Lappens, sodass die resezierte laterale Muskelkante entlang des sternalen Rands zu liegen kommt. Währenddessen werden die Farbe und die kapilläre Wiederauffüllung des Lappens kontinuierlich überwacht, um eine venöse Stauung oder arterielle Okklusion auszuschließen. Trimmen der Lappenplastik sowie Deepithelisieren der Lappenränder. Neuumformung der Lappenplastik zu einer größensymmetrischen Brust im Seitenvergleich. Nun Einlage einer 12-Ch-Redondrainage. Ausleiten derer entlang der vorderen Axillarlinie und

Annähen mittels Polypropylennaht der Stärke 2-0. Schichtweiser Wundverschluss mittels Subkutannähten mit Polyglactin der Stärke 3-0 und anschließend intrakutan fortlaufende Hautnaht mit Poliglecapron-25 der Stärke 3-0. Fadenmarkierung des Perforatordopplersignals mit der Dopplerstiftsonde. Der Verschluss der Bauchdecke erfolgt parallel im Sinne einer Abdominoplastik. Es erfolgt nun das Aufsetzen der Patientin. Es lässt sich ein spannungsfreier Wundverschluss erzielen. Es erfolgen Spülmaßnahmen sowie Blutstillung bei Normotonie bis zur Wiederherstellung der Hämostase. Muskeladaptation mit Polyglactin der Stärke 3-0 und anschließend Verschluss der Faszie mit doppelreihiger Polydioxanonnaht der Stärke 2-0. Temporäres Fixieren der Bauchdecke mittels Kugelklemmen, Bestimmen des Nabelaustrittpunkts und dreieckförmige Inzision der darüberliegenden Haut. Präparation eines genügend breiten Nabeltunnels. Danach Hindurchluxieren des Nabels durch die Bauchdecke und Einnähen mit Polypropylenfaden der Stärke 5-0 in Einzelknopfnahttechnik. Einbringen, mediales Ausleiten und Fixierung zweier 12-Ch-Redondrainagen. Schichtweiser Wundverschluss mit Polyglactin der Stärke 3-0 subkutan. Intrakutan fortlaufende Hautnaht mit Poliglecapron-25 der Stärke 3-0. Aufbringen eines sterilen Verbands sowie Steri-Strips allseits. Im Bereich des Nabels Auflage einer Fettgaze sowie Pflasterschutzverbands. Anschließend Anbringen eines Kompressionsgürtels. Verlegung in den Aufwachraum.

Nachbehandlung
Lappenkontrollen.

Anmerkungen
- Die Muscle-Sparing-Klassifikation des TRAM-Lappens unterteilt sich in verschiedene Stufen, die das Ausmaß der Muskelentnahme beschreiben und dem Ausmaß der Schonung des verbleibenden Rektusmuskels entsprechen. Die Muscle-Sparing-Varianten zielen darauf ab, Teile des Muskels zu erhalten.
  - Beim klassischen TRAM-Lappen (MS-0) wird der gesamte Muskelkopf des M. rectus abdominis entnommen, was mit einem hohen Hernienrisiko verbunden ist.
  - Beim MS-1 (Muscle-Sparing 1) bleibt der laterale Muskelanteil vollständig erhalten, während der mediale entfernt wird, um die Bauchwandbelastung zu reduzieren.
  - Der MS-2 (Muscle-Sparing 2) schont beide Muskelanteile, sowohl den lateralen als auch dem medialen, um die muskuläre Funktion maximal zu erhalten.
  - Der Begriff MS-3 beschreibt die Hebetechnik ohne Muskelentnahme. Dies entspricht bei einigen Autoren die DIEP-Lappenplastik.
- Die Hartrampf-Zonen-Klassifikation beschreibt die vaskulären Zonen des TRAM-Lappens *(transversus rectus abdominis myocutaneous flap)* und dient dazu, die Blutversorgung des Lappens in verschiedene Bereiche zu unterteilen:
  - Zone I ist ipsilateral, medial und am besten durchblutet.
  - Zone II liegt kontralateral, medial, mit etwas weniger Durchblutung.
  - Zone III ist ipsilateral, lateral, mit variabler Durchblutung.
  - Zone IV liegt kontralateral, lateral, und hat die schlechteste Durchblutung.
- Es wurde festgestellt, dass die periumbilikale Region stets eine sichere Zone darstellt, während die oberen und unteren Bereiche der klassischen Zone 2 häufig eine unzureichende Perfusion aufweisen, was zu Gewebeverlust führen kann. Daher wird empfohlen, die periumbilikale Region in den Lappen zu integrieren, um die Rekonstruktion zu verbessern und das Risiko von Komplikationen zu verringern.

Literatur
Atisha D, Alderman AK (2009) A systematic review of abdominal wall function following abdominal flaps for postmastectomy breast reconstruction. Ann Plast Surg 63(2):222–30.

He WY, El Eter L, Yesantharao P, Hung B, Owens H, Persing S, Sacks JM (2020) Complications and patient-reported outcomes after TRAM and DIEP flaps: a systematic review and meta-analysis. Plast Reconstr Surg Glob Open 8(10):e3120

Jeong W, Lee S, Kim J (2018) Meta-analysis of flap perfusion and donor site complications for breast reconstruction using pedicled versus free TRAM and DIEP flaps. Breast 38:45–51.

Kotti B (2014) Optimizing the pedicled rectus abdominis flap: revised designs and vascular classification for safer procedures. Aesthetic Plast Surg 38(2):387–94.

Mortada H, AlNojaidi TF, AlRabah R, Almohammadi Y, AlKhashan R, Aljaaly H (2022) Morbidity of the Donor Site and Complication Rates of Breast Reconstruction with Autologous Abdominal Flaps: A Systematic Review and Meta-Analysis. Breast J 7857158

Pusic AL, Mehrara BJ. Vaginal reconstruction: an algorithm approach to defect classification and flap reconstruction. J Surg Oncol. 2006;94(6):515–21.

Vania R, Pranata R, Berfan A, Budiman B (2020) Can pedicled TRAM flap be a satisfying alternative to free TRAM in developing countries? – a systematic review and meta-analysis. Acta Chir Belg 120(6):375–382

15.5 Perineum

15.5.1 Gestielte Gracilislappenplastik

Varianten Muskellappenplastik (mit ggf. Hauttransplantation), myokutane Lappenplastik, uni-/bilaterale Variante, distal gestielte (am Minorpedikel) Variante, Short Gracilis.

Indikation Rekonstruktion Perineum (Vagina [zirkumferenzielle Totaldefekte], Skrotum, Analsphinkterrekonstruktion bei Inkontinenz, Dekubituschirurgie [Sitzbeindekubitus], Defektdeckung nach abdominoperinealer Rektumexstirpation), Rekonstruktion Abdomen (funktionelle Bauchwandrekonstruktion bei Vollschichtdefekten nach Trauma/Tumorresektion/Infektionen mit Gewebeverlust, z. B. Narbenhernien), Rekonstruktion untere Extremität/Kniebereich (Weichteildefekte nach Knieprotheseninfektionen, Knieprothesenexposition, Patelladefekte, proximale Tibiafrakturen). Bei Patienten mit Kontraindikation für einen VRAM-Lappen.

Aufklärung Wundheilungsstörung, Wunddehiszenz, Hämatom, Serom, Perfusionsstörung, Teillappennekrose, Lappenverlust, Infekt, Notwendigkeit einer Hauttransplantation, Folgeeingriffe.

Anzeichnung Identifizierung unter dopplersonografischer Kontrolle des dominanten Gefäßstiels ca. 10 cm distal des Muskelursprungs bzw. der distal liegenden segmentalen Gefäßstiele. Anzeichnung der Längsachse des Muskels etwa. zwei Querfinger dorsal des M. adductor longus.

Operationsschritte (Skrotumdefekt mit Spalthauttransplantation)

Operation in Allgemeinnarkose. Rückenlagerung mit Abpolsterung der Druckpunkte. Steriles Abwaschen und Abdecken des OP-Gebiets. Team-Timeout nach WHO-Checkliste.

Zuwenden skrotal. Inspektion des Befunds. Es zeigt sich eine offene Skrotalwunde mit beidseits freiliegenden Testis. Zunächst radikales Débridement, bis gut durchblutete Verhältnisse vorherrschen. Entschluss zur Defektdeckung der beiden freiliegenden Hoden jeweils mit ipsilateralem gestieltem Gracilislappen.

Beginn mit der Lappenhebung rechts. Hier Tasten des M. adductor longus in supinierter, leicht flexierter Hüftposition sowie flexierter Knieposition. Erneutes Anzeichnen der longitudinalen Schnittführung. Hautinzision entlang der Markierung und weitere subkutane Präparation durch das Fettgewebe bis auf die Muskelfaszie. Scharfes Durchtrennen der Faszie und sicheres Darstellen des M. adductor longus sowie des M. gracilis. Hierbei werden die oberflächlich liegende V. saphena magna sowie der N. saphenus identifiziert, geschont sowie beiseitegehalten. Aufsuchen und Identifizieren des Gefäßstiels, welcher ca. 10 cm kaudal des Muskelansatzes am Os ischium in den M. gracilis unter dem Musculus adductor longus auf dem Musculus adductor magnus hineinzieht. Zirkuläres Freipräparieren des Muskels. Unter sicherer Schonung des Stiels nun Präparation des Muskels nach distal und schließlich distales Absetzen am muskulotendinösen Übergang. Nun proximales Absetzen ca. 5 cm proximal des Gefäßstiels. Hiermit Erweiterung des Lappenrotationsradius, sodass der Lappen 180° um seinen Gefäßstiel rotiert werden kann. Subkutanes Tunnelieren sowie Hineinmanövrieren des Muskellappens in den Skrotaldefekt am Hemiskrotum rechts. Der Lappen lässt sich spannungsfrei in die Defektzone einschwenken, der Defekt lässt sich dadurch vollständig verschließen. Gleiches Vorgehen auf die Gegenseite.

Auffächern der Muskellappenplastiken zum Erreichen einer größeren Fläche. Hierdurch kann der freiliegende Hoden nahezu vollständig mit dem M. gracilis bedeckt werden. Einnähen der Lappenplastik mit Polyglactin der Stärke 3-0, sodass beide Hoden bedeckt sind. Im Bereich der Hebedefekte zunächst Spülung und anschließend Blutstillung, bis Blutrockenheit herrscht. Einlage einer großlumigen Redondrainage in den Hebedefekt. Schichtweiser Wundverschluss mit Polyglactin-Subdermalnähten der Stärke 2-0 und 3-0. Hautverschluss mittels Klammernähten. Dopplersonografische Kontrolle nach Einbringen des Gracilislappens. Hierbei ergibt sich ein starkes Dopplersignal, eine Stieltorsion bzw. Knickbildung lässt sich ausschließen.

Nun Spalthautentnahme der Schichtdicke 0,2 mm vom rechten Oberschenkel mit dem Dermatom. Meshen im Verhältnis 1:1,5, Zurechtschneiden und Fixieren mittels Hautklammertackern auf den Muskellappen skrotal. Zusätzliche fortlaufende Fixierung des Transplantats mit Polypropylen der Stärke 5-0. Steriler Verband am Neoskrotum. Anlage eines sterilen Verbands im Bereich des Hebebereichs und elastische Wickelung beider Beine.

Verlegung in den Aufwachraum.

Nachbehandlung
Neoskrotum freilagern, elastische Wickelung der Entnahmestelle zur Seromprophylaxe, Thromboseprophylaxe bis zur vollständigen Mobilisierung, Überknüpfverband nach fünf Tagen entfernen, Klammernahtentfernung nach abgeschlossener Einheilung des Spalthauttransplantats ab dem 14. postoperativen Tag.

Anmerkungen
- Die Gracilislappenplastik ist besonders vorteilhaft bei infizierten Wunden, da der gut durchblutete Muskelanteil zur Infektkontrolle beiträgt.
- Als gestielter Lappen eignet sie sich zur Rekonstruktion komplexer 3D-Defekte im Genitalbereich.
- Sekundäre distale Gefäßäste (einer bis vier) ermöglichen eine sichere Rotation bis zum Knie, wobei die variable intramuskuläre Gefäßanatomie bei der Planung berücksichtigt werden muss.
- Der Gefäßstiel des Gracilis zeigt eine ausgeprägte Neigung zum Vasospasmus.
- *Skrotaldefekte:*
  - Die Lappenrekonstruktion bietet Vorteile wie sofortige Defektdeckung, dauerhaften Hodenschutz und geringere Kontrakturraten. Sie wird bei Defekten >50 % des Skrotums oder mit Ausdehnung darüber hinaus empfohlen. Die ästhetische Bewertung ist uneinheitlich, da Lappen dicker als Skrotalhaut sind.
  - Für Defekte <50 % ohne spannungsfreien Primärverschluss sind Skrotalverschiebelappen oder sekundäre Wundheilung bevorzugt. Ein eindeutiger Vorteil der Lappen- gegenüber der Hauttransplantation bei freiliegenden Hoden ist bisher nicht belegt.

Literatur
Hsu H, Lin CM, Sun TB, Cheng LF, Chien SH (2007) Unilateral gracilis myofasciocutaneous advancement flap for single stage reconstruction of scrotal and perineal defects. J Plast Reconstr Aesthet Surg 60(9):1055–9

Pusic AL, Mehrara BJ (2006) Vaginal reconstruction: an algorithm approach to defect classification and flap reconstruction. J Surg Oncol 94(6):515–21

Whetzel TP, Lechtman AN (1997) The gracilis myofasciocutaneous flap: vascular anatomy and clinical application. Plast Reconstr Surg 99(6):1642–52

Wong DS (2014) Reconstruction of the perineum. Ann Plast Surg 73(Suppl1):74–81

15.5.2 Leistenlappenplastik (Syn: SCIA-[superficial circumflexa iliac artery-]Lappenplastik)

Varianten Distal gestielte Faszienlappenplastik, Insellappenplastik, proximal gestielte, freie Lappenplastik, adipokutane Lappenplastik (suprafasziale Präparation), Perforatorvariante, Composite-osteokutane Lappenplastik, Kombination mit anderen Lappenplastiken (z. B. SIEA-Lappenplastik).

Indikation Rekonstruktion Skrotum, Vagina, Penis, komplexe Hand-/Unterarmverletzungen (z. B. Deckung multipler Fingerdefekte mit Splittung in Tochterlappen, simultane Defektdeckung Hohlhand und Handrücken mit vertikaler Splittung, Deglovement), Neophalloplastik (bei Aphalie), Phalloplastik (Transgenderchirurgie).

Aufklärung Mehrzeitiges Verfahren (Lappendurchtrennung und -anpassung), Gelenksteifheit durch die erforderliche Ruhigstellung (drei bis vier Wochen), insbesondere Schultersteifheit (Frozen Shoulder) bei älteren Patienten, Hämatom, Serombildung, Wundheilungsstörung, Perfusionsstörung, venöse Stauung, Teillappennekrose, Lappenverlust, Syndaktylisierung, Sensibilitätsstörung, Infekt, Abszessbildung, postoperative Bewegungseinschränkungen der betroffenen Extremität insbesondere bei mangelnder Compliance, Entnahmestellenmorbidität.

Anzeichnung Orientierung an den anatomischen Leitstrukturen: Spina iliaca anterior superior, Ligamentum inguinale und der tastbare Puls der A. femoralis. Die zentrale Gefäßachse des Lappens folgt dem Verlauf der A. circumflexa ilium superficialis, welche 2–2,5 cm parallel und kaudal des Leistenbands verläuft. Lappenanzeichnung unter dopplersonografischer Bestimmung der Gefäßachsenposition (maximale Breite 7–8 cm zur Primärverschlussfähigkeit des Hebedefekts).

Operationsschritte (Defekt ipsilateraler Unterarm)

Operation in Allgemeinnarkose. Kontrollierte Rückenlagerung des Patienten mit leichter Hüftabduktion sowie Auslagerung der betroffenen ipsilateralen Extremität am angebauten Armtisch unter adäquater Abpolsterung aller druckbelasteten Körperstellen. Steriles Abwaschen und Abdecken des OP-Gebiets. Team-Timeout nach WHO-Checkliste.

Zuwenden zum Spendergebiet. Hautinzision mit dem Skalpell entlang der vorgezeichneten Schnittführung. Subkutane Präparation mit der Monopolardiathermie. Diese erfolgt zunächst epifaszial schrittweise von lateral nach medial. Dabei wird die Fascia femoris inzidiert und der Lappen schrittweise unter Schonung des axialen Gefäßstiels epifaszial mobilisiert. Im Bereich des lateralen Rands des M. sartorius erfolgt die Hebung sowie Integration der Fascia sartorii in den Lappen, um eine Verletzung der Gefäßachse im Bereich des medialen Sartoriusrands zu vermeiden. Es zeigt sich ein Gefäßstiel mit einem Kaliber von 1,5 mm und zwei Venae comitantes, die in die Vena femoralis münden. Die A. circumflexa ilium superficialis entspringt aus der A. femoralis etwa 2 cm distal des Leistenbands. Hierbei komplette Darstellung des Gefäßverlaufs an der Unterfläche des gehobenen Lappens durch Diaphanoskopie gegen die Operationsleuchte. Darstellung und Erhaltung oberflächlicher Äste der Vena saphena magna. Nach Ligatur tiefer Äste im Sartoriusbereich erfolgt die vollständige Mobilisierung des fasziokutanen Lappens. Ausgiebige Blutstillung mit der Bipolardiathermie bis zur Hämostase. Spülung des Hebedefekts bzw. Empfängergebiets. Sorgfältige Lappenausdünnung vor dem Einbringen in die Defektzone.

Anschließend Einpassen sowie Einnähen des gehobenen Leistenlappens im Empfängerbereich am ipsilateralen Unterarm. Einlage einer 12-Ch-Redondrainage und Ausleiten von intraläsional nach lateral. Einnähen des Lappens in der débridierten Defektzone mittels Polyglactinfäden der Stärke 3-0 in Einzelknopfnahttechnik sowie Hautverschluss mittels monofilen Polypropylenfadens der Stärke 4-0. Rundstielformung des verbleibenden Hautweichteilmantels medial. Der Hebedefekt kann bei einer Breite von 8 cm primär verschlossen werden, wobei die Nahtreihe entlang der Regio inguinalis zu liegen kommt. Steriler Verband. Einlage von Kompressen zwischen Lappenstiel sowie Leistenbeuge zur Vermeidung von Hautmazerationen durch Haut-auf-Haut-Kontakt.

Verlegung in den Aufwachraum.

Nachbehandlung

Lagerung des ipsilateralen Arms unter Entlastung des Gefäßstiels (keine Scherkräfte, kein lokaler Druck), initial engmaschiges bzw. stündliches klinisches (Hautturgor, Kolorit, Temperatur, Rekapillarisierung) sowie dopplersonografisches Lappenmonitoring der Kapillarfüllung, Temperatur und Dopplersonografie des Stiels. Lappenstieldurchtrennung nach drei Wochen bei ausreichender Autonomisierung der Lappenperfusion. Ab dem siebten bis zehnten postoperativen Tag ischämische Lappenkonditionierung durch schrittweises Abklemmen des Stiels mit einer Darmklemme (beginnend mit 3×5 min/Tag, Steigerung auf 3×60 min/Tag). Rundstieldurchtrennung nach Abschluss der ischämischen Konditionierung nach 21 Tagen, frühzeitige physio- sowie ergotherapeutische Mobilisierung.

Anmerkungen

- Der Leistenlappen wurde in seiner axial gestielten Variante im Jahr 1972 vom McGregor und Jackson beschrieben.
- Die A. circumflexa ilium superficialis entspringt etwa 2,5 cm unterhalb des Leistenbands aus der A. femoralis. Rund 1,5 cm nach ihrem Ursprung teilt sie sich in einen oberflächlichen und einen tiefen Ast. Die Perforatorvariante kann abhängig von proximalen und/oder distalen Perforatoren aus diesen Gefäßen entnommen werden.
- Die optimale Positionierung des Lappens sieht vor, dass 1/3 oberhalb und 2/3 unterhalb des Leistenbands platziert werden. Diese Anordnung berücksichtigt den Verlauf der A. circumflexa ilium superficialis, die teilweise oberhalb des Leistenbands verläuft und somit die Blutversorgung des Lappens sicherstellt.
- Die Rundstielbildung schützt das Gewebe vor Austrocknung und ermöglicht die spätere ischämische Lappenkonditionierung durch Abklemmung.
- Bei multiplen Fingerdefekten wird der laterale Lappenanteil in „Tochterlappen" gesplittet, um Syndaktylisierung und spätere zweizeitige Phalangealisierung zu vermeiden. Dabei ist ein Längen-zu-Breiten-Verhältnis von 2:3 der Subeinheiten zu beachten.

- Nachteile des Lappens: eingeschränkte Mobilität postoperativ, mehrere Eingriffe nötig, hohe Patientenkooperation erforderlich, kurze und variable Gefäßanatomie (A. circumflexa ilium superficialis), die die Präparation erschwert, fehlende Sensibilität, eingeschränkte Eignung als freie Lappenplastik.

Literatur

Abdelrahman M, Zelken J, Huang RW, Hsu CC, Lin CH, Lin YT, Lin CH (2018) Suprafascial dissection of the pedicled groin flap: A safe and practical approach to flap harvest. Microsurgery 38(5):458–465

Al-Qattan MM, Al-Qattan AM (2016) Defining the indications of pedicled groin and abdominal flaps in hand reconstruction in the current microsurgery Era. J Hand Surg Am 41(9):917–27

Boczar D, Huayllani MT, Saleem HY, Cinotto G, Avila FR, Kassis S, et al (2021) Surgical techniques of phalloplasty in transgender patients: a systematic review. Ann Transl Med 9(7):607

Oliveira DEG, da Cruz ML, Liguori R, Garrone G, Leslie B, Ottoni SL, et al (2016) Neophalloplasty in boys with aphallia: A systematic review. J Pediatr Urol 12(1):19–24

Rosti A, Ammar A, Pignatti M, Molteni G, Franchi A, Cipriani R, et al (2024) SCIP flap in head and neck reconstruction after oncologic ablative surgery: a systematic review. Eur Arch Otorhinolaryngol 81(3):1083–1093

Wagner RD, Carr L, Netscher DT (2020) Current indications for abdominal-based flaps in hand and forearm reconstruction. Injury 51(12):2916–2921

15.5.3 Pudendal-Thigh-Lappenplastik (Syn: Singapore-Lappenplastik)

Varianten Neurovaskuläre fasziokutane Lappenplastik, Insellappenplastik, bilaterale Variante, Perforatorvariante, anterior/posterior gestielt, Modifikation nach Woods.

Indikation Rekonstruktion Perineum: Vagina (Vaginalatresie, Vaginalstenose, retrovaginale Fistel [z. B. nach Radiatio], Tumorresektion), Neo-Urethra, (Peno)Skrotum (z. B. Fournier'sche Gangrän), Dekubituschirurgie (Sitzbeindekubitus).

Aufklärung Wundheilungsstörung, Wunddehiszenz, Hämatom, Serom, Perfusionsstörung, Teillappennekrose, Lappenverlust, Infekt, Haarwachstum, Folgeeingriffe.

Operationsschritte

Operation in Allgemeinnarkose. Steinschnittlagerung mit Abpolsterung der Druckpunkte. Steriles Abwaschen und Abdecken des OP-Gebiets. Team-Timeout nach WHO-Checkliste. Zuwenden skrotal. Es zeigt sich ein ca. 10×6 cm großer Hautweichteildefekt des dorsalen Skrotums mit freiliegenden Testis. Entschluss zur Versorgung mittels dorsal gestielter neurovaskulärer Pudendal-Thigh-Lappenplastik vom linken Oberschenkel.

Markierung eines 15×6 cm großen Lappens mit dem proximalen Lappenrand auf Höhe der Skroto-Perineal-Übergangszone. Der Lappen wird direkt lateral der Oberschenkelfalte markiert. Hautinzision entlang der Markierung unter Mitnahme der A. perinealis superficialis. Die Präparation beginnt von ventral nach dorsal unter Mitnahme der Fascia profunda femoris sowie des Epimysiums der Adduktorenmuskulatur. Dorsal wird die Präparation suprafaszial für weitere 4 cm fortgesetzt. Hierbei sichere Schonung der Nervi perineales. Die Lappenplastik zeigt eine adäquate Durchblutung bis in die Lappenspitze. Der Lappen wird um ca. 70° nach medial rotiert und anschließend in den Defekt eingeschwenkt, sodass dieser vollständig und spannungsfrei verschlossen werden kann. Blutstillung, bis Bluttrockenheit herrscht. Einnähen mit Polyglactin-Einzelknopfnähten der Stärke 3-0. Hautnaht mit Poliglecapron-25 der Stärke 4-0 intrakutan fortlaufend. Zuwenden zur Entnahmestelle. Großflächige Dehnungsplastik und schichtweiser Verschluss der Weichteile mit Polyglactin-Einzelknopfnähten der Stärke 3-0. Hautverschluss mit Poliglecapron-25 der Stärke 4-0. Erneute Überprüfung der adäquaten Lappenperfusion, welche gegeben ist. Aufhebung der Lagerung. Steriler Verband.

Verlegung in den Aufwachraum.

Nachbehandlung

Lappenkontrollen, Bettruhe mit leichter Beinadduktion für sieben Tage, Thromboseprophylaxe.

Anmerkungen

- Die maximale Lappengröße beträgt 6×15 cm.
- Es handelt sich um eine axial gestielte, neurovaskuläre Lappenplastik. Die Blutversorgung erfolgt durch Äste der A. perinealis superficialis (Rami labiales posteriores [Frau], Rami scrotales posteriores [Mann]). Die sensible Innervation erfolgt über die Nervi perineales (Nervi labiales posteriores [Frau], Nervi scrotales posteriores [Mann]).
- Bei Insellappen erfolgt eine Teildeepithelisierung des Lappens. Bei der Modifikation nach Woods des Singapore-Lappens werden die Labien durchtrennt.
- Bei Frauen entspricht die Commissura labiorum posterior der dorsalen Begrenzung des Lappens.
- Bei Männern werden die Nervi genitofemoralis und ilioinguinalis im Bereich der distalen Lappenpräparation durchtrennt. Der N. perinealis superficialis bleib erhalten und versorgt den gesamten Lappen als peninsulärer Verschiebelappen sensibel.

Literatur

Karaçal N, Livaoglu M, Kutlu N, Arvas L (2007) Scrotum reconstruction with neurovascular pedicled pudendal thigh flaps. Urology 70(1):170–2

Monstrey S, Blondeel P, Van Landuyt K, Verpaele A, Tonnard P, Matton G (2001) The versatility of the pudendal thigh fasciocutaneous flap used as an island flap. Plast Reconstr Surg 107(3):719–25

Pusic AL, Mehrara BJ. Vaginal reconstruction: an algorithm approach to defect classification and flap reconstruction. J Surg Oncol. 2006;94(6):515–21

Wee JT, Joseph VT (1989) A new technique of vaginal reconstruction using neurovascular pudendal-thigh flaps: a preliminary report. Plast Reconstr Surg 83(4):701–9

Woods JE, Alter G, Meland B, et al (1992) Experience with vaginal reconstruction utilizing the modified Singapore flap. Plast Reconstr Surg 90:270–4

16.1 Gestielte Lappenplastiken

16.1.1 Gastrocnemiuslappenplastik

Varianten Medialer/lateraler Gastrocnemiuslappen, proximal/distal gestielte Muskellappenplastik, myokutaner Lappen, chimärer Lappen, freier Lappen, Kombination mit Soleuslappenplastik.

Indikation *Proximal gestielte Variante:* Defektdeckung im Bereich des proximalen Tibiadrittels sowie der Vorder- und Medialseite des Knies (bis 15 cm kranial des Kniegelenks), ggf. mit Sehnenrekonstruktion. *Distal gestielte Variante (obsolet):* Defektdeckung im Bereich des mittleren und distalen Unterschenkeldrittels.

Aufklärung Teillappennekrose, Lappenverlust, Wundheilungsstörung, Infekt (10 %), Sensibilitätsstörung, Serombildung, Kraftverlust, Bewegungseinschränkung, kosmetische Störung (Spenderstelle: sichtbare Narbe, Konturdeformität. Empfängerstelle: initiale Schwellung, danach 70–80 % Volumenabnahme durch Muskelatrophie).

Operationsschritte (proximal gestielte mediale Gastrocnemiuslappenplastik)
Präoperativ erfolgt die Anzeichnung des Patienten unter dopplersonografischer Kontrolle bzw. Hautmarkierung des dominanten Gefäßstiels der A. suralis media. Operation in Allgemeinnarkose. Kontrollierte Rückenlagerung. Außenrotation der betroffenen Extremität, leichte Adduktion der Hüfte, leichte Beugestellung im Knie. Abpolsterung der Druckpunkte. Steriles Abwaschen und Abdecken des OP-Gebiets. Team-Timeout nach WHO-Checkliste.

Zuwenden zum Defekt. Radikales Débridement der nicht erkennbaren Schichten. Es zeigt sich ein 8×8 cm großer Defekt mit freiliegendem Knochen. Entschluss zur Gastrocnemiuslappenplastik. Ca. 15 cm lange Hautinzision entsprechend der präoperativen Markierung, ca. 2 cm dorsal des posteromedialen Rands der Tibia. Schnitterweiterung nach proximal bis in die Fossa poplitea sowie nach distal ca. 8 cm vom Malleolus medialis entfernt. Subkutane Präparation sowie Darstellung der Fascia cruris und der Vena saphena magna. Letztere wird samt Begleitnerv abpräpariert sowie mit dem Langenbeck-Haken weiter nach medial beiseitegehalten. Scharfe Durchtrennung der Fascia cruris mit dem 15er-Skalpell. Darstellung des medialen Kopfs des Musculus gastrocnemius. In der intermuskulären Schicht zwischen Musculus soleus und gastrocnemius, ventrale Mobilisierung des medialen Gastrocnemiusmuskelbauchs und Darstellen des Übergangs in die Achillessehne. Digitales Ausweiten sowie stumpfe Präparation in der intermuskulären Ebene. Im posterioren Unterschenkelkompartiment Identifizieren des M. plantaris, welcher epimuskulär des M. soleus schräg verläuft. Des Weiteren Identifizieren des N. suralis, welcher an der Rückfläche des medialen Gastrocnemiuskopfs verläuft. Nach proximal erfolgt die dorsale Mobilisierung ebenfalls teils spitz, teils stumpf sowie digital bis zur sicheren Darstellung der proximalen Perforatoren. Die Raphe zwischen dem lateralen und medialen Gastrocnemiusbauch kann nun sicher dargestellt werden und wird mit der monopolaren Diathermie vollständig durchtrennt. Hierbei Schonen des neurovaskulären Stiels. Darauffolgend distales Absetzen des medialen Gastrocnemiusbauchs am Übergang zur Achillessehne. Der mediale Muskelbauch wird schrittweise von distal nach proximal in der intermuskulären Ebene abgehoben. Durchtrennen der Aponeurose zwischen beiden Gastrocnemiusköpfen.

Nun Zuwenden zum proximalen Lappenanteil. Subtile Mobilisierung des gesamten medialen Muskelbauchs unter weiterer Schonung der Perforatoren. Im proximalen Muskelabschnitt Identifizieren des motorischen Nervenasts, welcher durchtrennt sowie kauterisiert wird. Der gehobene Muskellappen kann nun probatorisch spannungsfrei in den präpatellaren Hautweichteildefekt hineingeschwenkt werden. Hineinrotieren des Lappens unter subkutaner Tunnelung. Dies gelingt problemlos. Überprüfung der Lappen-perfusion, welche bis in die distale Spitze gegeben ist. Blut-stillung, bis Bluttrockenheit herrscht. Fixierung des Lap-pens mittels Auszugsnähten mit Polypropylenfäden der Stärke 3-0. Einnähen mittels Polyglactin-Einzelknopfnähten der Stärke 3-0.

Entschluss zur Spalthautentnahme. Diese erfolgt mit dem Dermatom vom ipsilateralen proximalen Ober-schenkel. Meshen 1:1,5 und Zurechtschneiden auf den Lappen. Auflage des Transplantats auf dem Muskellappen und Fixierung mittels Klammernähten. Schichtweiser Ver-schluss des Hebedefekts nach nochmaliger Spülung. Sub-kutannaht mittels Polyglactin-Einzelknopfnähten der Stärke 3-0. Hautverschluss mittels Polypropylen-Einzelknopf-nähten der Stärke 3-0. Anlage eines lockeren, sterilen Ver-bands sowie Anlage einer Ober-Unterschenkelschiene.

Verlegung in den Aufwachraum.

Nachbehandlung
Regelmäßige Lappenkontrollen. Schiene für zwei Wochen.

Anmerkungen

- Der M. gastrocnemius besteht aus einem medialen und lateralen Kopf, die jeweils durch die Aa. surales aus der A. poplitea versorgt werden. Die Gefäßversorgung ent-spricht dem Typ I nach Mathes und Nahai, was eine se-parate Mobilisierung jedes Kopfs am neurovaskulären Stiel ermöglicht. Der mediale Kopf erstreckt sich bis 5 cm oberhalb des distalen Niveaus des medialen Mal-leolus, während der laterale Kopf 10 cm oberhalb des distalen Niveaus des lateralen Malleolus reicht.
- Der mediale Kopf hat eine Länge von 15–20 cm und eine Breite von ungefähr 8 cm. Die Dicke des Lappens beträgt im proximalen Bereich 2–3 cm und verringert sich deutlich in Richtung distaler Bereich. Der laterale Kopf ist 12–17 cm lang und etwa 6 cm breit. Auch hier beträgt die Lappendicke proximal 2–3 cm und nimmt nach distal merklich ab.

- Der mediale Kopf findet häufiger Verwendung auf-grund seines längeren Muskelbauchs und größeren Rotationsbogens. Der laterale Kopf erreicht aufgrund anatomischer Einschränkungen und Größenunterschiede keine Defekte an der medialen Seite des Unterschenkels.
- Zur Vergrößerung des Deckungsareals können ver-schiedene Techniken angewandt werden:
  - Posteriorer Mittellinienschnitt (zwischen den Köpfen)
  - Multiple Querinzisionen der Muskelaponeurose
  - Durchtrennung des proximalen Sehnenursprungs
  - Kombination mit einem distalen Hautlappen
  - Rotation unter den Sehnen des M. semitendinosus und M. gracilis

Literatur
Atchabahian A, Masquelet AC (1996) The distally based medial gastrocnemius flap: case report and anatomic study. Plast Reconstr Surg. 98(7):1253–1257
Bibbo C (2020) The gastrocnemius flap for lower extremity reconstruction. Clin Podiatr Med Surg 37(4):609–619
Gupta R, Weisberger J, Herzog I, Roth J, Lee ES (2024) Utilization of the gastrocnemius flap for post-traumatic knee reconstruction: a systematic review. Eur J Orthop Surg Traumatol 34(5):2255–2261
Hierner R (2008) Die Musculus-gastrocnemius-Lappen-plastiken. Oper Orthop Traumatol 20(2):128–144
Masquelet AC, Gilbert A (2020) Atlas der Lappenplastiken in der Chirurgie der Extremitäten. Berlin, Springer, S 122–126
Matuszewski PE, Ulrich GL (2023) How to get the most out of your gastrocnemius and soleus flaps. OTA Int 6(4 Suppl):e255
Walton Z, Armstrong M, Traven S, Leddy L (2017) Pedic-led rotational medial and lateral gastrocnemius flaps: surgi-cal technique. J Am Acad Orthop Surg 25(11):744–751

16.1.2 Gestielte Peroneus-brevis Lappenplastik

Varianten Distal-gestielte Muskellappenplastik, distal-gestielte osteomuskuläre Lappenplastik, proximal-gestielte Muskellappenplastik, proximal-gestielte osteomuskuläre Lappenplastik, Visierlappenplastik, gestielte/freie myokutane Lappenplastik, ggf. Kombination mit Spalthauttransplantation, Skarifizierung der Muskelfaszie zur Erweiterung der Lappenreichweite.

Indikation Insbesondere bei älteren, multimorbiden und schwer kranken Risikopatienten sowie für Diabetiker, da die Durchblutung nicht kompromittiert wird.

- *Distal gestielte Muskellappenplastik (häufigste Variante):* Defektdeckung im Bereich des distalen Unterschenkeldrittels (Malleolus lateralis, Sprunggelenk, Achillessehne, Ferse, bis zur Basis des 5. Metatarsale reichend). Mit subperiostaler Hebung kann der Muskellappen für Pseudarthrosen im distalen Fibulabereich angesetzt werden.
- *Proximal gestielte Muskellappenplastik:* Defektdeckung im Bereich des distalen und mittleren Unterschenkeldrittels (prätibialer Integumentdefekt, Achillessehnenrekonstruktion).

Aufklärung Perfusionsstörung (Lappenspitze), venöse Stauung, Teillappennekrose (10–20 %), Lappenverlust (5 %), Spalthautverlust, Wundheilungsstörung, Sensibilitätsstörung, Notwendigkeit einer Spalthautdeckung im Hebedefektbereich, begrenzte Reichweite des Lappens, funktionelle Einschränkung.

Operationsschritte (distal-gestielte Musculus-peroneus-brevis-Lappenplastik bei freiliegender Fibula nach distaler Unterschenkelfraktur rechts)

Operation in Allgemeinnarkose. Kontrollierte Linksseitenlagerung mit Abpolsterung der Druckpunkte. Steriles Abwaschen und Abdecken des OP-Gebiets mit Anlage einer sterilen Stockinette zur Abdeckung des Vorfußes. Team-Timeout nach WHO-Checkliste.

Zuwenden zur betroffenen Extremität. Zunächst Entfernung des aufliegenden VAC-Verbands. Abstrichentnahme. Inspektion des Befunds. Es zeigt sich ein 3×3 cm großer Defekt mit freiliegender Plattenosteosynthese über dem Malleolus lateralis. Radikales Wundgrund- sowie Wundranddébridement. Entschluss zur Defektdeckung mittels Musculus-peroneus-brevis-Lappenplastik.

Anzeichnung der geplanten Schnittführung. Hautinzision von 25 cm Länge direkt über der Fibula beginnend ca. 5 cm proximal der Außenknöchelspitze.

Subkutane Präparation durch das Subkutangewebe und Spaltung der Fascia cruris am lateralen Unterschenkel unter sicherer Schonung des Durchtrittspunkts des R. superficialis nervi peronei nach epifaszial im distalen Drittel der Inzision. Einsetzen des Wundspreizers unter Retraktion des Peroneus longus nach dorsal und Abpräparieren des tendinösen und muskulären Anteils von darunterliegendem M. peroneus brevis. Im proximalen Anteil Identifizierung der jeweiligen motorischen Nervenäste. Durchtrennung des Asts zum M. peroneus brevis und schonende Retraktion des Asts zum M. peroneus longus. Der M. peroneus brevis wird nun komplett sichtbar. Vollständiges Darstellen des M. peroneus brevis bis zu seinem proximalen Ursprung am lateralen Rand der distalen 2/3 der Fibula und dem angrenzenden Septum intermusculare anterius. Fortführung der Präparation und Darstellen des distalen, kaliberstarken Perforators am Übergang des distalen zum mittleren Drittel des M. peroneus brevis. Nun wird der Muskel von der Fibula sukzessiv bis zum distalen isolierten Perforator gelöst. Dies erfolgt unter Respektieren des M. extensor digitorum longus nach ventral sowie des M. soleus im posterioren Unterschenkelkompartiment nach dorsal. Durchtrennen des Muskelursprungs im mittleren Drittel der Fibula und Fortführung der subperiostalen Präparation nach distal. Währenddessen Identifizierung und Ligatur sämtlicher einstrahlender Gefäßäste aus der A. tibialis anterior. Inzision des Periosts auf der Fibula entlang des anterioren Septums und am proximalen Muskelursprung. Nun hängt der Muskellappen an der Sehne und dem Septum intermusculare posterius. Mikrochirurgische Aufarbeitung der Gefäßachse für die Erweiterung des Lappenrotationsbogens um den Umschlagpunkt. Hiermit wird eine Kompromittierung der Lappenvaskularisierung durch mögliche Torsion bzw. Knickbildung vermieden.

Einschwenken in die Defektzone, sodass die periosteale Muskelfläche am Wundgrund liegt. Somit zeigt sich die gegebene Lappenreichweite zur Weichteildeckung der freiliegenden funktionellen Strukturen d. h. der Sehne des M. peroneus longus nach proximal sowie des freiliegenden Malleolus lateralis ausreichend. Der entstandene Integumentdefekt lässt sich mit dem gehobenen Lappen vollständig spannungsfrei bedecken. Fixierung des Lappens mittels Polyglactin-Einzelknopfnähten der Stärke 3-0. Ausgiebige Wundspülung. Schichtweiser Wundverschluss der Entnahmestelle durch Subkutannähte mit Polyglactinfäden der Stärke 3-0 und Klammernähte. Nun Entnahme der Spalthaut vom ipsilateralen proximalen lateralen Oberschenkel mit dem Dermatom nach Ausmessen des zu deckenden Defektareals über dem Malleolus lateralis. Meshen 1:1.5. Fixierung der transplantierten Spalthaut mittels Klammernähten. Schichtweiser Defektverschluss inklusive der Faszie. Anlage eines sterilen Kompressen- und Watteverbands sowie einer Unterschenkel-Castschiene zur Vermeidung von Spannungs- und Scherkräften im OP-Situs.

Verlegung in den Aufwachraum.

Nachbehandlung

Engmaschige Lappenkontrollen.

Anmerkungen

- Die duale Blutversorgung aus der A. tibialis anterior und der A. fibularis ermöglicht eine proximale und distale Stielung sowie ein vaskuläres „Supercharging".
- Gelegentlich kann es dazu sinnvoll sein, die Muskelsehne zu durchtrennen und den Lappen nur am Gefäß zu rotieren.
- Die muskuläre Funktionseinbuße wird durch die Funktion des M. peroneus longus kompensiert.
- Oft empfiehlt es sich allerdings aufgrund der zu erwartenden Schwellung, die Hautbrücke zu öffnen, um Perfusionsstörungen zu vermeiden.
- Der M. peroneus brevis wird daran identifiziert, dass seine Muskelfasern weiter nach distal reichen. Die Sehne des M. peroneus longus, die oberhalb des M. peroneus brevis liegt, wird abpräpariert und beiseitegehalten.
- Bei der osteomuskulären proximal gestielten Lappenplastik ist der Rotationsradius des Knochenanteils wesentlich kleiner als der des Muskels.
- Im Rahmen der chirurgischen Präparation werden die V. saphena parva sowie der N. cutaneus dorsalis lateralis distal dargestellt.

Literatur

Bach AD, Leffler M, Kneser U, Kopp J, Horch RE (2007) The versatility of the distally based peroneus brevis muscle flap in reconstructive surgery of the foot and lower leg. Ann Plast Surg 58(4):397–404

Ensat F, Hladik M, Larcher L, Mattiassich G, Wechselberger G (2014) The distally based peroneus brevis muscle flap-clinical series and review of the literature. Microsurgery 34(3):203–208

Giessler GA, Schmidt AB (2013) Die Musculus-peroneus-brevis-Lappenplastiken. Oper Orthop Traumatol 25(2):131–144

Jakubietz RG, Jakubietz DF, Gruenert JG, Schmidt K, Meffert RH, Jakubietz MG (2010) Reconstruction of soft tissue defects of the Achilles tendon with rotation flaps, pedicled propeller flaps and free perforator flaps. Microsurgery 30(8):608–613

Mégevand V, Scampa M, Suva D, Kalbermatten DF, Oranges CM (2024) Versatility of the peroneus brevis muscle flap for distal leg, ankle, and foot defects: a comprehensive review. JPRAS Open 41:230–239

Mirtschink T, Niederbichler AD, Fischborn T, Vogt PM (2021) Zirkulärer Weichteildefekt nach prolongiertem Belassen eines Tourniquets am Unterschenkel. Unfallchirurg 124(5):414–418

Nava CM, Martineau J, Suva D, Kalbermatten DF, Oranges CM (2023) Distally based peroneus brevis flap: reconstruction of complex soft-tissue defects with bony infection of the lateral malleolus. J Plast Reconstr Aesthet Surg 76(3):1007–1013

Schmidt AB, Giessler GA (2010) The muscular and the new osteomuscular composite peroneus brevis flap: experiences from 109 cases. Plast Reconstr Surg 126(3):924–932

Vaienti L, Cottone G, Zaccaria G, Rampino Cordaro E, Amendola F (2022) One-step approach for infections after achilles tendon open repair: the distally based peroneus brevis muscle flap. Int J Low Extrem Wounds 21(4):436–442

16.1.3 Suralislappenplastik

Varianten Fasziokutane Lappenplastik, Insellappenplastik (adipofasziale Variante), distal gestielte (reverse) Suralislappenplastik, perforatorbasierte Variante (gestielt an spezifischen Perforatorgefäßen und angewendet als Propeller-, Verschiebe- oder V-Y-Lappenplastik), Cross-Leg-Suralislappenplastik, zweizeitiges Verfahren (Delay-Technik).

Indikation Defektdeckung im Bereich des distalen Unterschenkels (Defekte mit Breite <8 cm), einschließlich Ferse, Malleolen und Teilen des Fußrückens, bei exponierten neurovaskulären Strukturen, Knochen, Gelenken und Sehnen, insbesondere wenn freie Lappenplastiken kontraindiziert sind oder die notwendige mikrochirurgische Expertise fehlt. Sie ist auch für die Versorgung einsatzbedingter Defektwunden geeignet.

Aufklärung Venöse Stauung (8 %), Teillappennekrose (15 %), Lappenverlust (3 %), Wundheilungsstörung, Wunddehiszenz, Hebestellenmorbidität, Verletzungen des N. suralis, Sensibilitätsstörung, Neurom, komplexes regionales Schmerzsyndrom (CRPS), Kompartmentsyndrom, Bewegungseinschränkung, Folgeeingriffe.

Operationsschritte (distal gestielte Suralislappenplastik bei ca. 2×4 cm großem Hautweichteildefekt mit freiliegender Achillessehne im Z.n. Achillessehnennaht)
Operation in Allgemeinnarkose. Kontrollierte Bauchlagerung mit Abpolsterung der Druckpunkte. Steriles Abwaschen und Abdecken des OP-Gebiets. Team-Timeout nach WHO-Checkliste. Die zu operierende Seite lässt sich anhand des vorliegenden Defekts identifizieren. Single-Shot-Antibiose.

Zuwenden zum betroffenen Unterschenkel. Zunächst dopplersonografische Identifizierung und Markierung des am weitesten distal liegenden Perforators der A. fibularis sowie des Lappendrehpunkts ca. 4–5 cm kranial des Malleolus lateralis. Anzeichnen der geplanten Schnittführung dorsal. Die Anzeichnung der fasziokutanen Lappeninsel erfolgt über dem distalen Muskelabschnitt des M. gastrocnemius. Schichtenübergreifendes Débridement der Haut, Unterhaut sowie der Faszien- und Sehnenstrukturen nach vorherigem Entfernen des einliegenden Fadenmaterials. Anschließend Inspektion des Befunds. Es zeigt sich ein ca. 2×4 cm großer Hautweichteildefekt mit freiliegenden Sehnen.

Proximal Inzision sowie Umschneiden der Lappeninsel. Subkutane Präparation mit der Präparierschere. Aufgehen auf die Faszie und Durchtrennen derselben. In der Tiefe wird der Nervus suralis mit Begleitarterie sowie die Vena saphena parva aufgesucht und proximal ligiert. Intramuskuläres Versenken des proximalen Nervenstumpfs nach Infiltration mit Lokalanästhetikum. Es erfolgt nun die zentrale Hautinzision vom kaudalen Pol der Lappenhautinsel bis zum Lappendrehpunkt. Weitere subfasziale Mobilisierung der Lappenplastik unter Einschluss der Fascia cruris sowie der Gefäßachsen nach distal. Kleine, aus der A. fibularis entspringende Gefäßäste werden durchtrennt und entweder elektrokoaguliert oder ligiert. Die weitere Präparation erfolgt bis auf eine Höhe von ca. 5 cm kranial des Malleolus lateralis. Hierbei Identifizieren des distalen Perforatorgefäßes, welches den Drehpunkt darstellt. Einschwenken des Lappens in den Defekt. Der Rotationsbogen erlaubt die vollständige spannungsfreie Deckung der Ferse. Die Lappenplastik weist stets eine adäquate Durchblutung bis in Lappenspitze auf. Darauffolgend Inzision des Hautareals zwischen Lappenplastik und Defekt, um den Stiel zu versenken. Ausgiebige Wundspülung. Blutstillung, bis Bluttrockenheit herrscht. Schichtweiser Wundverschluss mit Polyglactin der Stärke 3-0 sowie Klammernaht. Das Einnähen der Lappenplastik erfolgt mit Polypropylenfäden der Stärke 3-0 in Einzelknopfnahttechnik. Nochmalige Kontrolle auf Bluttrockenheit, welche gegeben ist.

Zuwenden zum Hebedefekt. Spannungsfreier Wundverschluss im Stielbereich mit Polypropylen 3-0. Hingegen erfolgt die Defektdeckung im Bereich der Hautinsel sowie am Drehpunkt des Stiels mittels Spalthauttransplantation vom ipsilateralen proximalen lateralen Oberschenkel. Meshen 1:1,5. Zurechtschneiden und Fixieren der Transplantate mit Klammernähten. Anbringen eines Überknüpfverbands.

Erneute Überprüfung der adäquaten Lappenperfusion, welche gegeben ist. Dopplersonografisch ergibt sich ein kräftiges Signal. Auflage einer Paraffingaze sowie von sterilen Kompressen. Mullwickelung, Anlage einer Unterschenkelschiene unter Aussparung der Lappenplastik. Lockere Beinwickelung mit einer Mullbinde.

Verlegung in den Aufwachraum.

Nachbehandlung
Regelmäßige Lappenkontrollen.

Anmerkungen

- *Relevante Anatomie:*
  - Leitstruktur bei der Präparation der Lappenplastik ist der N. suralis, ein rein sensibler Nerv, der entlang des dorsalen Unterschenkels verläuft.
  - Der Drehpunkt der Lappenplastik befindet sich meist ca. 5 cm proximal des Malleolus lateralis und sollte präoperativ dopplersonografisch dargestellt werden.

– Die Wahl der Hautinsel der Lappenplastik erfolgt je nach Defektlokalisierung relativ zum Drehpunkt in den distalen zwei Dritteln des dorsalen Unterschenkels entlang der Achse des N. suralis.
– Der venöse Abfluss erfolgt hauptsächlich über die V. saphena parva. Zudem existieren zahlreiche kleinere Vv. concomitantes, die parallel zur V. saphena parva verlaufen und den venösen Abfluss unterstützen bzw. bei Ligatur derselben diesen übernehmen können.

- *Durchblutung:* Zur anterograden Perfusion der Hautinsel dienen mehrere Perforatoren aus der A. mediana suralis superficialis, die kurz nach der Perforation der Unterschenkelfaszie abgegeben werden. Darüber hinaus werden zur retrograden Perfusion der Suralislappenplastik septokutane Perforatoren der A. fibularis und A. tibialis posterior genutzt.
- *Komplikationen:* Die Gesamtkomplikationsrate liegt laut einer systematischen Überprüfung bei etwa 25 %. Die häufigste Komplikation ist die venöse Stauung. Technische Modifikationen wie eine Erhöhung der Stielbreite auf mindestens 4 cm können die venöse Drainage verbessern und die Überlebensrate des Lappens erhöhen. Zur Verbesserung des venösen Abflusses kann zudem der Lappenstiel mit aufliegender Haut gehoben werden.
- *Delay:* Da die venöse Kongestion die häufigste Komplikation darstellt, bringt die Verbesserung des arteriellen Zuflusses durch Delay keinen Vorteil.

Literatur

Crowe CS, Cho DY, Kneib CJ, Morrison SD, Friedrich JB, Keys KA (2019) Strategies for reconstruction of the plantar surface of the foot: a systematic review of the literature. Plast Reconstr Surg 143(4):1223–1244

Daar DA, Abdou SA, David JA, Kirby DJ, Wilson SC, Saadeh PB (2020) Revisiting the reverse sural artery flap in distal lower extremity reconstruction: a systematic review and risk analysis. Ann Plast Surg 84(4):463–470

Donski PK, Fogdestam I (1983) Distally based fasciocutaneous flap from the sural region. A preliminary report. Scand J Plast Reconstr Surg 17(3):191–196

Fischer T, Kammer E, Noever G (2003) Die distal gestielte Suralis-Insellappenplastik zur Defektdeckung an der distalen unteren Extremität. Oper Orthop Traumatol 15(2):124–137

Jeng SF, Shih HS, Papadakis M (2022) Plantar forefoot reconstruction: a proposal of a management algorithm based on a case series analysis: plantar forefoot reconstruction. J Plast Reconstr Aesthet Surg 75(1):173–182

Johnson L, Liette MD, Green C, Rodriguez P, Masadeh S (2020) The reverse sural artery flap: a reliable and versatile flap for wound coverage of the distal lower extremity and hindfoot. Clin Podiatr Med Surg 37(4):699–726

Schmidt K, Jakubietz M, Meffert R, Gilbert F, Jordan M, Jakubietz R (2020) The reverse sural artery flap- How do modifications boost its reliability? A systematic analysis of the literature. JPRAS Open 26:1–7

Tripathee S, Basnet SJ, Lamichhane A, Hariani L (2022) How safe is reverse sural flap?: a systematic review. Eplasty 22:e18

16.1.4 Hemisoleuslappenplastik

Varianten Proximal gestielter medialer Hemisoleusmuskellappen, distal gestielter medialer Hemisoleusmuskellappen. distal gestielter Soleusmuskellappen (obsolet), Propellerlappen, zweizeitiges Vorgehen (Anlage dermaler Ersatzmatrix auf den Lappen und Spalthauttransplantation nach sieben bis 14 Tagen).

Indikation Defektdeckung des mittleren bzw. distalen Unterschenkeldrittels, wenn eine freie Lappenplastik kontraindiziert/nicht möglich ist.

Aufklärung Wundheilungsstörung, Teillappennekrose, Lappenverlust, funktionelle Einbußen, massige Lappenerscheinung, Hypästhesie, Parästhesie, Notwendigkeit einer Spalthauttransplantation.

Operationsschritte (proximal gestielter medialer Hemisoleusmuskellappen bei Defekt am ventralen mittleren Unterschenkeldrittel)
Operation in Allgemeinnarkose. Kontrollierte Rückenlagerung des Patienten mit Außenrotation des zu operierenden Unterschenkels und ca. 70- bis 80°-gradiger Flexion im ipsilateralen Kniegelenk. Abpolsterung der Druckpunkte. Steriles Abwaschen und Abdecken des OP-Gebiets. Team-Timeout nach WHO-Checkliste.

Zunächst Anzeichnen der geplanten Schnittführung entlang der gedachten Linie zwischen dem Malleolus medialis und dem medialen Kniegelenk, hier Inzision ca. 1 cm dorsal der medialen hinteren Tibiakante. Identifizieren und Schonen des

N. saphenus bzw. der V. saphena magna. Weitere subkutane Präparation, teils mit der Schere und teils scharf mit dem Messer. Eröffnen der Fascia cruris, Eintritt in das oberflächliche posteriore Muskelkompartiment. Hierbei Identifizierung des M. gastrocnemius sowie ventral dessen des M. soleus. Stumpfe und atraumatische Präparation der beiden Muskelbäuche voneinander in der avaskulären intermuskulären Schicht. Ein distaler Perforator kann nicht geschont werden und wird ligiert. Die interkompartimentelle intermuskuläre Faszie wird aufrechterhalten, das Tibialis-posterior-Gefäß-Nerven-Bündel bleibt intakt. Komplettierung der Anhebung des Muskels nach anterior und medial.

Zuwenden nach distal. Digitales Ablösen der Soleusaponeurose von der tiefen Gastrocnemiusaponeurose. Durchtrennung der Hemisoleusmuskelfasern von deren Insertion in der Achillessehne im muskulotendinösen Übergang. Anschließend Lösung des medialen Soleusanteils von der lateralen Hälfte des Muskels durch Spaltung direkt lateral der zentralen Raphe, sodass die intermuskuläre Arterie im medialen Hemisoleuslappen erhalten bleibt. Abpräparieren des medioventralen Hemisoleus von der Tibia ventral. Darstellen des primären Gefäßstiels der Lappenplastik proximal sowie des Sekundärstiels in kaudaler Richtung. Im Laufe der Lappenanhebung werden zahlreiche kleine distale Äste bipolarisch koaguliert. Inzision der Hautbrücke zwischen Lappen und Defekt am ventralen Unterschenkel. Einrotieren und Einschwenken des Muskellappens in den Defekt am ventralen mittleren Unterschenkeldrittel, welcher sich vollständig bedecken lässt. Fixierung des Lappens mittels Polyglactin-Einzelknopfnähten der Stärke 3-0. Entschluss zur Spalthautentnahme. Diese erfolgt mit dem Dermatom vom ipsilateralen proximalen Oberschenkel. Hautschichtdicke 0,2 mm, Meshen 1:1,5. Zurechtschneiden auf den vitalen Hemisoleuslappen. Auflage des Transplantats auf dem Muskellappen und Fixierung mittels Klammernähten. Schichtweiser Verschluss des Hebedefekts nach nochmaliger Spülung. Subkutannaht mittels Polyglactin-Einzelknopfnähten der Stärke 3-0. Hautverschluss mittels Klammernähten. Anlage eines lockeren, sterilen Verbands sowie Anlage einer Unterschenkelschiene.

Verlegung in den Aufwachraum.

Nachbehandlung

Regelmäßige Lappenkontrollen, Schiene für zwei Wochen.

Anmerkungen

- Soleus- vs Hemisoleuslappen: Es ist nicht erforderlich, den gesamten Muskel zu nutzen, da dies den Rotationsbogen einschränkt. Daher ist die bevorzugte Methode, den Muskel über die zentrale Raphe zu teilen, um die Reichweite des Lappens um bis zu 15 cm zu erhöhen. Wenn die mediale Hälfte des Muskels entnommen wird und der laterale Hemisoleus erhalten bleibt, bleibt die Plantarflexionskraft bestehen, obwohl diese im Vergleich zum präoperativen Zustand verringert ist.
- Die Blutversorgung des medialen Kopfs erfolgt über Perforatoren der A. tibialis posterior, während der laterale Kopf durch Perforatoren der A. fibularis versorgt wird. Die Gefäßversorgung entspricht der Typ-II-Versorgung nach der Mathes-Nahai-Klassifikation (ein dominanter und ein bis zwei nichtdominante Gefäßstiele). Die kleinen Perforatoren verlaufen im distalen Drittel der unteren Extremität oberflächlicher, weshalb bei der Dissektion Vorsicht geboten ist, um Verletzungen zu vermeiden.
- *Relevante Anatomie: Zwei Leitstrukturen:*
  - Der Trennpunkt zwischen Gastrocnemius und Soleus, der 2–3 cm unterhalb der Tuberositas tibiae liegt und vom medialen Malleolus bis zur Tibia markiert wird.
  - Die Plantarissehne, die sich zwischen dem Gastrocnemius- und dem Soleusmuskel befindet.
- Die Spaltung des Epimysiums kann zu einem Lappenlängengewinn führen.
- Ein distal gestielter, medialer Hemisoleuslappen kann auch zur Defektdeckung am distalen Unterschenkel angehoben werden. Dabei werden die distalen Minorperforatoren der A. tibialis posterior für die Stielung verwendet.

Literatur

Delgado Perez JA, Rodriguez P, Liette MD, Masadeh S (2020) Medial hemisoleus flap for middle third of the tibia defects. Clin Podiatr Med Surg 37(4):621–630

Fisal AA, Abdel-Hamid Romeih M, Younes LM, El-Rosasy M, Rodriguez P, Liette MD, Masadeh S (2020) Distally based medial hemisoleus muscle flap for wound coverage in the distal third of the leg. Clin Podiatr Med Surg 37(4):631–647

Pu LLQ (2021). Locoregional flaps in lower extremity reconstruction. Clin Plast Surg 48(2):157–171

Saleh DMG, Shaker AA, Alrefahi M, Estawrow MA (2023) The reversed flow hemisoleus propeller muscle flap. Ann Plast Surg 90(1):76–81

Song P, Pu LLQ (2018) The soleus muscle flap: an overview of its clinical applications for lower extremity reconstruction. Ann Plast Surg 81(6 S Suppl 1):S109–S116

Unluer Z, Al-Ajam Y, Al-Benna S (2018) Functional outcome after reconstruction of traumatic soft tissue defects in the lower half of the leg with distally based medial hemisoleus muscle flaps: a case series and literature review. Ann Plast Surg 81(4):468–471

16.1.5 Plantaris-medialis-Lappenplastik (Syn: Instep-Lappenplastik)

Varianten Proximal-gestielte neurovaskuläre Arteria-plantaris-medialis-Lappenplastik, Insellappenplastik/mit bestehenbleibender Hautbrücke, distal gestielte Variante (Y-V-Prozedur mit Ligieren der A. tibialis posterior vor der Bifurkation, Propellerlappenplastik mit Ligieren nach der Bifurkation, Perforatorvariante), freie Lappenplastik (zur Rekonstruktion der Gegenseite), kombinierte Plantaris-medialis- und Medialis-pedis-Chimärenlappenplastik.

Indikation Belastungsstabile Rekonstruktion der Fußsohle, Fersenrekonstruktion, Verbrennungskontrakturen, Defekte bis zum Caput ossis metatarsi reichend (distal gestielte Variante).

Aufklärung Venöse Stauung (15 %), Wundheilungsstörung/Rezidiv, Teillappennekrose, Lappenverlust (10 %), Infekt, Folgeeingriffe. Hebestellenmorbidität: Parästhesie, Hypästhesie, Wunddehiszenz, kosmetische Störung, Verschluss der Entnahmestelle, ggf. mit Notwendigkeit einer Spalthauttransplantation.

Operationsschritte (distal gestielte Lappenplastik)

Operation in Allgemeinnarkose/Plexusanästhesie. Rückenlagerung mit Auslagerung der zu operierenden Extremität auf einem Armtisch nach Abpolsterung der Druckpunkte. Steriles Abwaschen und Abdecken des OP-Gebiets. Team-Timeout nach WHO-Checkliste. Die zu operierende Seite ist markiert und lässt sich auch anhand des vorliegenden Defekts identifizieren. Single-Shot-Antibiose.

Zuwenden zum betroffenen Unterschenkel. Es zeigt sich ein 3×3 cm großer Defekt am Großzehenballen. Entschluss zur Defektdeckung mittels distal gestielter Arteria-plantaris-medialis-Insellappenplastik. Zunächst dopplersonografische Identifizierung und Markierung der Gefäßachse retromalleolär medial. Umschneiden der Lappeninsel. Präparation in die Tiefe unter Einschluss der Muskelfaszie des M. abductor hallucis medial sowie der Plantaraponeurose lateral. Fortsetzen der Präparation bis die A. medialis plantaris dargestellt und eingeschlossen wird. Hierbei sichere Schonung des N. digitalis plantaris propri medialis halluci. Überprüfung des retrograden Blutflusses durch vorübergehende Okklusion des Gefäßes. Bei ausreichender Perfusion Durchtrennung der Arterie direkt proximal der Bifurkation der A. tibialis posterior. Anteriore Präparation des Stiels und schrittweise Anhebung des Lappens unter Erhalten des perivaskulären Fetts und Durchtrennung des Subkutangewebes. Einschwenken des Lappens in den Defekt, welcher sich vollständig verschließen lässt. Die Lappenplastik weist stets eine adäquate Durchblutung bis in Lappenspitze auf. Darauffolgend Inzision des Hautareals zwischen Lappenplastik und Defekt, um den Stiel zu versenken. Ausgiebige Wundspülung. Blutstillung, bis Bluttrockenheit herrscht. Schichtweiser Wundverschluss mit Polyglactin- sowie Polypropylen-Einzelknopfnähten der Stärke 3-0.

Zuwenden zum Hebedefekt. Spannungsfreier Wundverschluss im Stielbereich mit Polypropylen der Stärke 3-0. Hingegen erfolgt die Defektdeckung im Bereich der Hautinsel mittels Spalthauttransplantation vom ipsilateralen proximalen lateralen Oberschenkel. Meshen 1:1,5. Zurechtschneiden und Fixieren des Transplantats mit Klammernähten. Anbringen eines Überknüpfverbands.

Erneute Überprüfung der adäquaten Lappenperfusion, welche gegeben ist. Dopplersonografisch ergibt sich ein kräftiges Signal. Auflage einer Paraffingaze sowie von sterilen Kompressen. Mullwickelung, Anlage einer Unterschenkelschiene unter Aussparung der Lappenplastik. Lockere Beinwickelung mit einer Mullbinde.

Verlegung in den Aufwachraum.

Nachbehandlung

Regelmäßige Lappenkontrollen.

Anmerkungen

- *Relevante Anatomie:*
  - Die durchschnittliche Länge der A. tibialis posterior, gemessen vom distalen Ende des Malleolus medialis bis zur Bifurkation in die A. plantaris medialis und A. plantaris lateralis, beträgt 2,7 cm, wobei die A. plantaris medialis gewöhnlich kleiner ist als die A. plantaris lateralis.
  - Zu Beginn verläuft die A. medialis plantaris anterior zwischen dem M. flexor digitorum brevis und dem M. abductor hallicis, wobei sie beide Muskeln versorgt. Sie verläuft parallel und unterhalb der Sehne des M. flexor hallucis longus. Auf Höhe des Talonavikulargelenks teilt sie sich in einen oberflächlichen und einen tiefen Ast. Die durchschnittliche Länge zwischen dem Ursprung und der Teilung der A. medialis plantaris beträgt 3 cm.
  - Die Perforatoräste entstehen in etwa bei 1,25 cm, 2,5 cm und 3,5 cm vom Ursprung des superfiziellen Asts, wobei der proximalste Perforator vermutlich aus der A. medialis plantaris stammt.
- *Distal gestielte Lappenplastik (Klassifikation nach Bonte):*
  - Typ 1 (Y-V-Variante, retrograder Fluss): Die A. tibialis posterior wird direkt vor der Bifurkation ligiert, wodurch ein Y-förmiges, vaskuläres Muster in ein V-förmiges umgewandelt wird. Diese Technik ist die einzige Möglichkeit, um Defekte in sehr distalen Bereichen zu behandeln, und bietet gleichzeitig das geringste Risiko für Komplikationen.
  - Typ 2 (Propellervariante, retrograder Fluss): Hier wird das Gefäß nach der Bifurkation ligiert. Die Blutversorgung erfolgt durch Anastomosen zwischen der A. dorsalis pedis, der Arterie des ersten Zwischenraums der Metatarsalia und der A. medialis plantaris, über den tiefen Plantarbogen.
  - Typ 3 (Perforatorvariante, normograder Fluss, als Verschiebe- oder Propellerlappenplastik): Die Blutversorgung erfolgt durch die Perforatoren der A. plantaris medialis oder durch die intermetatarsalen Gefäße (einschließlich der medialen Plantararterie des Großzehs). Diese Lappenplastik erhält das Hauptgefäß und ist nicht auf retrograde vaskuläre Verbindungen angewiesen, weist jedoch eine deutlich geringere Verschieblichkeit auf.
- Unzureichende Venenklappen können zu venöser Stauung führen. Dieses Problem kann durch „Supercharging" gelöst werden, indem die Begleitvene des Lappens mit der ersten Vena plantaris medialis verbunden wird. Eine Skelettierung der distalen A. medialis plantaris ist nicht empfohlen.

Literatur

Bonte A, Bertheuil N, Menez T, Grolleau JL, Herlin C, Chaput B (2018) distally based medial plantar flap: a classification of the surgical techniques. J Foot Ankle Surg 57(6):1230–1237

Guillier D, Cherubino M, Oranges CM, Giordano S, Raffoul W, di Summa PG (2020) Systematic reappraisal of the reverse-flow medial plantar flap: from vascular anatomical concepts to surgical applications. J Plast Reconstr Aesthet Surg 73(3):421–433

Jeng SF, Shih HS, Papadakis M (2022) Plantar forefoot reconstruction: a proposal of a management algorithm based on a case series analysis. J Plast Reconstr Aesthet Surg 75(1):173–182

Liette MD, Ellabban MA, Rodriguez P, Bibbo C, Masadeh S (2020) Medial plantar artery flap for wound coverage of the weight-bearing surface of the heel. Clin Podiatr Med Surg 37(4):751–764

16.1.6 Neurovaskuläre Zehen-Pulpa-Lappenplastik

Varianten Homodigitale V-Y-Lappenplastik, Hemi-Pulpa-Transpositionslappenplastik, freie Lappenplastik, Großzehen-/Zweite-Zehen-Variante.

Indikation Defektdeckung distaler Großzeh (homodigitale V-Y-Lappenplastik), Defektdeckung plantarer Vorfuß (<10 cm^2, Hemi-Pulpa-Lappenplastik), Rekonstruktion Finger-/Daumendefekte (freie Lappenplastik).

Aufklärung Venöse Stauung, Wundheilungsstörung, Teillappennekrose, Lappenverlust, Infekt, Folgeeingriffe. Hebestellenmorbidität: Parästhesie, Hypästhesie, Wunddehiszenz, kosmetische Störung, Verschluss der Entnahmestelle ggf. mit Notwendigkeit einer Spalthauttransplantation (bei Lappenbreite >2 cm).

Operationsschritte (Hemi-Pulpa-Transpositionslappenplastik)

Operation in Allgemeinnarkose/Plexusanästhesie. Rückenlagerung mit Abpolsterung der Druckpunkte. Steriles Abwaschen und Abdecken des OP-Gebiets. Team-Timeout nach WHO-Checkliste. Die zu operierende Seite lässt sich anhand des vorliegenden Defekts identifizieren.

Zuwenden plantar. Es zeigt sich ein ca. 2×3 cm großer Vorfußdefekt. Entschluss zur Rekonstruktion mittels neurovaskulärer Pulpalappenplastik vom Großzeh.

Lokalisierung der A. digitalis plantaris propria mittels Dopplergerät. Markierung einer 2×3 cm großen, spindelförmigen Hautinzision dorsolateral fibularseitig, bis in den Interdigitalraum reichend, sodass der Lappen die Arterie und ca. 30 % der Weichteilarkade umfasst. Hautinzision entlang der Markierung. Präparation in die Tiefe bis zum Periost. Hebung des Lappens von distal nach proximal unter Einschluss des Gefäß-Nerven-Bündels (A. und N. digitalis plantaris propria/us). Subtile Blutstillung. Transposition des Lappens in den Defekt nach vorheriger Inzision der Hautbrücke zwischen Lappen und Defekt. Der Defekt lässt sich dadurch vollständig verschließen. Kontrolle auf Bluttrockenheit, welche gegeben ist. Fixierung des Lappens mittels Polypropylen-Einzelknopfnähten der Stärke 4-0. Schichtweiser Verschluss der Hebestelle nach großflächiger Dehnungsplastik mittels Polypropylen-Einzelknopfnähten der Stärke 4-0. Steriler Verband.

Verlegung in den Aufwachraum.

Nachbehandlung

Regelmäßige Lappenkontrollen, abschwellende Maßnahmen.

Anmerkungen

- Hebedefekte mit Breite <2 cm können fast immer primär verschlossen werden.
- pAVK stellt eine Kontraindikation für diese Lappenplastik dar.
- Die Länge der homodigitalen V-Y-Lappenplastik beträgt ca. 1 cm.
- Der Lappen kann um 90–180° rotiert werden, sodass er die gesamte Vorfußfläche mit glatter Haut bedecken kann.

Literatur

Cheng LF, Lee JT, Wu MS (2019) Lateral toe pulp flap used in reconstruction of distal dorsal toe defect: case report and review of the literature. Ann Plast Surg 82(1S Suppl 1):S136–S139

Hung CT, Lee JT, Wu MS, Cheng LF (2024) Reconstruction of plantar forefoot area with lateral toe pulp flap: case report and literature review. Plast Reconstr Surg Glob Open 12(3):e5654

Jeng SF, Shih HS, Papadakis M (2022) Plantar forefoot reconstruction: a proposal of a management algorithm based on a case series analysis. J Plast Reconstr Aesthet Surg 75(1):173–182

16.2 Operative Versorgung bei Unguis incarnatus

16.2.1 Nagelkeilexzision mit partieller Matrixektomie nach Baudens (Emmert-Plastik?)

Indikation Unguis incarnatus.

Varianten Modifikation nach Gosselin (elliptische Resektion), Kombination Nagelkeilexzision mit chemischer Matrixektomie mittels Phenol.

Aufklärung Rezidiv (25 %), Infekt, Spaltnagelbildung, rezidivierende Infektionen.

Operationsschritte

Operation in Lokalanästhesie. Rückenlagerung. Steriles Abwaschen und Abdecken des OP-Gebiets. Team-Timeout nach WHO-Checkliste.

Zuwenden zum Großzeh. Zunächst Inspektion des Befunds. Es besteht ein Unguis incarnatus mit lokaler florider Infektion. Entschluss zur Emmert-Plastik.

Setzen einer lokalen Infiltrationsanästhesie mit 1 % Lidocainlösung, 1:100.000 versetzt mit Adrenalin. Überprüfung der Wirkung nach adäquater Einwirkzeit. Anbringen eines abgeschnittenen Handschuhfingerlings an der Zehenbasis im Sinne einer Blutsperre. Aufstellen des Fußes und Zuwenden zum fibularseitigen Nagelrand der betroffenen Großzehe.

Inzision vom Rand des Nagelwalls nach lateroproximal bis auf die Nagelplatte. Abschieben des Weichgewebes und Darstellen des Nagelplattenrands sowie der germinativen Matrix. Streng längsaxiale Durchtrennung der Nagelplatte ca. 3–4 mm medial des Nagelrands mittels Messer und Schere sowie Resektion des Unguis incarnatus. Ausrottung des darunterliegenden Nagelbetts sowie der germinativen Matrix mittels Messer. Ausgiebiges Débridement der so entstandenen, keilförmigen Rinne mit einem scharfen Löffel. Verödung der Regio germinativa mittels Bipolarpinzette. Schichtweiser Wundverschluss mittels Polydioxanon- Einzelknopfnähten der Stärke 4-0 und Prolene-Rückstichnähten der Stärke 3-0. Zuwenden zum tibialseitigen Nagelrand. Hier gleiches Vorgehen und ebenso problemlose Durchführung einer Emmert-Plastik. Im Anschluss Lösen der Zehenblutsperre ohne sichtbare relevante Blutung. Steriler Verband aus Fettgaze, Kompressen, Mull.

Anmerkungen

- Unter dem Begriff Emmert-Plastik versteht man die Resektion des Nagelwalls mit Entfernung des angrenzenden Nagelrands sowie Matrixektomie. Die Bezeichnung ist historisch unkorrekt, da Emmert von einer Nagelresektion abgeraten hat.
- Das Verfahren in seiner heutigen Form (mit partieller Matrixektomie) wurde offenbar erstmals im Jahr 1850 von Jean Baudens (1804–1857), einem französischen Chirurgen aus dem Militärhospital Val de Grace, beschrieben.
- Einige Autoren raten zur Phenolisierung (für 1 min) der Nagelmatrix zur Vorbeugung von Rezidiven. Die Phenolisierung weist im Vergleich zur Keilexzision eine signifikant geringere Rezidivrate, jedoch eine höhere Infektionsrate auf.
- Die Evidenz spricht gegen eine orale Antibiotikatherapie bei eingewachsenen Zehennägeln.
- Postoperative Behandlung mit Povidon-Jod, Hydrogel, Paraffingazen zeigte keinen Unterschied der Infektionsrate, der Schmerzen und der Wundheilung.

Literatur

Baudens J (1850) Ongle incarné (par J Moulard). La Gazette de l'hôpital 20

Emmert C (1869) Zur Operation des eingewachsenen Zehennagels. Arch Klin Chir 11:266–277

Exley V, Jones K, O'Carroll G, Watson J, Backhouse M (2023) A systematic review and meta-analysis of randomised controlled trials on surgical treatments for ingrown toenails part I: recurrence and relief of symptoms. J Foot Ankle Res 16(1):35

Haneke E (2002) Ingrown and pincer nails: evaluation and treatment. Dermatol Ther 15(2):148–158

Papadakis M (2022) Chirurgie der Haut und der Hautanhangsgebilde. In: Klinikleitfaden Allgemeinchirurgie Viszeralchirurgie. Urban & Fischer, S 317

Rammelt S, Grass R, Zwipp H (2003) Zur Behandlung des eingewachsenen Zehennagels – Was ist eine Emmert-Plastik? Der Chirurg 3(74):239–243

Reyzelman AM, Trombello KA, Vayser DJ, Armstrong DG, Harkless LB (2000) Are antibiotics necessary in the treatment of locally infected ingrown toenails? Arch Fam Med 9(9):930–932

16.3 Amputationen

16.3.1 Zehenamputation

Indikation Gangrän, Sepsis, pAVK IV, diabetische Fußinfektion, maligne Tumoren.

Aufklärung Infekt, Nachamputation (30 %), zunehmende Zehenfehlstellung.

Operationsschritte (Exartikulation im Grundgelenk am Hallux)

Operation in Allgemeinnarkose/Plexusanästhesie/Lokalanästhesie. Rückenlagerung mit Abpolsterung der Druckpunkte. Steriles Abwaschen und Abdecken des OP-Gebiets. Team-Timeout nach WHO-Checkliste. Die zu operierende Seite lässt sich anhand der vorliegenden Gangrän identifizieren.

Zuwenden zum betroffenen Großzeh. Bei vollschichtiger Gangrän Entschluss zur Exartikulation im Grundgelenk. Aufstellen des Fußes. Dorsaler Schnitt über dem Grundgelenk zur Nekrosenabtragung. Ablösung des Knochens von den Weichteilen mit dem Raspatorium unter Schonung der plantaren Weichteile im Sinne eines möglichst nach distal ziehenden plantaren Lappens. Zirkuläre Freilegung des Mittelfußknochens und Exartikulation mit der Zange. Abgabe des Präparats zur histologischen Begutachtung. Abrunden des MFK-1-Kopfs sowohl medial als auch plantar mit der Luer-Zange und der Knochenfeile. Débridement des Wundgrunds. Ausgiebige Wundspülung mit 0,9 % NaCl. Der abgerundete Knochenstumpf lässt sich vom plantaren Hautweichteillappen spannungslos verschließen, sodass auf die Entfernung der Sesambeine mit der plantaren Sehnenplatte verzichtet werden kann. Blutstillung, bis Bluttrockenheit herrscht. Einschwenken des plantaren Lappens und spannungsfreier Verschluss mittels Polypropylen-Einzelknopfnähten (Stärke 4-0), sodass die Nähte dorsal zu liegen kommen. Steriler Verband.

Verlegung in den Aufwachraum.

Nachbehandlung
Ggf. sekundäre Wundheilung möglich.

Anmerkungen

- Nur an der Großzehe ermöglicht die Exartikulation im Interphalangealgelenk oder die Amputation durch das Grundglied die Bildung funktioneller Stümpfe ohne Fehlstellung. Dabei sollten die distalen Kondylen auf die Breite der Diaphyse abgerundet werden.
- Bei einer Exartikulation im Grundgelenk sollte der Kopf des Metatarsale I medial und plantar abgerundet werden. Ausreichend Haut ist zu belassen, da am 1. Strahl eine starke Retraktion auftreten kann. Die Entfernung der Sesambeine und der plantaren Sehnenplatte erfolgt nur bei Notwendigkeit für einen spannungsfreien Hautverschluss.
- Die Zehen II–V werden in der Regel auf der MFK-Höhe amputiert.
- Eine histologische Begutachtung des Amputats wird aus forensischen Gründen immer empfohlen.
- Schwere Infektionen, Isolation von Pseudomonas aeruginosa und Escherichia coli sowie eine verlängerte Prothrombinzeit sind mit einer höheren Prävalenz von Nachamputationen verbunden, während Adipositas und ein erhöhter Hämoglobinspiegel das Risiko cincr Nachamputation verringern.

Literatur

Baumgartner R, Greitemann B (2016) Untere Extremität – Spezielle Amputationschirurgie und Prothesenversorgung. Amputation und Prothesenversorgung. Georg Thieme Verlag, S 253–256
Víquez-Molina G, Aragón-Sánchez J, Villalobos-Vargas M, Alvarado-Prado R, Romero-Zuñiga JJ (2023) Risk factors associated with failure of toe amputation in diabetic foot infections. Int J Low Extrem Wounds 15347346231207679

16.3.2 Vorfußamputation

Varianten Transmetatarsale Vorfußamputation, Lisfranc-Gelenklinie, Chopart-Gelenklinie, Bona-Jaeger-Gelenklinie.

Indikation Gangrän, Sepsis, pAVK IV, diabetische Fußinfektion, maligne Tumoren.

Aufklärung Infekt (16 %), Nachamputation (33 %), Wundheilungsstörung (33 %), Mortalität (3 %), sekundäre Spitz-/Supinationsfehlstellung.

Operationsschritte (transmetatarsale Vorfußamputation)
Operation in Allgemeinnarkose/Plexusanästhesie. Rückenlagerung mit Abpolsterung der Druckpunkte. Steriles Abwaschen und Abdecken des OP-Gebiets. Team-Timeout nach WHO-Checkliste. Die zu operierende Seite lässt sich anhand der vorliegenden Gangrän identifizieren.

Zuwenden zum betroffenen Fuß. Bei vollschichtiger Gangrän Entschluss zur Vorfußamputation. Aufstellen des Fußes. Quere dorsale Hautinzision über der Basis der Metatarsalia. Präparation in die Tiefe und Bildung eines dorsalen Hautweichteillappens in einem Zug bis auf die Knochen. Seitliche Schnitterweiterung nach plantar. Quere Periostinzision. Ablösung des Knochens mit dem Raspatorium unter Schonung der Dorsalis-pedis-Gefäße und -Nerven. Einsetzen des Hohmann-Hakens. Schräge Knochendurchtrennung mit der oszillierenden Säge unter ständiger Kühlung. Herunterklappen des Amputats nach plantar und Setzen des Sohlenlappens unter Spannung mittels eines scharfen Hakens. Vervollständigung der Amputation auf Spongiosaniveau durch Lösen des Sohlenlappens von der Rückfläche der Metatarsalia. Abgabe des Amputats zur histologischen Begutachtung. Prüfung der Lappenlänge. Abrunden der Metatarsalia sowohl dorsal als auch plantar mit der Luer-Zange. Spalten der Sehnenscheiden. Kürzen der langen Sehnen an der Basis des Lappens. Débridement des Wundgrunds. Ausgiebige Wundspülung mit 0,9 % NaCl. Der abgerundete Knochenstumpf lässt sich vom plantaren Hautweichteillappen spannungslos verschließen. Blutstillung bis Bluttrockenheit herrscht. Einschwenken des plantaren Lappens nach vorheriger Einlage einer Queren-Easy-Flow-Drainage. Spannungsfreier Verschluss mittels Polypropylen-Einzelknopfnähten der Stärke 4-0, sodass die Nähte dorsal zu liegen kommen. Steriler Verband.

Verlegung in den Aufwachraum.

Nachbehandlung
Frühzeitige Mobilisierung mit Fuß-Unterschenkel-Orthese, definitive Prothese nach Bellmann drei bis sechs Wochen postoperativ.

Anmerkungen

- Eine Re-Amputation auf Unterschenkelhöhe kommt nach Chopart-Amputation häufiger vor.
- Der Chopart-Stumpf sollte frühzeitig in Neutralstellung stabilisiert werden, um spätere Fehlstellungen zu verhindern, die sich nachteilig auf die Prothesenversorgung auswirken könnten.

Literatur
Ammendola M, Sacco R, Butrico L, Sammarco G, de Franciscis S, Serra R (2017) The care of transmetatarsal amputation in diabetic foot gangrene. Int Wound J 14(1):9–15
Baumgartner R, Greitemann B (2016) Untere Extremität – Spezielle Amputationschirurgie und Prothesenversorgung. Amputation und Prothesenversorgung. Georg Thieme Verlag, S 265–268
Coye T, Ansert E, Suludere MA, Chung J, Kang GE, Lavery LA (2024) Healing rates and outcomes following closed transmetatarsal amputations: a systematic review and random effects meta-analysis of proportions. Wound Repair Regen 32(2):182–191
Thorud JC, Jupiter DC, Lorenzana J, Nguyen TT, Shibuya N (2016) Reoperation and reamputation after transmetatarsal amputation: a systematic review and meta-analysis. J Foot Ankle Surg 55(5):1007–1012

16.3.3 Unterschenkelamputation (Syn: transtibiale Amputation)

Varianten Burgess-Technik, modifizierte Burgess-Technik (vollständige Resektion des M. soleus), Brückner-Technik (vollständige Resektion der Fibula, der fibularen Muskelgruppe des M. tibialis anterior sowie Verlagerung des M. gastrocnemius medialis).

Indikation Gangrän, Sepsis, pAVK IV, diabetische Fußinfektion, maligne Tumoren.

Aufklärung Infekt, Nachamputation, Wundheilungsstörung, Phantomschmerzen.

Operationsschritte (Unterschenkelamputation nach Burgess)
Operation in Allgemeinnarkose/Plexusanästhesie. Rückenlagerung mit Abpolsterung der Druckpunkte. Steriles Abwaschen und Abdecken des OP-Gebiets. Team-Timeout nach WHO-Checkliste. Die zu operierende Seite lässt sich anhand des vorliegenden nachnekrotisierten Vorfußamputationsstumpfes identifizieren.

Zuwenden zur betroffenen Extremität. Aufstellen des Fußes. Markierung eines langen, dorsalen Lappens, der ca. 12–14 cm distal der geplanten Absetzungsstelle der Tibia verläuft. Inzision der Haut, der Subkutis und der darunterliegenden Muskelfaszien auf der ganzen Länge unter sicherer Schonung der V. saphena magna. Zuwenden ventral. Schrittweise quere Durchtrennung der Peronealmuskulatur nach digitalem Unterfahren. Freilegung und Ligieren der Peronealgefäße. Absetzung des N. peroneus weiter proximal. Freilegung der Fibula, der Tibia sowie der ventralen Seite der Membrana interossea. Inzision des Periosts an der vorgesehenen Schnittfläche. Ablösung des Knochens mit einem Raspatorium. Zuwenden zur Fibula. Leicht schräges Durchsägen der Fibula in einer von medial nach lateral aufsteigenden Ebene mit der os-zillierenden Säge unter kontinuierlicher Kühlung. Anschließend Zuwenden zur Tibia. Hier gerade Osteotomie mit der oszil-lierenden Säge, sodass die Tibia etwa 10 mm länger der Fibula wird. Herunterklappen des Amputats um 90° nach unten zum Spannen der Weichteile. Einbringen des Amputationsmessers. Lösen der Weichteile entlang der Knochenrückfläche sowie der Hautinzision und Vervollständigung der Amputation. Abgabe des Amputats zur histologischen Begutachtung. Aus-giebige Wundspülung mit 0,9 % NaCl. Aufsuchen und digitales Herauspräparieren des M. soleus, welcher vollständig ent-fernt wird. Aufsuchen des N. suralis an der Spitze des dorsalen Lappens und Kürzen um 2–3 cm. Anschließend Absetzen des N. tibialis proximal 3–5 cm. Weiteres Abrunden der ventralen Tibia mit Brechen der dorsalen Kanten. Prüfung der Lappen-länge, die einen spannungsfreien Wundverschluss erlaubt. Blutstillung bis Bluttrockenheit herrscht. Zusammenbringen des ventralen und des dorsalen Lappens, sodass die Nähte ventral zu liegen kommen. Fixierung der oberflächlichen Faszie der Mm. gastrocnemii an das ventrale Periost der Tibia nach vorheriger Anlage einer Redondrainage. Hautverschluss mittels Polypropylen-Rückstichnähten der Stärke 4-0. Steriler Stumpfverband. Elastischer Wickel.

Verlegung in den Aufwachraum.

Nachbehandlung
Beinhochlagerung, frühzeitige Mobilisierung.

Anmerkungen

- Die typische Länge des Stumpfs beträgt 12–13 cm. Bei Stümpfen <8 cm ist eine vollständige Entfernung der Fibuladia-physe erforderlich.
- Die Markhöhle soll weder ausgeräumt noch mit Spongiosa oder Knochenwachs aufgefüllt werden.
- Mit der Gigli-Säge lässt sich die Tibiakante in einem Schritt gleichmäßig abrunden.
- Die Brückner-Technik führt zu einer besseren Wundheilung und funktionellen Rehabilitation als die konventionelle Burgess-Technik.

Literatur
- Baumgartner R, Greitemann B (2016) Untere Extremität – Spezielle Amputationschirurgie und Prothesenversorgung. Amputation und Prothesenversorgung. Georg Thieme Verlag, S 308–315.
- Burgess EM, Zettl JH (1969) Amputations below the knee. Artif Limbs 13(1):1–12.
- Brückner L (1992) A standardised trans-tibial amputation method following chronic occlusive arterial disease. Prosthet Orthot Int 16(3):157–162
- Stahel PF, Oberholzer A, Morgan SJ, Heyde CE (2006) Concepts of transtibial amputation: Burgess technique versus modified Brückner procedure. ANZ J Surg 76(10):942–946

16.3.4 Oberschenkelamputation

Indikation 1) Fortgeschrittene periphere arterielle Verschlusskrankheit (pAVK) im Stadium IV nach Fontaine mit Nek-rosen/Ulzerationen und Unmöglichkeit einer Verbesserung der Perfusion. 2) Kritische Beinischämie, die zu einem Multi-organversagen führen kann. 3) Akute, foudroyante, nicht beherrschbare Infektionen. 4) Schwere Traumata. 5) Osteo-myelitis. 6) Tumoren sowie Tumorrezidive und Zweittumoren, insbesondere ausgedehnte, aggressiv wachsende Weich-gewebesarkome. 7) Kongenitale Fehlbildungen. 8) Situationen, in denen eine distale Amputation, insbesondere unter Erhalt des Kniegelenks, nicht möglich ist.

Aufklärung Wundheilungsstörung, Wundinfektion, Nachblutung im Stumpfbereich, Stumpfödeme, Hämatom, Serom, Phantom- und Stumpfschmerzen, Neurombildung, Stumpfosteoporose, Muskelatrophie, Kontrakturen (Hüft- und Knie-beugekontrakturen), Dekubitus, Revision bei insuffizientem Weichteilmantel, Thromboembolie, Fettembolie, kardio-vaskuläre Komplikationen, Einschränkung der Mobilität und Selbstständigkeit, Haltungsschäden aufgrund des veränderten Stand- und Gangbilds, erschwerte Prothesenanpassung bei sehr kurzen Stümpfen, Depression, Anpassungsstörung.

Operationsschritte
Operation in Allgemeinnarkose. Rückenlagerung mit Abpolsterung der Druckpunkte. Steriles Abwaschen und Abdecken des OP-Gebiets. Hierbei Abdecken des gesamten Unterschenkels über das Knie mit steriler Stockinette. Team-Timeout

nach WHO-Checkliste. Die zu amputierende Seite ist markiert und lässt sich anhand der vorliegenden Feuchtgangrän identifizieren. Single-Shot-Antibiose mittels Breitspektrumantibiotikum.

Zuwenden zur betroffenen Extremität. Markierung der beabsichtigen Schnittführung am distalen Drittelübergang des Oberschenkels über makroskopisch gesundem Gewebe. Zunächst fischmaulförmige Hautinzision im vorgezeichneten Bereich des distalen Drittelübergangs, der vorherigen Markierung folgend. Nach dem Hautschnitt teils scharfe, teils stumpfe Präparation bis auf die Oberschenkelfaszie, zunächst auf das anteriore Kompartiment der Fascia lata unter elektrokoagulatorischen Maßnahmen mit dem Bipolar. Hierbei Identifizieren der V. saphena magna, welche ligiert und durchtrennt wird. Darauffolgend Identifizieren und beiseitehalten des M. sartorius. Stumpfe Abpräparation des Septum intermusculare femoris mediale und Erreichen der Muskelrinne. Hierlang Auffinden und Erkennung der A. femoralis. Nun von ventral aus weitere Präparation des Gefäß-Nerven-Strangs im Adduktorenkanal und nach Identifizieren der kardinalen Gefäß-Nerven-Strukturen Anklemmen und Ligatur. Durchtrennung der Quadrizepsmuskulatur bis zum knöchernen Femur. Nun stumpfes Umfahren des Femurs. Außerdem wird das Amputationsmesser dorsal des Femurs quer angebracht. Komplette Durchtrennung der rückseitigen Oberschenkelmuskulatur. Identifizierung der A. und V. profunda femoris im unteren Drittel des Oberschenkels, medial des Femurs und etwa dorsal des M. adductor longus. Hierbei werden die Gefäßstümpfe geklemmt und voneinander getrennt nach proximal präpariert. Darüber hinaus erfolgt die sichere Durchstechungsligatur beider Gefäße, ergänzt durch jeweils eine zusätzliche sichernde Ligatur. Der N. femoralis wird ebenfalls nach proximal verfolgt, nach sorgfältiger Präparation ligiert und durchtrennt.

Sodann wird das Periost weit nach ventral über das Femur geschoben. Nach Kontrolle einer ausreichenden Weichteil- und Stumpfdeckung wird das Femur mit der Gigli-Säge durchtrennt. Glättung der Femurschnittkanten mit der Raspel. Kontrolle auf Bluttrockenheit, welche herrscht. Ausgiebige Wundspülung. Das vormobilisierte Periost wird über den Absetzungsrand des Femurs gezogen und verschlossen. Schichtweiser Wundverschluss nach Einbringen und Fixierung einer Redondrainage. Anlage eines sterilen Verbands sowie Wickelung des Oberschenkelstumpfs mit einem elastokompressiven Sekundärverbands.

Verlegung in den Aufwachraum.

Nachbehandlung
Intensivbehandlung, ggf. Second-Look-Folgeeingriff bei Bedarf.

Anmerkungen

- Ein primärer Wundverschluss kann sicher durchgeführt werden, sofern eine gründliche Wundtoilette und eine adäquate Lavage des Operationssitus erfolgt sind.
- Wenn eine Unterschenkelamputation nicht möglich ist, wird meist eine Oberschenkelamputation durchgeführt, seltener eine Knieexartikulation, die funktionelle Vorteile bieten könnte. Vergleichsstudien (RCTs) fehlen.
- Die Verwendung eines Tourniquets reduziert den intraoperativen Blutverlust und verkürzt die Operationszeit, zeigt jedoch keinen Einfluss auf Gesamtblutverlust, Infektionsraten oder Mortalität. Die Entscheidung liegt beim Operateur.
- Die Verwendung eines Tourniquets führt zu einem geringeren intraoperativen Blutverlust und verkürzt die Operationsdauer. Ein signifikanter Unterschied im Gesamtblutverlust innerhalb der ersten postoperativen Tage konnte jedoch nicht festgestellt werden. Ebenso zeigen sich keine Unterschiede bei Wundinfektionsraten, Stumpfrevisionen oder Mortalität. Patienten mit Tourniquet weisen jedoch einen geringeren postoperativen Hämoglobinabfall auf. Die Entscheidung für den Einsatz einer Oberschenkelblutsperre liegt beim Operateur.

Literatur
Crane H, Boam G, Carradice D, Vanicek N, Twiddy M, Smith GE (2021) Through-knee versus above-knee amputation for vascular and non-vascular major lower limb amputations. Cochrane Database Syst Rev 12(12):CD013839

Katiyar AK, Agarwal H, Priyadarshini P, Kumar A, Kumar S, Gupta A, et al (2020) Primary vs delayed primary closure in patients undergoing lower limb amputation following trauma: a randomised control study. Int Wound J 17(2):419–428

Shea J, Smith E, Lyons M, Fricker M, Laloo R, Bosanquet DC (2024). Impact of tourniquet use in major lower limb amputation: a systematic review and meta-analysis. Eur J Vasc Endovasc Surg 68(6):759–769

Siekmann H, Irlenbusch L, Klima S, Herausgeber (2016) Operationsberichte Orthopädie und Unfallchirurgie. 2. Aufl. Springer, Heidelberg, S 327–341

17.1 Z-Plastik

Indikation Narbenkontrakturen/Narbenstränge, Narbenverlauf entgegen den Hautentspannungslinien (Winkel >40°).

Varianten Asymmetrische Z-Plastik (Schenkel/Winkel), Doppelte-Opposition-Z-Plastik (sog. Butterfly-Lappenplastik), Vierlappen-Z-Plastik, Compound-Z-Plastik, Fünflappenplastik (sog. Jumping-Man-Plastik/Dancing-Man-Plastik, s. Abschn. 17.1.1), planimetrische Z-Plastik.

Aufklärung Wunddehiszenz, Teillappennekrose, venöse Stauung, „Falltüreffekt".

Operationsschritte

Operation in Lokalanästhesie und Rückenlagerung. Steriles Abwaschen und Abdecken des OP-Gebiets. Team-Timeout nach WHO-Checkliste.

Zuwenden zur Narbenkontraktur. Zunächst Inspektion des Befunds. Es besteht ein ca. 4 cm großer Narbenstrang. Entschluss zur Narbenkorrektur mittels Z-Plastik.

Markierung zweier Hautlappen: Die alte Narbe stellt den zentralen Schenkel dar. Anzeichnen zweier gleich langer, diagonaler Schenkel mit 60°-Winkel zum zentralen. Infiltration von 10 ml einer 1 % Lidocainlösung, 1:100.000 versetzt mit Adrenalin. Ausschneiden der alten Narbe, somit wird der zentrale Schenkel erstellt. Anschließend Hautinzision zum Erstellen der lateralen Schenkel der Z-Plastik. Abpräparation der Lappen, bis sie ausreichend mobil sind. Verlagerung der Lappenspitzen, sodass die dreieckigen Lappen gegeneinander verschoben werden und die Hauptspannungslinie um 90° verlagert wird. Spannungsfreies Vernähen der Lappen miteinander mittels resorbierbaren Einzelknopfnähten der Stärke 5-0.

Beide Lappen zeigen sich stets gut durchblutet. Steriler Verband.

Anmerkungen

- *Geschichte der Prozedur:*
  - Laut Limberg, der Name Z-Plastik ist falsch, als er auf ungleich lange Schenkel verweist. Er hat den Namen „trianguläre Transpositionslappenplastiken" vorgeschlagen.
  - Die Erstbeschreibung zweier triangulärer Transpositionslappenplastiken (Z-Plastik, wie wir sie kennen) erfolgte durch Berger (1904).
  - Die Erstbeschreibung der Z-Plastik erfolgte durch William E. Horner (1837) zur Ektropiumkorrektur und nicht bei Denonvilliers (1856) oder Beard (1911), wie irrtümlich reproduziert wird. Die zweite Beschreibung erfolgte 1854 durch Denonvilliers zur Ektropiumkorrektur.
  - McCurdy war der Erste, der 1913 den Fachbegriff „Z" (Z-plastische Chirurgie) für Narbenkorrekturen verwendet hat.
- Es handelt sich um eine Lappenplastik mit einer Verschiebe- sowie einer Rotationskomponente.
- Bei 60°-Winkeln entspricht die Verlängerung 75 %, bei 45°-Winkeln 50 %, bei 30°-Winkeln 25 %. Winkel >30° und >90° sind unpraktisch und werden nicht verwendet.
- Alle Schenkel der Z-Plastik sollen gleich lang sein. Längere mittlere Schenkel bedürfen längerer seitlicher Inzisionen.
- Bei fehlender Haut kann die Z-Plastik serienweise isoliert oder kontinuierlich erfolgen.
- Roggendorf differenziert zwischen stereometrischen (3D) und planimetrischen (2D) Z-Plastiken. Bei der planimetrischen Z-Plastik empfiehlt es sich, den zentralen

M. Papadakis und P. Lytsikas-Sarlis, *Operationsberichte Plastische Chirurgie*, https://doi.org/10.1007/978-3-662-71871-1_17

Schenkel zu erweitern und die Dreiecke zwischen den Enden des zentralen Schenkels und den Enden der lateralen Schenkel zu resezieren.

- Narben mit Verlauf <40° zu den Hautspannungslinien lassen sich mit einer einfachen Exzision besser behandeln als mit einer Z-Plastik.

Literatur

Borges AF, Gibson T (1973) The original Z-plasty. Br J Plast Surg 26(3):237–246

Horner WE (1837) Clinical report on the Surgical Department of the Philadelphia Hospital, Blockley, for the months of May, June, and July, 1837. Am J Med Sci (1827–1924) 21(41):105–106

Hove CR, Williams EF 3rd, Rodgers BJ (2001) Z-plasty: a concise review. Facial Plast Surg 2001;17(4):289–294

McCurdy SL (1913) Z-plastic surgery: plastic operation to elongate cicatricial contraction of the neck, lips and eyelids and across joints, Surg Gynecol Obstet 16:209–212

McGregor IA (1957) The theoretical basis of the Z-plasty. Br J Plast Surg 9(4):256–259

Roggendorf E (1983) The planimetric Z-plasty. Plast Reconstr Surg 71(6):834–842

17.2 Jumping-Man-Plastik *(Syn: Dancing-Man-Plastik, Fünflappenplastik nach Hirschowitz oder nach Mustardé)*

Indikation Narbenstränge/Kontrakturen der Interdigitalfalten, besonders der 1. Zwischenfingerkommissur (nach Hirschowitz), Segelbildung im Bereich des Gesichts z. B. perioral oder periorbital, z. B. Epikanthus (nach Mustardé).

Aufklärung Wunddehiszenz, Teillappennekrose.

Operationsschritte
Operation in Lokalanästhesie und Rückenlagerung. Steriles Abwaschen und Abdecken des OP-Gebiets. Team-Timeout nach WHO-Checkliste.

Zuwenden zur 1. Zwischenfingerkommissur. Zunächst Inspektion des Befunds. Es besteht ein ca. 4 cm großer Narbenstrang mit Bewegungseinschränkung. Entschluss zur Kontrakturlösung und Jumping-Man-Plastik nach Hirschowitz.

Markierung des Lappens: Der Narbenstrang stellt den horizontalen Schenkel dar. Anzeichnen eines dreizackförmigen Lappens, sodass der mittlere Verschiebelappen dorsal platziert wird. Die Winkel zwischen dem horizontalen Schenkel und den lateralen Schenkeln betragen 80°, während der mittlere Schenkel senkrecht (90°-Winkel) positioniert ist. Palmar des horizontalen Schenkels, zentral beginnend, wird ein um 60° invertiertes V angezeichnet, sodass sich zusammen mit dem o.g. medialen Schenkel das Bild eines invertierten Y ergibt. Alle Schenkel, bis auf den medialen, sind gleich lang. Infiltration von 10 ml einer 1 % Lidocainlösung, 1:100.000 mit Adrenalin versetzt. Ausschneiden des Narbenstrangs und Hautinzision entlang aller Markierungen, bis die Lappen ausreichend mobil sind. Eine Lappenunterminierung wird nach Möglichkeit vermieden. Anschließend Transposition der Lappenspitzen. Die dreieckigen Lappen werden gegeneinander verschoben, mit gleichzeitiger Durchführung der Y-V-Plastik zentral, sodass am Ende alle fünf Lappen nebeneinander, im Sinne einer Zickzack-Nahtlinie, platziert sind. Spannungsfreies Vernähen der Lappen miteinander mittels resorbierbaren Einzelknopfnähten der Stärke 5-0. Alle Lappen zeigen sich stets gut durchblutet. Steriler Verband.

Anmerkungen

- Der Begriff wird angewendet, um zwei verschiedene Lappen zu beschreiben. Beide Lappen haben eine Verschiebe- sowie eine Transpositionskomponente, d. h., es handelt sich um Z-Plastiken asymmetrischer Winkel.
- Das invertierte V stellt die Beine des Jumping Man dar.
- Bei der Jumping-Man-Plastik der Zwischenfingerkommissur nach Hirschowitz (1975) handelt es sich um eine Doppelte-Opposition-Z-Plastik mit einer gleichzeitigen Y-V-Plastik. Hierfür wurde der Begriff „Short-Jumping-Man-Plastik" empfohlen.
- Bei der Jumping-Man-Plastik des Epikanthus nach Mustardé (1963) handelt es sich um eine Doppelte-Opposition-Z-Plastik mit einer gleichzeitigen V-Y-Plastik. Es gibt noch einen Vektor zwischen dem horizontalen Schenkel und dem invertierten V, welcher den „Rumpf" des Jumping Man darstellt. Streng gesehen ist diese Variante die echte Jumping-Man-Plastik.
- Die Länge des zentralen Zackens bestimmt die Höhe des mittleren Dreiecks im resultierenden Lappen.

Literatur
Al Omran Y, Jester A (2020) Will the real jumping man flap please jump up? J Plast Reconstr Aesthet Surg 73(5):983–1007

Hirshowitz B, Karev A, Rousso M (1975) Combined double Z-plasty and Y-V advancement for thumb web contracture. Hand 7(3):291–293

Hirshowitz B, Karev A, Levy Y (1977) A 5-flap procedure for axillary webs leaving the apex intact. Br J Plast Surg 30(1):48–51

Mustardé JC (1963) Epicanthus and telecanthus. Br J Plast Surg 16:346–356

17.3   W-Plastik

Indikation Narben mit Verlauf gegen die Hautentspannungslinien, Narben auf konkaven und konvexen Oberflächen (z. B. entlang der Mandibularlinie), ggf. kontrahiert, „*trapdoor*-förmige", U-förmige Defekte, Narben in anatomischen Übergangsregionen einschließlich der Haargrenze sowie sonstige Indikationen, z. B. Gaumenspalten, peristomale Stenosen, platysmale Halserschlaffung.

Varianten Rautenförmige W-Plastik nach Penn (mit multiplen W-Plastiken auf beiden Seiten der Narbe), Stair-W-Plastik (Treppenmusterform, 90°-Winkel).

Aufklärung Verlängerte Narbe, Wundheilungsstörung.

Operationsschritte

Operation in Lokalanästhesie und Rückenlagerung. Steriles Abwaschen und Abdecken des OP-Gebiets. Team-Timeout nach WHO-Checkliste.

Zuwenden zur Narbenkontraktur. Zunächst Inspektion des Befunds. Es besteht eine ca. 6 cm lange Narbe an der Mandibularlinie. Entschluss zur Narbenkorrektur mittels W-Plastik.

Anzeichnen mehrerer gleichseitiger Dreiecke in einem Zickzackmuster ober- und unterhalb der zu exzidierenden Narbe. Infiltration von 10 ml einer 1 % Lidocainlösung, 1:100.000 mit Adrenalin versetzt. Hautinzision entlang der Markierung mit gleichzeitigem vollständigem Ausschneiden der alten Narbe. Vorsichtige Abpräparation der Lappen, sodass sie ausreichend durchblutet und mobil sind. Verlagerung der Lappen, sodass die obigen Lappenspitzen genau den Winkeln, die an der Basis der Dreiecke von unten gebildet werden, entsprechen und umgekehrt. Spannungsfreies Vernähen der Lappen miteinander in der Form mehrerer vereinheitlichter W mittels Poliglecapron-25-Einzelknopfnähten der Stärke 5-0. Alle Lappen zeigen sich stets gut durchblutet. Steriler Verband.

Anmerkungen

- *Geschichte der Prozedur:*
    - Der kubanische plastische Chirurg Albert Borges war der Erste, der 1959 eine W-förmige Technik mit gebrochener Linienführung veröffentlichte.
    - Eine ähnliche Technik wurde bereits 1937 von Ombredanne beschrieben, um ein angeborenes, einschnürendes Band an der unteren Extremität zu korrigieren.
    - Laut Borges war der chilenische plastische Chirurg Paul Covarrubias der Erste, der die Idee eines Zickzackmusters mit kleinen dreieckigen Hautlappen, die der Richtung der Hautspannungslinien folgen, entwickelte. Covarrubias präsentierte seine Methode 1954 auf dem siebten Kongress der Lateinamerikanischen Gesellschaft für Plastische Chirurgie unter dem Titel „Originaltechnik bei der Behandlung von Gesichtsnarben".
    - Borges nannte die Methode „W-Plastik" nach der Form des Schnittmusters, das verschiedenen aneinandergereihten W ähnelt.
- Es gibt verschiedene Meinungen über die Winkel, d. h. die Form der Dreiecke, die bei der W-Plastik verwendet werden sollen.
- Bei der Erstbeschreibung von Borges 1959 wurden gleichschenklige Dreiecke (zwei 65°- und ein 50°-Winkel) verwendet. 1979 empfiehlt Borges 55- bis 60°-Winkel (gleichseitige Dreiecke), welche bis auf 90° (ungleichseitige Dreiecke) erhöht werden können.
- Fleming und Williams favorisieren einen 60°-Winkel (gleichseitige Dreiecke). Ein 45°-Winkel am Apex des Dreiecks führe zu einer Reduktion der Spannung um 29 %, während ein 60°-Winkel eine Reduktion von 50 % bewirke.
- Die Effektivität der W-Plastik sollte nicht nur der Ausrichtung der Narbe in Bezug auf die relaxierten Hautspannungslinien zugeschrieben werden, sondern auch dem speziellen Design der verwendeten dreieckigen Hautlappen.

Literatur

Borges AF (1959) Improvement of antitension-lines scar by the "W-Plastic" operation. J Plast Reconstr Aesthet Surg 12:29.

Borges AF (1979) W-plasty. Ann Plast Surg 3:153

Fleming JH, Williams HE (1977) Mathematical analysis of the W-plasty and related scar revisions. Clin Plast Surg 4:275

Goutos I, Yousif AH, Ogawa R (2019) W-plasty in scar revision: geometrical considerations and suggestions for site-specific design modifications. Plast Reconstr Surg Glob Open 7(4):e2179

Papadakis M, Manios G, Zacharopoulos G, Koumaki D, Manios A (2023) Biomechanical explanation of W-plasty effectiveness using a finite element method approach. Sci Rep 13(1):18109

Penn J (1948) Zigzag modification of the tubed-pedicle flap. Br J Plast Surg 1948;1:110

18.1 Hauttransplantation

Varianten Spalthauttransplantation/Vollhauttransplantation, gemesht/gestichelt.

Indikation Hautdefekte mit granuliertem/gut durchblutetem Wundgrund.

Aufklärung Nicht-Anheilung, Infekt, Wundheilungsstörung.

Operationsschritte (Spalthauttransplantation)

Operation in Allgemeinnarkose. Rückenlagerung mit Abpolsterung der Druckpunkte. Steriles Abwaschen und Abdecken des OP-Gebiets. Team-Timeout nach WHO-Checkliste.

Zuwenden zum Defekt. Zunächst Inspektion des Befunds. Es besteht ein ca. 4×4 cm großer Defekt, welcher sich nach Dehnungsplastik nicht verschließen lässt. Entschluss zum Defektverschluss mittels Spalthauttransplantation.

Spalthautentnahme vom kontralateralen Oberschenkel lateral mit dem Elektrodermatom, 0,3 mm, nach vorherigem Bestreichen der Haut mit Wasser. Meshen 1:1,5. Anlage einer zurechtgeschnittenen, trockenen Kompresse auf die Entnahmestelle. Transplantation der Spalthaut in den Defekt und Fixierung mit rPoliglecapron-25-Einzelknopfnähten der Stärke 5-0. Annähen des Transplantates mit Poliglecapron-25-Einzelknopfnähten der Stärke 4-0. Vorlegen von mehreren Polyglactin-Einzelknopfnähten der Stärke 3-0 zur Anlage eines Überknüpfverbands. Auflegen von Fettgaze und Kompressen. Einknüpfung zur Kompression des Hauttransplantats. Steriler Verband.

Verlegung in den Aufwachraum.

Nachbehandlung

Entfernung des Überknüpfverbands am fünften postoperativen Tag.

Anmerkungen

- *Geschichte der Prozedur:*
  - Die früheste bekannte Beschreibung von Hauttransplantationen findet sich im Ebers-Papyrus, einem altägyptischen medizinischen Papyrus aus dem Jahr 1500 v. Chr.
  - Jacques-Louis Reverdin entwickelte 1869 die Technik des „epidermischen Graftings", bei der kleine Hautstücke auf Wunden transplantiert wurden, um die Epithelisierung und Geweberegeneration zu fördern. Obwohl ursprünglich als rein epidermisch angesehen, enthielten die Grafts auch Anteile der Dermis und wurden erstmals erfolgreich bei einem Patienten mit Hautverlust am Daumen angewendet.
  - In seinen Memoiren erzählt Winston Churchill, wie er nach der Schlacht von Omdurman (1898) einem verwundeten Kameraden, Richard Molyneux, half, indem er ein Stück Haut von seinem eigenen Unterarm spendete. Ein Arzt entnahm ihm diese Haut, um sie auf Molyneux' Verletzung zu transplantieren.
- *Spalthaut-Spenderregionen:* Oberschenkel, Rumpf, Oberarm, Kopfhaut. Die gleiche Stelle sollte nicht noch einmal verwendet werden.
- Es gibt mehr als 20 Therapiemodalitäten für die Versorgung der Entnahmestelle bei Spalthauttransplantationen.
  - Klassifikationen: feucht/trocken, biologisch/nichtbiologisch.
  - Biologische Verbände umfassen menschliche Amnionmembran, Honig, Keratinauflage (Keramatrix®), OxyBand™, und Plasmakonzentrate.
  - Nichtbiologische Verbände umfassen Alginatverbände, Xeroform-Gazen, Vaselinegaze, paraffingetränkte Auflagen, Polyurethanauflagen.
  - Biologische Verbände beschleunigen die Wundheilung um fünf Tage.
- *Vollhaut-Spenderregionen:* Leiste, Oberschenkel, Unterbauch, postaurikuläre Region, supraklavikuläre Region. Die Entnahmestelle muss verschlossen werden.

- Bei stationären Patienten wird oft ein VAC-System anstelle eines Überknüpfverbands angewendet.
- Das Transplantat muss engen Kontakt mit dem Wundgrund haben. Je dünner das Transplantat, umso besser heilt es ein (höhere Diffusionsstrecke bei dicken Transplantaten).
- Bei der Vollhauttransplantation wird nach der Hebung ein komplettes Entfetten des Transplantats durchgeführt. Nicht selten, wird hierbei auch ein Teil der Dermis entfernt.

Literatur

Brody GS (2004) Winston Churchill as a skin donor. Plast Reconstr Surg 113(6):1865

Papadakis M (2022) Chirurgie der Haut und der Hautanhangsgebilde. In: Klinikleitfaden Allgemeinchirurgie Viszeralchirurgie. Urban & Fischer, S 294

Rahman S, Langridge B, Al-Hadad A, Khan RA, Junejo MH, Mosahebi A (2020) Biological versus non-biological dressings in the management of split-thickness skin-graft donor sites: a systematic review and meta-analysis. J Wound Care 29(10):604–610

Singh M, Nuutila K, Collins KC, Huang A (2017) Evolution of skin grafting for treatment of burns: Reverdin pinch grafting to Tanner mesh grafting and beyond. Burns 43(6):1149–1154

MIX
Papier aus verantwortungsvollen Quellen
Paper from responsible sources
FSC® C105338

FSC
www.fsc.org

If you have any concerns about our products,
you can contact us on
ProductSafety@springernature.com

In case Publisher is established outside the EU,
the EU authorized representative is:
Springer Nature Customer Service Center GmbH
Europaplatz 3, 69115 Heidelberg, Germany

Printed by Libri Plureos GmbH
in Hamburg, Germany